「十三五」国家重点图书出版规划项目

中医古籍名家点评丛书

总主编◎吴少祯

针灸资生经

宋·王执中◎撰
黄龙祥◎点评
黄幼民◎点校

国家出版基金项目
NATIONAL PUBLICATION FOUNDATION

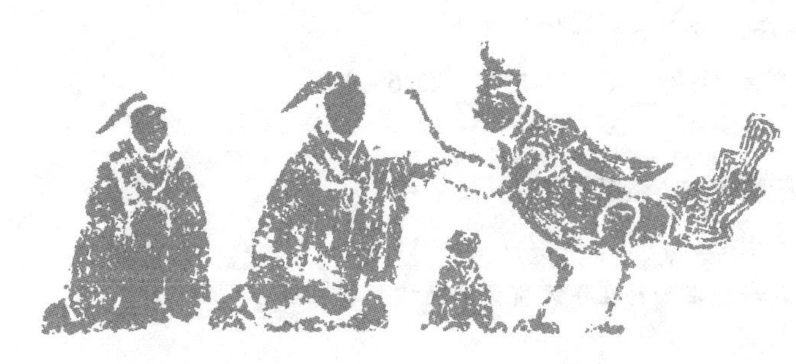

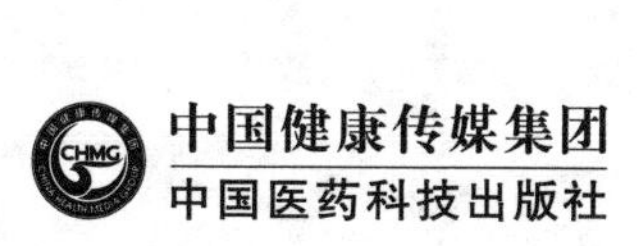

中国健康传媒集团
中国医药科技出版社

图书在版编目（CIP）数据

针灸资生经／（宋）王执中撰；黄龙祥点评．—北京：中国医药科技出版社，2021.1

（中医古籍名家点评丛书）

ISBN 978－7－5214－2226－9

Ⅰ.①针…　Ⅱ.①王…②黄…　Ⅲ.①针灸学－中国－南宋　Ⅳ.①R245

中国版本图书馆 CIP 数据核字（2020）第 258832 号

美术编辑　陈君杞

版式设计　南博文化

出版　**中国健康传媒集团**｜中国医药科技出版社

地址　北京市海淀区文慧园北路甲 22 号

邮编　100082

电话　发行：010－62227427　邮购：010－62236938

网址　www.cmstp.com

规格　710×1000mm $^{1}/_{16}$

印张　20 $^{1}/_{4}$

字数　252 千字

版次　2021 年 1 月第 1 版

印次　2021 年 1 月第 1 次印刷

印刷　三河市腾飞印务有限公司

经销　全国各地新华书店

书号　ISBN 978－7－5214－2226－9

定价　59.00 元

获取新书信息、投稿、为图书纠错，请扫码联系我们。

《中医古籍名家点评丛书》
编委会

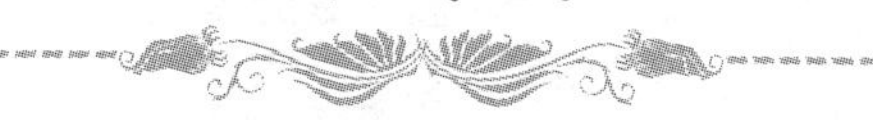

出版者的话

中医药是中国优秀传统文化的重要组成部分之一。中医药古籍中蕴藏着历代名家的思维智慧与实践经验。温故而知新，熟读精研中医古籍是当代中医继承、创新的基石。新中国成立以来，中医界对古籍整理工作十分重视，因此在经典、重点中医古籍的校勘注释，常用、实用中医古籍的遴选、整理等方面，成果斐然。这些工作在帮助读者精选版本、校准文字、读懂原文方面发挥了良好的作用。

习总书记指示，要“切实把中医药这一祖先留给我们的宝贵财富继承好、发展好、利用好”，从而对弘扬中医药学、更进一步继承利用好中医药古籍提出了更高的要求。为此我们策划组织了《中医古籍名家点评丛书》，试图在前人整理工作的基础上，通过名家点评的方式，更进一步凸显中医古代要籍的学术精华，为现代中医药的发展提供借鉴。

本丛书遴选历代名医名著百余种，分批出版。所收医药书多为传世、实用，且在校勘整理方面已比较成熟的中医古籍。其中包括常用经典著作、历代各科名著，以及古今临证、案头常备的中医读物。本丛书致力于将现有相关的最新研究成果集于一体，使之具备版本精良、校勘细致、内容实用、点评精深的特点。

参与点评的学者，多为对所点评古籍研究有素的专家。他们学验俱丰，或精于临床，或文献功底深厚，均熟谙该古籍所涉学术领域的整体状况，又对其书内容精要揣摩日久，多有心得。本丛书的“点评”，并非单一的内容提要、词语注释、串讲阐发，而是抓住书中的主旨精论、蕴含深义、疑惑谬误之处，予以点拨评议，或考证比勘，溯源寻流。由于点评学者各有专擅，因此点评的形式风格也或有不同。但其共同之点是有益于读者掌握、鉴识所论医籍或名家的学术精华，领会临床运用关键点，解疑破惑，举一反三，启迪后人，不断创新。

我们对中医药古籍点评工作还在不断探索之中，本丛书可能会有诸多不足之处，亟盼中医各科专家及广大读者给予批评指正。

中国医药科技出版社

2017年8月

余序

作为毕生研读整理、编纂古今中医临床文献的一员，前不久，我有幸看到张同君编审和全国诸多相关教授专家们合作编撰《中医古籍名家点评丛书》的部分样稿。感到他们在总体设计、精选医籍、订正校注，特别是名家点评等方面卓有建树，并能将这些名著和近现代相关研究成果予以提示说明，使古籍的整理探索深研，呈现了崭新的面貌。我认为这部丛书不但能让读者系统、全面地传承优秀文化，而且有利于加强对丛书所选名著学验主旨的认识。

在我国优秀、靓丽的文化中，岐黄医学的软实力十分强劲。特别是名著中的学术经验，是体现“医道”最关键的文字表述。

《礼记·中庸》说：“道也者，不可须臾离也。”清代徽州名儒程瑶田说：“文存则道存，道存则教存。”这部丛书在很大程度上，使医道和医教获得较为集中的“文存”。丛书的多位编集者在精选名著的基础上，着重“点评”，让读者认识到中医药学是我国优秀传统文化中的瑰宝，有利于读者在系统、全面的传承中，予以创新、发展。

清代名医程芝田在《医约》中曾说：“百艺之中，惟医最难。”特别是在一万多种古籍中选取精品，有一定难度。但清代造诣精深的名医尤在泾在《医学读书记》中告诫读者说：“盖未有不师古而有济于今者，亦未有言之无文而能行之远者。”这套丛书的“师古济今”十分昭著。中国医药科技出版社重视此编的刊行，使读者如获宝璐，今将上述感言以为序。

中国中医科学院

余瀛鳌

2017年8月

目录 | Contents

全书点评

《针灸资生经》7卷，由南宋王执中编撰于1180—1195年。该书卷一所载腧穴及其编次均直接采用王惟一《铜人腧穴针灸图经》，并据《太平圣惠方》卷九十九、卷一百补录了11穴，总计载穴365个，而不是人们以往所认为的360穴。卷二实际上是王执中的针灸论文集，集中体现了王氏对于取穴、施灸、灸后护理、针灸禁忌以及针药关系等针灸学基本问题的独到见解。卷三至卷七按病症详述腧穴主治，内容丰富。该书是一部文献价值、临床价值均较高的针灸书，对元明针灸学的影响实际上已超过北宋官修针灸经典《铜人腧穴针灸图经》。

一、成书背景

关于《针灸资生经》（以下简称《资生经》）作者王执中的生平资料，史书未见载录，以往只能从传世本《资生经》卷首所载序言中，了解其简略生平事迹：王执中，字叔权，浙江瑞安人。南宋乾道五年（1169）进士，曾任从政郎、澧州教授、将作丞等职。近于南宋医家王璆《是斋百一选方》中查得王执中其人其书的资料五则，现全文抄录于下：

峡州教授王执中刊一书，名《既效方》，云：金丹治疗极多，治疟尤神效。（《是斋百一选方》卷之一《第一门》）

峡州教授王执中，字叔权，永嘉人。其母患头风，卧病余半年，遍服头风药，虽少愈，而未能去体，偶何用之来访云：祖母尝因惊避戎马奔走，得头风疾数年，有道人令服此而验，因传其方，既服遂脱然。王之母亦因风浪所惊，而得此疾故也。或有因惊而患头风者，宜服此药。王有《针灸经》刊行，其自叙云尔。（《是斋百一选方》卷之九《第十二门》）

治小肠气夺命散，前峡州教授王执中《既效方》……（《是斋百一选方》卷之十五《第二十三门》）

王执中《既效方》玄胡索盐炒干，蝎半之，醋汤下。（《是斋百一选方》卷之八《第十门》）

澧州王教授执中，少患疥凡十五年，遇冬则为疮，人教用羊蹄菜根、蛇床子根片切如钱，米泔浸三二宿，漉出，入生姜、矾同研细，裹以生布，遇浴先擦洗良久，以水浇三四次用，即除根，后数年再生，用前法亦愈。（《是斋百一选方》卷之十六《第二十四门》）

王璆与王执中为同时代人，同为官吏，里居也相近，故其所记王执中生平是很可靠的。前四条文字系出自王执中《既效方》一书，最后一条原文与前四条有几点不同：其一，前四条均云“峡州教授”，其中第三条“峡州教授”之前还注有“前”字，说明写此文时，王执中已不是峡州教授，而第五条则作“澧州王教授”；其二，前四条引王执中文均见于具体的药方下，并有方名，第五条不引于具体药方后，而所引文字与传世本《资生经》卷七《癣疥疮》王执中按语完全相同。据此，以上第五条文字应当是引自王执中《资生经》一书。值得注意的是第二条所言“王有《针灸经》刊行，其自叙云尔”，这里“其自叙云尔”应是指《既效方》自叙，因为如果王璆此时已见到王执中《针灸经》，则上文中“其自叙云尔”五字是多余的。这表明此《针灸经》刊于《既效方》之前。又《资生经·赤白带》王执中按语曰：“林亲得予《针灸经》，初为灸气海穴……”所指应是同一书。但此《针灸经》与《资生经》一书的关系如何？是两部不同的针灸书，还是一为初版，一为增补修订本？似后者的可能性较大。

从以上《是斋百一选方》记载可知，王执中在任澧洲教授前，曾任峡洲教授，并在任职期间编成刊行了《既效方》一书。之后在任澧洲教授时编成《资生经》一书。此二书的编辑、刊行年代相近，从《资生经》王氏按语中多处引录《既效方》的情况看，《既效方》的编辑、刊行应稍早于《资生经》。

现有记载资料均未提及王执中行医的经历，但是一个未曾习医、行医的人是很难编成《资生经》这样一部切合临床的针灸医书的。因为该书载录了大量王氏本人的医案，其中不仅有药方、灸方，更有一些针方（包括火针方）。一般说来，药方、灸方，凡人便施，不必业医，而针法则“需师乃行”。可知，王氏即使早年为官，晚年亦当有拜师学医、行医的经历，从而为其编纂《既效方》及《资生经》积累丰富的第一手资料。这也是《资生经》一书长期以来深受针灸临床医生喜爱的一个重要因素。

《资生经》一书的确切成书年代，因原刊本已佚而难以确定，但根据现有资料已不难推断出其近似的成书年限。试略考如下：

王执中《资生经》中所采用的现知确切成书年代的医书中，以《陆氏续集验方》为最晚，该书系南宋著名诗人陆游编，刊于淳熙七年（1180），《资生经》卷三“便血”王执中按语中引有此书原文（同卷“肠风”小字注文也提及此书），则1180年为《资生经》成书的上限。又知成书于1196年的南宋王璆《是斋百一选方》已采用了王执中的《既效方》，并引录了《资生经》中王执中的按语，说明此时《资生经》已经成书并已刊行。故《资生经》的成书年限为1180~1195年。

传世版本中以元天历广勤书堂印本为最早，明正统新刊本乃据天历本重刻；日本宽文九年翻刻明正统本，但较元本脱文误字为多。至于四库全书本虽也称出自正统本，但经系统对照，二者出入较大。总体而言，四库本不及天历本、正统本精善，但其可补正前者之脱误处也不少，故不可忽视。《普济方》针灸卷采用的《资生经》乃另一种元刊本，有一定参考价值，可作为点校《资生经》一书的他校本。

二、价值与影响

王执中的针灸学术思想集中反映在卷二，可惜现行本脱落“针灸受病处”“针灸功效”“省文”三篇。不过在其他卷，王执中还以按语的形式补充发挥了卷二的学术观点，故参合各卷记载，仍能较全面地了解王氏的学术思想。

1. 腧穴主治编辑方式的变革

古代传统腧穴书多以穴为纲，罗列主治病症、刺灸法等，在形式上很像本草书。古人编纂本草书有一个很好的传统，即自六朝陶弘景《本草经集注》始，历代本草书均在总论中具列“治病通用药”，即以病名为纲，将治疗某一病症的药名一一列出，而各论中则以药名为纲，详列药物主治等内容，前后呼应，相辅相成，极大地方便了临床医生临证时遣药处方。可惜，古代腧穴书并未采用这一科学、实用的编纂方法，而均以穴名为纲，载录腧穴主治，不便临床实用。有感于此，唐代孙思邈编《备急千金要方》时，作《孔穴主对法》一篇载于卷三十，以病症为纲，类编腧穴主治，其意义与本草书中的“治病通用药”相仿，但孙氏在编写体例上有明显的不足之处，而且在取材上基本只采自《黄帝明堂经》一书。王执中仿孙氏《孔穴主对法》之例，将《铜人腧穴针灸图经》《太平圣惠方》《备急千金要方》三书所载腧穴主治症均按病症排列，并以互见的方式较好地解决了保持原文的完整性与引录条文的重复性之间的矛盾，无论是在体例上，还是取材上都较《孔穴主对法》更胜一筹。篇末还多以按语的形式，附录大量的验方、医案，颇切合临床实用，这是《资生经》一书的最大特点，也是此书深受广大针灸临床医生喜爱的重要因素。如果王氏能参考当时的本草书的体例，在书的前半部系统辑录腧穴主治（最好也能附录成方），而在书的后半部以病症为纲简要记述腧穴主治，或直录穴名（实际上主要起索引作用），这样主次分明，前后相应，既切合临床实用，更便于系统学习腧穴理论。

遗憾的是，王执中《资生经》所集腧穴主治多被后人误作针灸方，从而未能使王执中在腧穴书编纂上的新尝试在针灸腧穴专书中继承和完善，以至于在中国历史上从未产生过一部与宋、明本草学著作体例相类似的腧穴学专著。

2. 腧穴定位

王氏在腧穴定位方面，做了大量的考订工作，特别是对腹部穴距腹中线的横寸，进行了系统的考辨。其在卷二，只是列出《铜人腧穴针灸图经》与《太平圣惠方》对腹部肾经穴的不同记载，而未断是非；但在卷一，则对腹部所有穴的定位均明确指出应以《太平圣惠方》的定位法为准，即将腹部一至四行穴的横向间距均定为一寸半。这一观点对宋以后的针灸书影响很大，元代滑伯仁《十四经发挥》、明代《针灸大全》《针灸聚英》《针灸大成》等书均完全或部分采用了王执中的定位法。明清的针灸铜人的腧穴标注也多采用了这一定位法。

关于取同身寸法，王执中认为《铜人腧穴针灸图经》所载的薄竹折量、石藏用的蜡纸折量及绳量法均有不足之处，而以稻杆心折量为佳（见卷二“论同身寸”），而王执中在别卷按语中也直取稻杆心折量取穴，例如取“四花穴”，唐代崔知悌原书以绳量，宋初用蜡绳量，而执中则以稻杆量（见卷三“虚损”）。

3. 取穴注重“压痛点”

王氏临证取穴很注重选取疾病反应点（即所谓“受病处”），其在卷二辑有“针灸受病处”一篇，专门论述这一点。可惜，现行本该篇全部脱落，但在其他卷王氏按语中仍看到其对此法的具体论述。例如：

凡有喘与哮者，为按肺俞，无不酸疼，皆为缪刺肺俞，令灸而愈……因此与人治哮喘，只缪肺俞，不缪他穴，唯按肺俞不疼酸者，然后点其他穴

云。(《资生经》卷四《喘》)

足之不能行，盖肾有病也，当灸肾俞，或一再灸而不效，宜灸环跳、风市、犊鼻、膝关、阳陵泉、阴陵泉、三里、绝骨等穴。但按略酸疼，即是受病处，灸之无不效也。(《资生经》卷五《足麻痹不仁》)

此外，咳嗽在膻中穴处有压痛，肠痈在大肠俞穴处有压痛，妇人带下在带脉穴处有压痛等，均于压痛处刺灸而愈。这些经验对于现代针灸临床，仍有借鉴意义。

王执中在针与灸上，更偏于用灸法。以“人资生胃气以生”(《资生经》书名即寓此义)，而灸法可壮脾胃故也。但王执中也很注重并擅于方药治病，大要因病施法，宜灸者则灸，宜药者则药，于灸、药不宜者则针之。这一特点在王氏所附医案中反映得很清楚。这种实事求是的精神是很可贵的。

由于宋代官修针灸书《铜人腧穴针灸图经》在金、元间只刻过两次，且均为坊刻，流传不广，至明代，一般医家已难得一见。故元以后针灸书多受《资生经》一书的影响，例如《普济方·针灸门》病症治疗内容主要抄自《资生经》卷三至卷七；徐凤《针灸大全》卷三“周身折量法”虽曰“谨按《明堂》《铜人》《资生》《甲乙》诸经，参考订定孔穴，集成歌括，名曰周身折量法”，但经对照，该篇实际上系完全依据《资生经》一书编成。《针灸集书》卷上针灸治疗也系节录自《资生经》；《针灸聚英》卷一腧穴部位、刺灸法等文字多系直接抄录《资生经》，腧穴主治症也主要从《资生经》中辑录。明代还出现了研究《资生经》的专书——《资生经明堂经穴道校正》(见《晁氏宝文堂书目》)。

三、学习要点

（一）理清基本构成

现行本《资生经》的构成较复杂，其基本构成包括正文、原注、补注三部分。

1. 正文

本书正文均采自宋以前文献。具体说来，卷一正文主要采自王惟一《铜人腧穴针灸图经》，卷三至卷七正文主要采自《铜人腧穴针灸图经》《太平圣惠方》针灸卷、《备急千金要方》《千金翼方》。

2. 原注

即原书编者王执中的注文（包括按语）。原注的形式有两种：①大字注文。现行本中凡提行低一格文字均为王执中注文。这类注文包含王执中的考证文字、前人及王执中本人的验方、验案等，内容很广，其中卷二的所有文字均低一格，可视作王执中的针灸论文集（其中小字注文多为补注者所增）。②小字注文。主要见于卷三至卷七，注明引文出处。

3. 补注

现行本《资生经》中有一部分小字注文或发挥原书注文，或反驳原书注文，显然不是王执中本人的注文，当出宋代医家卫世杰之手。例如：

(1)（执中）按《铜人》《明堂》及诸家《针灸经》“鼻直上入发际一寸”皆云“上星”穴，《明堂经》于此复云“明堂”穴，不知何所据，且附入于此，所谓疑以传疑也。今以诸经校勘，上星穴者是。(卷一“明堂”穴注)

(2)（执中）予按《素问》注云：玉枕在络却后七分，则与《明堂》之七分半相去不远矣，固当从《素问》为准。然而，玉枕二穴既夹脑户矣，不应止七分则至于脑盖也。《铜人》之一寸半盖有说焉，识者当有以辨之。今以诸经校勘，在络却后寸半者是。(卷一“玉枕”穴注)

(3)（执中）:《铜人》云“曲鬓”，足少阳穴同，《素问》亦同。《明堂下经》云“曲发”，疑“发”字误也。曲鬓穴是，曲发字误。(卷一“曲宾”穴注)

(4)（执中）:《铜人经》禾髎二穴，在鼻孔下，夹水沟旁五分；《明堂下经》作“禾窌”，“窌”即“髎”也；《上经》乃作“和窌”，皆云在鼻孔下夹水沟旁五分，则是一穴也。而《铜人》手少阳穴复有“和窌”二穴，在耳前兑发陷中。其穴相去远矣，恐《明堂上经》误写“禾”字作“和”字也。今以诸经校勘，禾髎穴者是。（卷一“禾髎”穴注）

（5）（执中）：赵峻释《孟子》云：无名之指，手第四指也。今曰屈无名指著处是穴，盖屈第四指也。无名指当屈中指为是，今说屈第四指，非也。（卷一“劳宫”穴注）

（6）（执中）：脐下二寸名石门，《明堂》载《甲乙经》云：一名丹田，《千金》《素问》注亦谓丹田在脐下二寸，世医因是遂以石门为丹田，误矣。丹田乃在脐下三寸，《难经疏》论之详而有据，当以《难经疏》为正……论丹田穴，当以脐下二寸为是。（卷一“石门”穴注）

（7）《明》云：分水穴，若水病，灸大良，日灸七壮，止四百，针五分，留三呼。《明》云：水气唯得针水沟，针余穴，水尽即死。何于此却云可针？今校勘，不针为是。

（执中）：《明堂》云：若是水病，灸之大良，针入五分，而《铜人》云：若是水病，灸之大良，禁不可针，针水尽即毙。是又不可针矣，恐人但知《明堂》之可针，不知《铜人》不可针也，于是书之，以示世医云。水分穴，校之不针为是。（卷一“水分”穴注）

（8）（执中）：脐中，《千金》等经不言灸，只云禁针，《铜人》云：宜灸百壮，近世名医遇人中风不省，急灸脐中皆效……论神阙穴，多灸极是。（卷一“神阙”穴注）

（9）（执中）：有人小便淋涩不通，甚以为苦，予令摘王不留行叶详见淋沥，研细煎服即愈。黄芪椎破，水煎数沸服，治大小便不通，立效。亦有多煎葱汤，浸脐以下，得通。（卷三“小便难”）

（10）（执中）按：《千金》四满第二行穴在丹田今石门两边各寸半，与《明堂》合。始知《铜人》误云。（卷一“幽门”穴注）

（11）（执中）又云：交仪在内踝上五寸，恐即蠡沟穴，但别出蠡沟，故不可晓。蠡沟二穴亦名交仪。（卷一“蠡沟”穴注）

（12）（执中）《千》：丹田旁各寸半，即心下八寸，脐下横纹是。今校勘，四满二穴，《千金》云：在丹田旁各寸半，即心下八寸，脐下横纹是，尤证得丹田在二寸。（卷一“四满”穴注）

（13）（执中）《外台》：水道下三寸。今校勘，归来二穴在水道下二寸为是。（卷一“归来”穴注）

以上1~4条注文，王执中只注出诸书异同，而未明断是非，所谓“疑以传疑”“识者当有以辨之”。补注者则通过校勘，明断是非，以为识者。第5、6条注文则是补注者通过考据，反驳王氏原注的观点。7~9条小字注文是补注者对原注的补充与发挥。10~13条小字注文既有原注，又有补注，二者虽在形式上无任何区别，但从内容上很容易区分原注与补注，补注或反驳原注，或补充、发挥原注。

从以上补注内容可知，补注者有较丰富的临床经验，与徐正卿序所言“因俾医卫世杰订证，不传见者十有八条，锓木庚司”相符。可知，补注者即医家卫世杰。

由于补注与部分王执中原注在现行本中均排作小字，而且文前未冠以任何标识文字，故从形式上很难判断何为原注，何为补注。只能根据内容识别出一部分补注文字。因为原注与补注非同一人同时所作，其意义与价值也不相同，在研究该书时一定要注意区别。

（二）熟悉基本引用文献及引用书名简称

《资生经》引用文献十分丰富，但正文采用医籍主要为《铜人腧穴针灸图经》《太平圣惠方》《备急千金要方》《千金翼方》《素问》王冰注五种。此外，原注及补注文中还引录了大量的方书乃至非医书中的针灸内容，如：《难经疏》《素问》《灵枢经》《五脏论》《既效方》《集效方》《苏沈良方》《陆氏续集验方》《普济本事方》《耆域方》《单方歌》《录验方》《梅师方》《肘后方》《海上方》《外台秘要方》等。以下主要就正文所直接采用的文献作简要分析：

1.《铜人腧穴针灸图经》

《资生经》卷一正文所载腧穴的排列顺序及腧穴部位、刺灸法等完全依据《铜人腧穴针灸图经》，而《铜人腧穴针灸图经》的腧穴主治症则分别被辑入卷三至卷七部分，也就是说《铜人腧穴针灸图经》一书的所有腧穴内容，除“脉气所发”项外，均为《资生经》所载录，而且除腧穴主治项外，均按《铜人腧穴针灸图经》原书旧貌引录。从而在一定程度上反映了当时《铜人腧穴针灸图经》的原貌。引文标注用简称“铜”或“铜人”。

2.《太平圣惠方》

《资生经》所引《明堂上经》《明堂下经》（统称作“明堂经”，或“明堂”“明”）系指《太平圣惠方》卷九十九、卷一百针灸卷，而不是指两部或一部单行本针灸专书。

宋人对于针灸书，特别是综合性医书中的针灸篇，多统称作《明堂经》或《明堂》，例如称王惟一《铜人腧穴针灸图经》为《明堂经》，称唐代孙思邈《备急千金要方》针灸篇为《明堂经》或《明堂》等。同样，《太平圣惠方》针灸卷——《针经》（《孔穴图经》）、《明堂》，宋人引作《明堂经》或《明堂》。但与其他医书针灸卷不同的是，《针经》《明堂》不是一个统一的整体，两篇所载腧穴有不少是相重复的，故在同时引录时就有必要用不同的书名加以区别，故王执中一般称《太平圣惠方》卷九十九、卷一百为“明堂经”“明堂”或“明”，也就是说将原书《针经》《明堂》作为整体加以引录（这也说明，王氏引录的是《太平圣惠方》，而不是两种不同的单行本），但在同时引录两卷内容，或需特指时，则将卷九十九引作《明堂上经》（或简称作《明上》《上》），卷一百引作《明堂下经》（或简称作《明下》《下》），偶尔也依《太平圣惠方》原书之旧，以《针经》《明堂》（或《灸经》）区别之。

王执中之所以不将《太平圣惠方》卷九十九原文引作“针经”，还有一个重要的原因是：在宋代，“针经”之名作为《灵枢经》的传本之一被广泛称引，《太平圣惠方》卷九十九若再被引作“针经”，太容易引起混淆。故与《太平圣惠方》卷一百一道被统称作《明堂经》，只是在需要区别时，才以“上经”“下经”以别之。但在现行本《资生经》中常常可见到需要分别引录时，仍径以“明堂”或“明”统称者，这种情况尤多见于卷三至卷七。

由于《黄帝明堂经》一书至宋代已失传，宋以后医书中作为具体书名所引之《明堂》或《明堂经》，多指《太平圣惠方》第九十九卷《针经》或第一百卷《明堂》，宋以后医家或以其为《黄帝明堂经》原文而于针灸书中大量引录，但细核诸书所引《明堂》之文又多直接或间接录自《资生经》，例如《普济方》（部分引文）、《针灸大全》《针灸聚英》《针灸集书》等书所录《明堂》均系直接引自《资生经》，有的书甚至将王执中的注文也误作《明堂》原文一并引录，值得注意。

3.《素问》

《资生经》引用《素问》之文多见于卷一，标注书名作“素问”“素注”“素”及“新校正”，但所录原文基本为王冰注文及少量的宋臣注文，这可能是古人引书的一种习惯，不论是引原文还是注文，或是不同人的注文，只要是出于同一本书，均笼统标引书名，而不细分经、注及何人注。需要特别注意的是，在现行本《资生经》中，不少《素问》宋臣注文中引录《针灸甲乙经》之文，或被排成大字，或被直接标注出于“甲云”“甲”，作为直接引文的形式出现。例如卷一“天突”穴下云：

《素·气穴》注云：在颈结喉下四寸中央宛宛中，刺一寸，灸三壮。《甲乙》云：在结喉下五寸……

其中，引《针灸甲乙经》文字乃引自新校正注文，应排作小字，否则，极易使人误解。此外，王执中引《素问》注文时，多不标明篇名，而同一穴可见于《素问》不同篇，注文也不一定相同，故在核查时，应注意判别王氏所引《素问》注文的篇次。

4.《备急千金要方》《千金翼方》

《资生经》引《备急千金要方》多标作“千金”或“千”，引

《千金翼方》则标作“千翼”。所录《备急千金要方》内容多采自卷三十“孔穴主对法”及其他卷散在的针灸方，所录《千金翼方》则采自卷二十六至卷二十八针灸篇中的针灸方。其实，《千金翼方》针灸方多集自《备急千金要方》，正确的做法应直接引《备急千金要方》原文，而以《千金翼方》之文校注。但要求古人引用文献都达到这一标准，是不切实际的。需要特别注意的是，王执中引录《备急千金要方》采用了两种差异很大的版本，即宋臣校注本与未经宋人校注本。其中王执中在引录宋校本《备急千金要方》卷三十据《针灸甲乙经》出校的注文时，往往加以改编，并多排作大字，以直接引文的方式出现。

5.《全生指迷方》《良方》《集效方》

王执中编《资生经》时，虽然引录了大量的唐宋方书，但在卷三至卷七作为正文引录者，仅《全生指迷方》《良方》《集效方》三书而已。其中《全生指迷方》系宋代王贶编撰，今有辑复本。宋代苏轼、沈括各编有一部《良方》，后人将此二书合编作《苏沈良方》，今《资生经》引文前未作说明，盖引自合编本。《集效方》一卷，见于《宋史·艺文志》，陈振孙《直斋书录解题》谓“南康守李观民集”，原书已佚，《资生经》共引有该书原文 4 条。其余诸方书多于按语、注文中引录。

通过以上分析可以看出，《资生经》的引用文献虽然很丰富，但其中有不少间接引文经改编后以直接引文的形式出现，极易使人误解。而且由于古书无标点，加之现行本中大字正文与小字注文常有混淆之处，引用原文的结尾处不易判断，也容易造成误解。这一点，在研究《资生经》时，对于该书的引用文献一定要仔细鉴别，不但要分清直接引文与间接引文，还要考察其引用文献的方式，切不可不加分析地将该书的引用文献均作为直接引文，以考察甚至于校改所引原书。

（三）熟悉编排体例

在现存针灸古籍中，《资生经》一书的体例最为复杂，而现存本卷首却未载任何“凡例”或“序例”，影响了人们对该书的理解，降低了该书的实用价值。现将考定的该书编排体例归纳如下：

（1）正文顶格，王氏论文（见卷二）及按语提行低一格。

（2）卷三至卷七病症治疗篇正文主要采自《备急千金要方》《千金翼方》《太平圣惠方》《铜人腧穴针灸图经》，其中引《备急千金要方》腧穴主治原文前均冠以“主”字，引《太平圣惠方》文前冠以“疗”字，引《铜人腧穴针灸图经》文前则冠以“治”字。以这种直观的方式区别腧穴主治原文的不同出处，是一种非常实用的标示引文出处的方法。其缺点是，一旦“主”“疗”“治”三字抄（或刻）混了，那么，引文出处也就完全标错了，而原书经反复传抄、重刻，这种错误是难免的，尤其是在原书卷首未申明“凡例”的情况下。为防止这类可能发生的失误，原书编者又以下列方式标示引文出处。

（3）卷三至卷七引录《备急千金要方》《千金翼方》《太平圣惠方》《铜人腧穴针灸图经》原文时，一般只在引录原书的第一条腧穴主治原文下，用小字注出引用原书的简称。而一书原文未录毕，复引他书，则于他书引文前，用大字直接标出书名。

书名简称与全称的对应关系如下：

千——《备急千金要方》，千翼——《千金翼方》，明——《太平圣惠方》（需要区别《太平圣惠方》卷九十九、卷一百时，则以“明”表示卷九十九，以“明下”，或“下”表示卷一百），铜——《铜人腧穴针灸图经》。

（4）原书中的腧穴，一条主治条文往往包括多个病症，为了既保持原文的完整性，又避免大量的重复，王执中采用了互见的方式处理，即完整的主治原文一般只在某一篇中出现，其他篇中只节录相关病症，文末注明完整条文所在篇名（也常用简称）。如卷三“劳瘵”中已录有《铜人腧穴针灸图经》肾俞穴的完整主治症“肾俞治虚劳羸瘦，耳聋，肾虚，水脏久冷，心腹膨胀，胁满引小腹痛，目视䀮䀮，少气溺血，小便浊，出精，阴疼，五劳七伤，虚惫，脚膝拘急，足寒如水，头重身热振栗，腰中四肢淫泺，洞泄，食不化，身肿如水”，“治梦遗失精”篇于《铜人腧穴针灸图经》肾俞穴主治则只录“肾俞治溺血，便浊出精”，并注有“《铜》，见劳瘵”四字，指明该穴完整主治症的出处。这样有详有略，既避免了大量的重复文字，又使得腧穴主治文字不过于支离破碎。

这一方法既实用又科学，但传世本中有些互见注文所注篇名与实际不符，这是因为现存本已经过宋人卫世杰改编，篇名与篇次与王执中原本有所不同。

黄龙祥

2020 年 2 月

整理说明 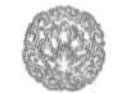

1. 此次点评的重点主要对原书内容的难点、要点以及作者的学术思想或编者的编纂特点点评，而对文字只作必要的校注。

2. 底本采用现存最早的元天历叶日增广勤书堂印本。该本可见有较多断版迹象，并有缺字残字，非原刻初印本。现存本卷三欠第2版，卷四欠第8版、第40~44版，卷七欠第21版，共计欠8版，系据明正统广勤书堂叶景逵重刊本配补。

在现存《针灸资生经》其他版本中，叶景逵明正统重刊本系据叶日增旧本重刻，版式、行款并同，二本极少有异文；日本宽文重刊本系据明正统重刊本重刻，脱文较多；又有《四库全书》本，虽称“旧本题叶氏广勤堂新刊”，但核其文字与明正统新刊不尽同，可能四库馆臣已作校改。虽总体比较，《四库全书》本不若正统本之精善，但可校补元刊本、明重刊本之阙误者也不在少，故选用此本作主要对校本，简称“四库本”。版本采用1989年上海古籍出版社影印文渊阁《四库全书》本。

3. 他校资料考察

明初《普济方》几乎集录了《针灸资生经》一书的全部内容，而且元刊本中的脱文错字，《普济文》引文往往不脱不误，其所据版本当系元大德本。故选用此书作主要他校本。

又《针灸资生经》直接引用的主要文献，卷一录自王惟一《铜人腧穴针灸图经》《太平圣惠方》针灸卷、《素问》王冰注；其余各卷录自《铜人腧穴针灸图经》《太平圣惠方》《备急千金要方》《千金翼方》《苏沈良方》。这些书均作为他校资料。

4. 他校书版本

《铜人腧穴针灸图经》：王执中所采用的宋刊本今已不存，故主要采用明正统八年仿宋天圣石刻拓本，并参考清影元刊五卷本。

《太平圣惠方》：王氏所据版本为宋淳化三年国子监刊本、宋绍圣三年国子监刊小字本。今据绍兴十七年福建转运司刊本影印本（《东洋善本医学丛书》影印本）校注。

《备急千金要方》：经认真核查，王执中引此书时采用了两种版本，即宋臣校注本、宋刊未校本。故此次整理也相应采用日本江户医学影刊宋刊校注本（人民卫生出版社1955年影印本），及未经宋人校注的南宋刊本《孙真人千金方》（《东洋医学善本丛书》第二辑影印本）两种版本。

《千金翼方》：采用人民卫生出版社影印清翻刻元大德本作他校本。

《素问》王冰注：采用人民卫生出版社影印明顾从德翻宋本《黄帝内经素问》。

《普济方·针灸门》：明抄一六八卷本。该本《针灸门》所缺一五七、一六五卷，则据文渊阁《四库全书》本（上海古籍出版社1989年缩印本）。

5. 排版体例

（1）卷一腧穴原有两个层次，主体部分为录自王惟一《铜人腧穴针灸图经》文字，这部分文字后或附有抄自他书的补充内容。原书在这两部分文字间空一格（现存本或在第二部分文字中另加空格），今仍以空格加以区别；第二部分，在每一条（即每引一书）文字后均空一格。这样处理不仅主次分明，而且直接引文与间接引文也显而易见。

（2）原书卷三至卷七各篇均不分段，每一条腧穴主治，或每一首针灸方后空一格。但现存本中有些条文间空格脱漏而使二条文字混作一条，读者无法理解，今逐条核对原书以区分条文，仍依原书之例，各条文字后空一格。并按引书划分自然段，即各篇中凡每引同一书的文字均作为一段，而使引文出处一清二楚，便于阅读。

（3）原书小字注有王执中原注，也有卫世杰补注。补注之文既有发挥、注解原注者，更有观点与原注截然不同者，若不加标识以区别之，读者无法理解。故今凡可断为补注之文前，均加间隔符“◎”。

（4）卷三至卷七腧穴主治条下所注表示参见之篇名，有与实际不符者，这是因为现存本已经过宋人卫世杰的改编，篇名及编次均与原本有所不同。对于这类问题均出注说明，而不改原文；至于传抄刊刻所造成的出处注文错误，则一一考察改正。

（5）原书中王执中的论文（见卷二）及按语均低一格排大字，今卷二王氏论文排小四号宋体，按语排小五号仿宋体；其他各卷的排版格式如下：底本中顶格正文排小四号宋体，低一格文字排小四号仿宋体，双行小字注文排小五号仿宋体。整理者的点评文字排小四号楷体。

（6）原文中的一些古今字、通假字均据文意改为通用字。如：骱→胻，傍→旁，侠→夹，分岐→分歧，差→瘥，补写→补泻，内→纳，肠癖→肠澼，口噼→口僻，肩髆→肩膊，寒慄→寒栗，髋→髋，文→纹，支→肢，鬲→膈，甲→胛，童→瞳，齐→脐，等等。

（7）讹字一律改为正字，凡属字形相近而误写、误刻之错字，如“灸”与“炙”，“戌”与“戍”，“令”与“今”，“未”与“末”，“椎”与“推”，“火”与“大”，“卯”与“卵”，“人”与“入”，“已”与“巳”之类，一般径改不出注。凡因避讳而缺笔的文字均补齐笔画。原书为竖排，故表示前后文的“右”“左”径改作“上”“下”。

针灸资生经序

《铜人》《明堂》，黄帝、岐伯、鬼臾区留以活天下，后世自隔垣透肤之妙无传，乃谓是能绝筋脉，伤血肉，至望而畏之。有疾则甘心于庸医百药之俱试。不知病在巅者，必灸风池、风府，非桂枝辈所能攻；病在膺者，必灸刺魂门，虽枳实辈不能下。遂至于束手无策，岂不哀哉！近世朱肱、庞安常俱为针法，许知可亦谓病当以刺愈，三衢邹握虎以治法为歌诗该括行，古圣贤活人之意赖以复传。今东嘉王叔权又取三百六十穴，背面巅末，行分类别，以穴对病。凡百氏之说切于理，自己之见得于心者，悉疏于下。针灸之书至是始略备，古圣贤活人之意至是始无遗憾。《传》谓：为人子者，不可不学医。予亲年八十，精力强健，非赖此书耶！因俾医卫世杰订证不传见者十有八条，锓木庾司，以补惠民之阙。

时嘉定庚辰孟夏朔承议郎提举淮南东路常平茶盐公事徐正卿序

针灸资生经目录上

---

① 针灸资生经第一：原脱，据正文补。

膺俞四

云门雲门　中府膺中俞　周荣　胸乡　天溪　食窦

侧腋部

渊腋　辄筋　天池天会　大包

腹部

鸠尾尾翳　䯏骬　巨阙　上脘上管　胃脘　中脘太仓　胃募　建里　下脘

水分分水　神阙气合　阴交　气海脖胦　下肓　石门利机　丹田　精露　命门

关元丹田　大中极　中极玉泉　气原　曲骨　会阴屏翳

腹二

幽门　通谷　阴都食宫　石关　商曲　肓腧　中注　四满髓府

气穴胞门　子户　大赫阴维　阴关　横骨屈骨端

腹三

不容　承满　梁门　关门　太一　滑肉门　天枢长溪　谷门　外陵

大巨　水道　归来　气冲气街

腹四

期门　日月神光　胆募　腹哀　大横　腹结肠窟　府舍　冲门慈宫

侧胁部

章门长平　季胁　胁髎　京门气俞　气府　带脉　五枢　维道　居髎

胁堂

手太阴

少商　鱼际　太渊太泉　经渠　列缺　孔最　尺泽　侠白　天府

手阳明

商阳绝阳　二间间谷　三间少谷　合谷虎口　阳溪中魁　偏历

温溜逆注　池头　下廉　上廉　三里手三里　曲池　肘髎　五里

臂臑头冲①

---

① 头冲：原作大字，而此穴实系“臂臑”穴别名，据全书通例，改作小字附注于“臂臑”穴下。又按：“头冲”之名见于宋校注本《备急千金要方》卷二十四，《备急千金要方》宋刊未校本及《千金翼方》卷二十八，均作“颈冲”。故《针灸资生经》卷一末按曰“头冲，一名颈冲”。

足太阳

至阴　通谷　束骨　京骨　申脉阳跷　金门梁关　仆参安耶

昆仑下昆仑　付阳附阳　飞扬厥阳　承山鱼腹　肉柱　伤山　承筋腨肠　直肠

合阳　委中　委阳　浮郄　殷门　扶承肉郄　阴关　皮部

上诸穴以铜人为次，凡三百六十。其《明堂》上下、《千金》等方有穴，《铜人》不载数穴既附入之，其未附入更数十穴，如眉冲眉两头直发际《明上》，明堂鼻直上入发际《明下》，当阳当瞳仁直上入发际一寸《明下》，胸堂两乳头间见咳逆上气，头冲一名颈冲见瘿瘤，气冲亦名气堂见口缓，注市在两乳边邪下见尸厥，身交在脐下横纹中，胞门在关元左边二寸，气门在关元旁三寸并见无子，气穴见月事，水原、玉泉、泉门并见无子，冲门见难产，九曲见血块，中都阴谷，合阳见血崩，天瞿见瘿瘤，穷骨见痢，百劳穴见产后余疾，姑载之卷末。其扁鹊灸鬼邪十余穴不载云。

【点评】这段文字与原书的实际情况有较大的出入，其中“眉冲”“明堂”“当阳”三穴不但已附入卷一腧穴，而且有大字按语说明附录的理由，“明堂”穴按语下更有补注文字，何以于此复言“未附入”？“头冲”穴，卷一“臂臑”穴下有大字注文曰“《千》名头冲”，目录也将“头冲”作为臂臑穴的别名；“月事”篇共录有二“气穴”，一出自《铜人腧穴针灸图经》，一出自《备急千金要方·孔穴主对法》，均为腹部足少阴经穴“气穴”，根本不存在什么“附入”的问题。此外还查明，目录中“水原”穴即足少阴经穴“水泉”，“冲门”即腹部足太阴经穴“冲门”，“中都”“阴谷”“合阳”也均系相应的经穴名，均已明载于《针灸资生经》卷一正文，何需再“附入”？至于“天瞿”穴，卷一“天突”穴下亦有注文曰“《千》名天瞿”，目录中也将“天瞿”作为“天突”穴的别名，也不需再“附入”。如此看来，现行本《针灸资生经》目录上篇末的这段文字不像是出自王执中之手，也不大像补注者的文字。

① 灸二十种骨蒸：原脱，据正文补。
② 转胞：原脱，据正文补。
③ 诸：原脱，据正文补。

第四

心痛　心恍惚　心惊恐　心喜笑怒骂　心气健忘　无心力　失志

心忧悲哭泣　小儿啼　叹息太息　心烦闷心痹　胆风热　胆虚胆热①

嗜卧　不卧　梦魇杂梦　癫邪鬼邪　癫狂狂走　狂言

癫痫瘛疭小儿瘛疭　癫痫　癫疾　惊痫小儿惊痫　急惊风　慢惊风

风痫五痫②　风劳　风痉角弓反张　风眩　风痹　中风中风寒热

中风不语中风口噤　中风口㖞　偏风偏枯　半身不遂　痰涎痰饮　吐沫

唾血呕血　吐血　喘　肺气肺风　咳嗽　咳逆　咳逆上气上气③

少气短气　乏气　结气　贲豚气伏梁气　息贲④　痃癖　癥癖　积聚

积气　腹痛　腹满心满胀　腹胀胸胁胀　心胀　心腹坚大　鼓胀

水肿杂肿　四肢肿　石水

第五

脐痛　膺痛　胸满胸胁满　龟胸⑤　胸胁痛胸痹痛　膈痛五噎　气哽

背痛胸背　背脊　肩背酸痛肩髆　肩臂　肩痹痛不仁不举⑥　臂痛臂无力

腋痛腋肿　腕劳　肘痛肘挛　不仁⑦　手麻痹不仁不举⑧

手指挛手掣痛⑨　手热手寒　手清　手心热　足麻痹不仁

足不能行不能立　不收⑩　足寒热胫寒　足杂病跟股　胻胫　腨腿　髀枢

脚气　脚弱脚痹⑪　脚肿　四肢厥手足不举

---

① 胆虚胆热：原作“胆虚热”小字附在“心烦闷”之后，据正文改。

② 五痫：此后原有“癫痫附”三字，据正文删。

③ 上气：原脱，据正文补。

④ 息贲：原脱，据正文补。

⑤ 胸：原作“背”，据正文改。

⑥ 不仁不举：原脱，据正文补。

⑦ 不仁：原脱，据正文补。

⑧ 不举：原脱，据正文补。

⑨ 手掣痛：原脱，据正文补。

⑩ 不收：原脱，据正文补。

⑪ 脚痹：原脱，据正文补。

第六

第七

【点评】现存元刊本卷首载目录两篇。目录上为卷一腧穴目

---

① 脚膝痛挛急　不收　不仁：此条目录原脱，据正文补。
② 牙关急：原作大字，据正文改为小字。
③ 头眩：原脱，据正文补。
④ 偏头痛：原作大字，据正文改。
⑤ 面黑：原脱，据正文补。
⑥ 盗汗：原脱，据正文补。
⑦ 疡瘘：原脱，据正文补。

录，目录下为卷二至卷七的目录。这部分文字是否出自王执中之手，尚难断定，但其中已明显包含了后人补注的内容，例如足厥阴穴“蠡沟”注有“交仪”小字别名，而卷一正文该穴注文“蠡沟二穴，亦名交仪”系补注之文，非王氏原注。另外，目录与正文还有不符之处，例如卷二目录有“针灸受病处”“针灸功效”“省文”三篇，其中“针灸受病处”正反映了王执中针灸学术特点，王氏原书有此一篇是完全可能，十分必要的，但现存各本《针灸资生经》均未载此三篇正文，现存中外医书中也未见有引录此三篇内容者，是则此三篇早在徐正卿刻印时已亡。又如卷三正文有“胞转”一篇，卷五有“脚膝痛”一篇，而目录中均缺相应的篇名；卷四“心恍惚”篇下注有“余见肺中风”，而现行本中只有“肺风”篇，内容与“心恍惚”不相关；卷六目录有“偏头痛”一篇，而正文中已附入“头痛”篇中。正文中所注互见的篇名有不少属于现行本中所附小字病症名，如卷三“劳瘵”下附“传尸”“骨蒸”“羸瘦”之类；有些篇中的内容与篇名不相符，如卷七“血崩”(崩中漏下恶露不止)篇下曰“中都治恶露不止(见血崩)”。这里“血崩”篇下所注的互见篇名仍是“血崩”，岂有此理？这说明此条原文本不属“血崩”篇，而属于“恶露不止”篇，今两篇合作一篇，故有此前后矛盾现象。

针灸资生经第一

太监王公编

头部中行十穴

【点评】“头部中行十穴”，此篇名诸本均无，今据明抄本《普济方》卷一五九补，与总目合。《铜人腧穴针灸图经》原作“偃伏头部中行凡一十穴”。《针灸资生经》卷一腧穴篇标题名及正文完全抄自宋刊三卷本《铜人腧穴针灸图经》，虽然王执中据《太平圣惠方》针灸卷补辑了若干穴，但在标题均未计入总穴数。可见这些补辑腧穴是作为附文处理的。

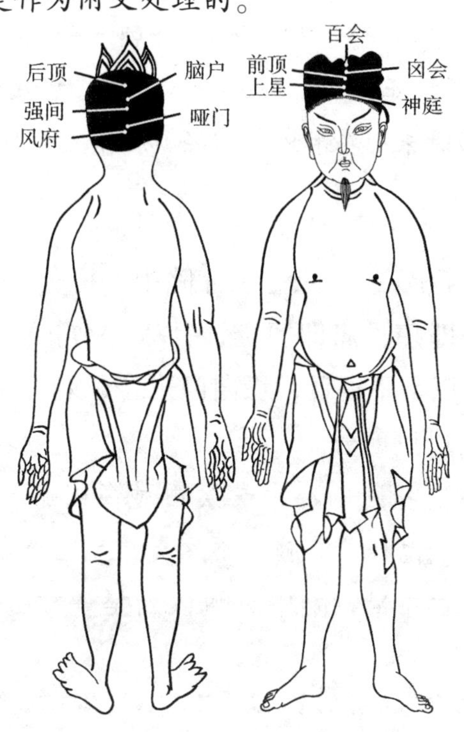

神庭一穴，在鼻直入发际五分。灸二七壮，止七七壮。岐伯曰：凡欲疗风，勿令灸多，缘风性轻，多即伤。惟宜灸七壮，止三七壮。禁针，针即发狂。忌生冷，鸡、猪、羊、酒、面、动风等物。《明堂》云：举火之时忌热食，不宜热衣。

【点评】王执中所引“明堂”，也省作“明”，系指《太平圣惠方》卷九十九、卷一百针灸篇。若须特指时，则卷九十九称作“明堂上经”或“明上”，卷一百称作“明堂下经”或“明下”。以下并同。

上星自此以下不言一穴，在鼻直上入发际一寸陷中《明堂》云容豆，是。以细三棱针刺[①]之，即宣泄诸阳热气，无令上冲头目。可灸七壮，不宜多，若频灸，即拔气上，今目不明，忌同。《甲乙经》《热穴论注》并刺三分。

【点评】“《甲乙经》《热穴论注》并刺三分”，此句系转引自《素问·刺热篇》新校正注文。“热穴论”当作“水热穴论”。王执中编《针灸资生经》时未引《针灸甲乙经》原书，所引《针灸甲乙经》文均系转引自他书。

囟会，在上星后《明堂》云上星上一寸陷中。可灸二七壮，至七七壮。初灸即不痛，病去即痛，痛即罢灸，针入二分此后去“入”字，留三呼，得气即泻。若八岁以下不得针，缘囟门未合，刺之不幸，令人夭。忌同。《素问》注云：刺四分。

余少刻苦，年逾壮则脑冷，或饮酒过多则脑疼如破，后因灸此穴，非特脑不复冷，他日酒醉脑亦不疼矣。凡脑冷者宜灸此。

前顶，在囟会后寸半骨陷中。甄权云是一寸，今依《素问》寸半

① 刺：原脱，据明抄本《普济方》卷一五九补，与《铜人腧穴针灸图经》合。

为定。针一分，灸三壮，止七七。忌同。《素注》云：刺四分此后去“问”字。

百会，一名三阳五会，在前顶后寸半，顶中央旋毛中，可容豆。灸七壮，止七七。凡灸头顶不得过七壮，缘头顶皮薄，灸不宜多。针二分，得气即泻。唐秦鸣鹤刺微出血，头痛立愈。《素注》云：刺四分。

旧传秦鸣鹤针高宗头风，武后曰：“岂有至尊头上出血之理?”已而刺之，微出血，头疼立止。后亟取金帛赐之。是知此穴能治头风矣。《明堂经》治中风，言语蹇涩，半身不遂，凡灸七处，亦先于百会。北人始生子则灸此穴，盖防他日惊风也。予旧患心气，偶睹阴阳书有云：人身有四穴最急应，四百四病皆能治之。百会盖其一也，因灸此穴而心气愈。后阅《灸经》，此穴果主心烦，惊悸，健忘，无心力。自是间或灸之，百病皆主，不特治此数疾而已也。一名天满。

神聪四穴，在百会四面各相去一寸。理头风目眩，狂乱风痫。左主如花，右主如果。针三分。

《明堂》有此四穴，而《铜人》无之。其穴治头风目眩，狂乱风痫，亦所不可废者，故附入于此。

明堂一穴，在鼻直上入发际一寸。理头风，多鼻涕，鼻塞。三日一报，针二分。

按《铜人》《明堂》及诸家针灸经，鼻直上入发际一寸，皆云上星穴，《明堂经》于此复云明堂穴，不知何所据？且附入于此，所谓疑以传疑也。◎今以诸经校勘，上星穴者是。

【点评】《太平圣惠方》所载“明堂”穴的部位与“上星”穴同，两者的主治症也很相近，显然是同一穴。“明堂”穴名最早见于敦煌卷子《新集备急灸经》，而《太平圣惠方》所载“明堂”穴内容采自《山眺针灸经》，该书编者未明此穴与“上星”穴的关系，而一并录之。王执中也不知“明堂”穴何所据，故“疑以传疑”，附于“神聪”穴后。王执中只注出诸书异同，而未明断是非，所谓“疑以传疑”“识者当有以辨之”。补注者则通过校勘，明断是非，以为识者。据笔者考察，此补注者即医家卫世杰。传世本中王氏原注与卫氏补注文字在形式上无任何区别，但此处从内容上仍区分出原注与补注。以下凡能辨识之补注文字均标以“◎”标识并排小字以与王执中原注区别。

后顶，一名交冲，在百会后寸半枕骨上。灸五壮，针二分。《明》云：四分。后凡云《明》云者，《明堂经》云也。

强间，一名大羽，在后顶后寸半。针二分，灸七壮。《明》云：五壮。

脑户，一名合颅，在枕骨上，强间后寸半。禁针，针令人哑。可灸七壮，亦不可妄灸，令人夭。《明》云：灸令人失音，针三分。《素注》云：四分。《甲乙》云：不可灸。

《铜人》云禁针，《素问》《明堂》乃云针入三分、四分，亦可疑矣，不如不针为稳。《素问》盖云刺脑户，入脑立死故也。

风府，一名舌本，在项后发际上一寸大筋内宛宛中。疾言其肉立起，言休立下。禁灸，使人失音，针三分。《明》云：四分，留三呼；又云：舌缓针风府见《下》。

岐伯对黄帝伤寒之问曰：巨阳者，诸阳之属也。其脉连于风府，故为诸阳主气也。然则风府者，固伤寒所自起也，北人皆以毛裹之，南人怯弱者，亦以帛护其项，俗谓“三角”是也。予少怯弱，春冬须数次感风，自用物护后无此患矣。凡怯弱者须护项后可也。◎今妇人用帛蔽项，名护项，乃云蔽垢腻。其名虽存，其义亡矣。

哑门，一作瘖，一名舌横，一名舌厌，在项中央入发际五分宛宛中。督脉、阳维之会，入系舌本，仰头取之。禁灸，令人哑。针三分。《素注》云：在项后发际宛中，去风府一寸。《明》云：舌急不言如何治？答曰：舌急针瘖门，舌缓针风府，得气即泻。可小绕针，入八分，留三呼，泻五吸，泻尽更留针取之，得气即泻。

偃伏第二行左右十四穴

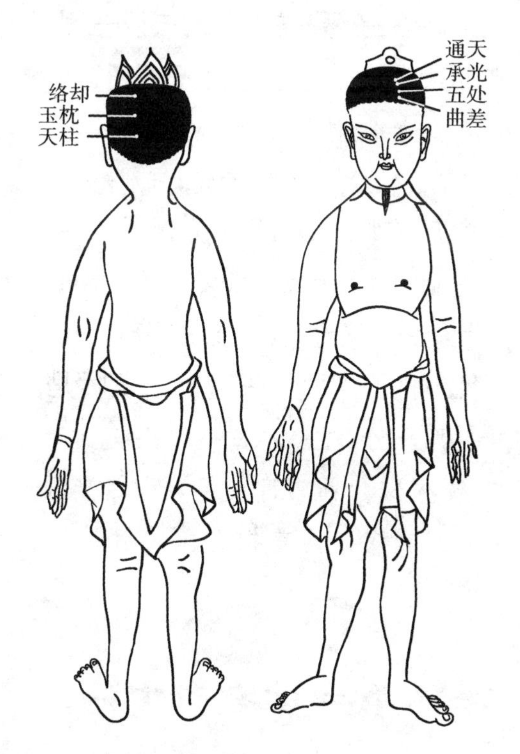

曲差二穴，在神庭两旁寸半入发际。针三分，灸三壮。

五处二穴，在上星两旁寸半。针三分，留七呼，灸三壮。《明》云：五壮止。

承光二穴，在五处后寸半。针三分，禁灸。忌同。《明》云：在五处后二寸。《素注》云：一寸。

通天二穴，在承光后寸半。针三分，留七呼，灸三壮。

络却二穴，一名强阳，又名脑盖。在通天后寸半。灸三壮。《素注》云：刺三分，留五呼。

玉枕二穴，在络却后寸半《明》上、下云：七分半，夹脑户脑户在强间后寸半旁寸三分起肉，枕骨入发际上三寸。灸三壮。《明》云：针三分。《素注》云：留三呼。《甲乙经》云：二分。

《铜人》云玉枕在络却后一寸半，《明堂》上、下经皆云七分半。若以《铜人》为误，则“足太阳穴”亦同；若以《明堂》为误，不应上、下经皆误也小本《明堂》亦同。予按《素问》注云：玉枕在络却后七分，则与《明堂》之七分半相去不远矣。固当从《素问》为准。然而，玉枕二穴既夹脑户矣，不应止七分则至于脑盖也。《铜人》之一寸半盖有说焉，识者当有以辨之。◎今以诸经校勘，在络却后寸半者是。

天柱二穴，夹项后发际，大筋外廉陷中。针五分，得气即泻。《明》云：二分，留三呼，泻五吸，灸不及针，日七壮，至百五。忌同。《下》云：三壮。《素注》云：刺二分。

眉冲二穴，一名小竹，当两眉头直上入发际是。疗目五般痫，头痛、鼻塞。不灸，通针三分《明上》。

《明堂》上经有眉冲穴，而《铜人经》无之。理目五般痫，头痛、鼻塞等疾所不可废者，其穴与曲差相近，故附于此。

偃伏第三行左右十二穴

临泣二穴，在目上直入发际五分陷中。针三分，留七呼，得气即泻。忌同。《素注》云：灸五壮。

足少阳有临泣穴矣，此亦有之，盖此乃头临泣穴也。

目窗二穴，在临泣后一寸。针三分，灸五壮。今附：三度刺，目大明。

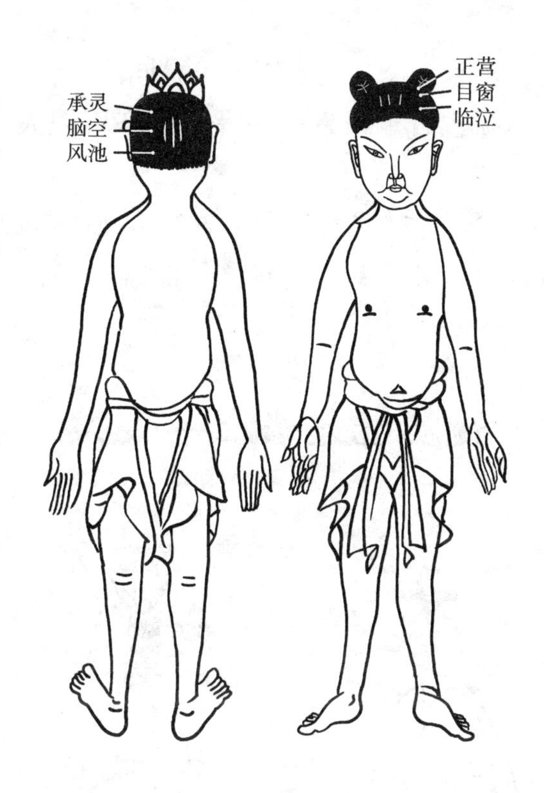

【点评】“今附”是王惟一编撰《铜人腧穴针灸图经》时依据文献考证，并结合当时医家的经验，在《黄帝明堂经》《针灸甲乙经》基础上新增的条文，共15条，集中体现了宋代腧穴研究的成果。以下凡冠以“今附”“新附”的条文皆是，不能误解为王执中的附注。

正营二穴，在目窗后一寸。针三分，灸五壮。

承灵二穴，在正营后寸半。灸三壮。《素注》云：刺三分。

脑空二穴，一名颞颥，在承灵后寸半，夹玉枕骨下陷中。针五分，得气即泻。灸三壮。曹操患头风，发即心乱目眩，华佗针立愈。忌同。《素注》云：按脑空在枕骨后，枕骨上。《甲乙经》作玉枕骨中。

风池二穴，在脑空后发际陷中。针七分，留七呼，灸三壮。《明》云：在项后发际陷中。《甲乙经》云：脑空后发际陷中，针寸二分。大患风者先补后泻，少可患者以经取之。留五呼，泻七吸，灸不及针，日七壮，至百五，艾炷不用大。忌同。

当阳二穴，当瞳仁直上入发际一寸。疗卒不识人、风眩、鼻塞，针三分《明下》①。

《铜人》无当阳穴，而《明堂下经》有之。理卒不识人、风眩、鼻塞等疾，亦不可废者。其穴与临泣相近，故附入于此。

侧头部左右二十六穴

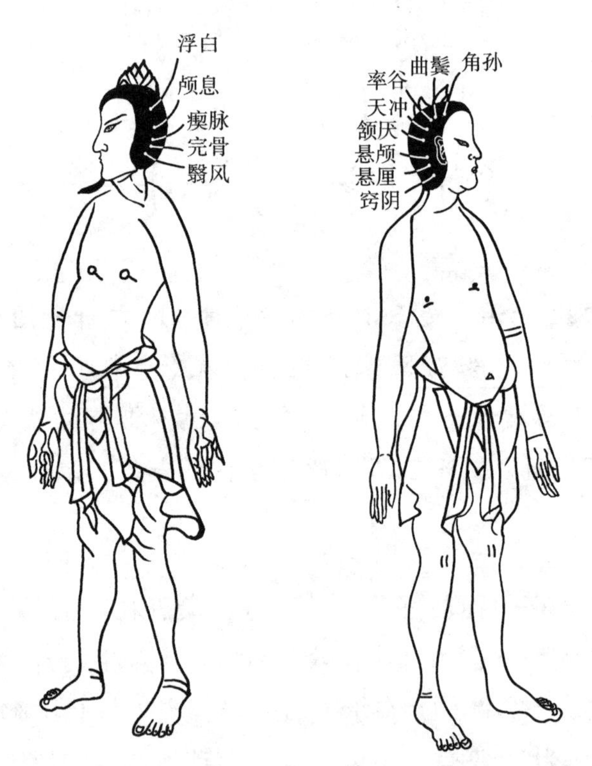

颔厌二穴，在曲周下足少阳穴无“下”字，《明堂》同，脑空上廉。灸三壮，针七分，留七呼。忌同。《明》云：二分。《素注》云：在曲

① 当阳……《明下》：此条原文见《太平圣惠方》卷九十九，故条末当注作“明上”，或“明”。

角下，脑空之上上廉。刺七分，若深令人耳无所闻。

悬颅二穴，在曲周上足少阳穴同，《明堂》无“上”字脑空中。灸三壮，针三分，留三呼。《明》云：二分。《素注》云：在曲角上，脑空下廉。《新校正》云：按后手少阳中云“角上”。此云“角下”，必有一误。◎悬颅二穴在曲角上，是。

悬厘二穴，在曲周上足少阳穴无“上”字①，脑空下廉。针三分，灸三壮。

【点评】“颔厌”“悬颅”“悬厘”三穴定位文字中，王执中将《铜人腧穴针灸图经》原文“颞颥上廉”“颞颥下廉”“颞颥下廉”之“颞颥”均直接改作了“脑空”，而且引王冰注文也作了同样的改动，这显然不是无心的失误，而是有意的改动（相应的穴图也是如此）。而王执中于其他穴都是严格抄录《铜人腧穴针灸图经》原文，即便对《铜人腧穴针灸图经》的腧穴定位有不同看法，也是以注文或按语的形式表述，而不是直接改文。为什么详于考证的王执中在对这一问题的处理上显得如此“轻率”？随着“正统仿宋铜人”的发现，笔者终于解开了这一疑团：原来该铜人中此三穴的定位正是以“脑空”穴为参照的，想必王执中当年编《针灸资生经》时，不仅参照了宋本《铜人腧穴针灸图经》，而且还考察了“天圣铜人”原物。书中所附的取穴图也明显反映出“天圣铜人”的特征。

天冲二穴，在耳上如前三寸足少阳穴同。灸七壮，针三分。

【点评】“三寸”，五卷本《铜人腧穴针灸图经》作“三分”，《圣济总录》引宋原刊三卷本同。而《铜人腧穴针灸图经》卷上足少阳穴所记“天冲”部位作“耳后入发际二寸”，王执中此处2条引文

① 足少阳穴无“上”字：今检明正统拓本、五卷本《铜人腧穴针灸图经》及《圣济总录》卷一九一载足少阳穴部“悬厘”穴，均有“上”字，未详王执中所据何本。

与诸本不同。系所据版本不同，还是王氏误记，尚难断定。

率谷二穴，在耳上入发际寸半，陷者宛宛中。灸三壮，针三分。《明下》云：嚼而取之。

曲鬓二穴，在耳上发际曲隅陷中，鼓颔有空《明》作穴。针三分，灸七壮。《明下》云：曲发，灸三壮。《指迷》：在耳上，将耳掩前正尖上。

《铜人》云曲鬓，足少阳穴同，《素问》亦同。《明堂下经》云曲发，疑“发”字误也。◎曲鬓穴是，曲发字误。

【点评】“曲鬓穴是，曲发字误”乃后人补注，非王执中注文。

角孙二穴，在耳郭中间上，开口有空《明》作穴。治目生肤翳[1]，齿龈肿。灸三壮。《明堂》别无疗病法。《明》云：主齿牙不嚼物，龋痛肿。针八分。

按《明堂》云“角孙主齿牙不嚼物，龋痛肿”，则有疗病法矣。《铜人》乃云《明堂》别无疗病法，岂后人增益之耶？将所治止此，因谓之无疗病法欤？

窍阴二穴，在枕骨下足少阳穴云在完骨上，摇动有空。针三分，灸七壮。《明》云：五壮，针四分。在完骨上，枕骨下。完骨二穴在耳后入发际四分。

此有窍阴矣，足少阳胆经亦有此穴，此当为头窍阴也。

浮白二穴，在耳后入发际一寸。针五分，灸七壮。《明》云：三壮，针三分。

颅息二穴，在耳后间青络脉。灸七壮，不宜针。《明》云：颅息在耳后青脉间。灸三壮，针一分，不得多出血，出血多杀人。

【点评】《黄帝明堂经》所载“颅息”“瘈脉”二穴，实由耳后青脉一脉所分化，刺灸法当相同，古今临床应用也以点刺出血法为常用，故《铜人腧穴针灸图经》谓“不宜针”者，非是。

---

① 翳：原作“发”，据明抄本《普济方》卷一五九改，与《铜人腧穴针灸图经》合。

瘈脉二穴，一名资脉。在耳本后鸡足青络脉。刺出血如豆汁，不宜出血多，灸三壮，针一分。《明》云：在耳内鸡足青脉。

完骨二穴，在耳后入发际四分。灸七壮，针三分。《明》云：二分，灸依年壮。

翳风二穴，在耳后陷中，按之引耳中。针七分，灸七壮。《明下》云：三壮，在耳后尖角陷中。

正面部中行六穴

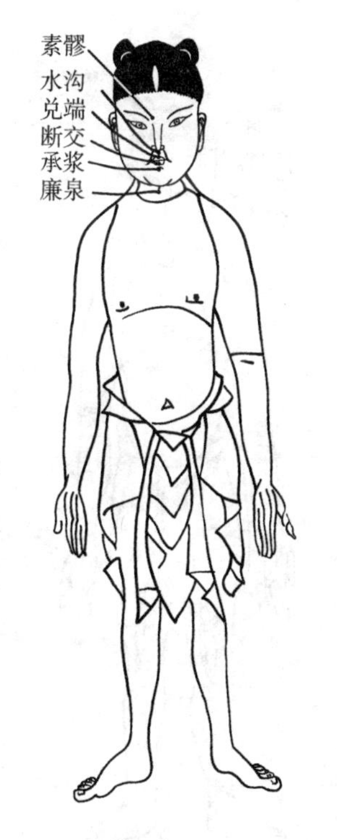

素髎，一名面王。在鼻柱之端。《外台》云：不宜灸。针一分。

【点评】“《外台》云：不宜灸。针一分”，《铜人腧穴针灸图经》原文作“《外台》云：不宜灸。《千金》治鼻塞息肉不消，多涕生疮。针入一分”。今王执中如此节引，则“针入一分”易被误读为《外台》之文。

水沟，一名人中。在鼻柱下。针四分，留五呼，得气即泻。灸不及针，日三壮，若灸，可艾炷如小雀粪。风水面肿，针此一穴，出水尽，顿愈。忌同。《明》云：日灸三壮，至二百罢。若是水气，唯得针此穴，若针余穴，水尽即死。《下》云：灸五壮。

兑端，在唇上端。针二分，灸三壮，炷如大麦。《明下》云：在颐前下唇下，开口取之。

龈交，在唇内齿上龈缝筋中。针三分，灸三壮。

承浆，一名悬浆。在颐前唇下宛宛中。日灸七壮，止七七。灸即血脉通宣，其风立愈。炷依小箸[①]头作。针三分，得气即泻。忌同。《明》云：颐前下唇之下。针三分半，得气即泻，泻尽更留三呼，徐徐引气而出，日灸七壮，过七七，停四五日后，灸七七。若一向灸，恐足阳明脉断，令风不瘥。停息复灸，令血脉通宣，其风立愈。《下》云：下唇棱下宛中。

廉泉，一名舌本，在颔下结喉上《明》云：舌本间。灸三壮，针三分，得气即泻。《明》云：二分。《千》云：当颐直下骨后陷中。

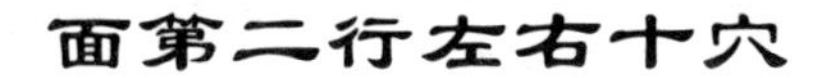

面第二行左右十穴

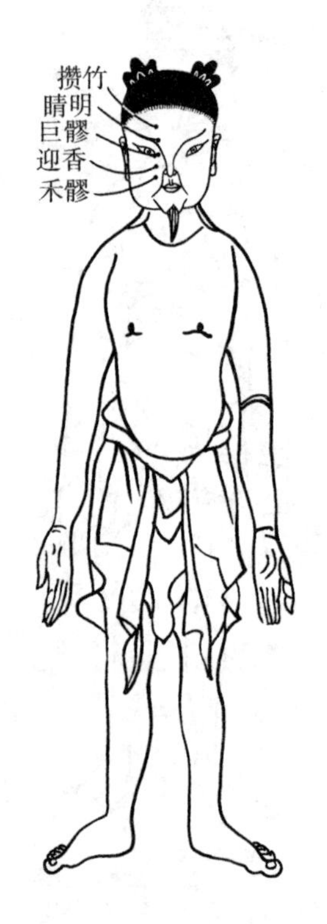

攒竹二穴，一名始光，一名光明，一名员柱。在两眉头少陷宛宛中。不宜灸，针一分，留三呼，泻三吸，徐徐出针。宜以细三棱针刺之，宣泄热气。三度[②]刺，目大明。忌同。《明》云：宜细三棱针，针三分，出血。《下》云：灸一壮。

睛明二穴，一名泪孔，在目内眦。针寸半，留三呼。雀目者可久留针，然后速出，禁灸。忌同。《明》云：目内眦头外畔陷宛宛中，针一[③]分半，留三呼，补，不宜灸。一云：在目内眦外一分。

按《明堂》云针一分半，《铜人》乃云入一寸半，二者必有一误。予观面部所针，浅者入一分，深者四分尔。而《素问·气府》注亦云刺入一分，

---

① 箸：原作“筋”，“筯”乃“箸”之古字，因与“筋”形近而误。据文义改，下同。

② 度：原作“受”，据卷六“目不明”篇改，与《铜人腧穴针灸图经》合。

③ 一：原脱，据《太平圣惠方》卷九十九补，与王氏按语相合。

则是《铜人》误写“一分”为“一寸”也。

巨髎二穴，夹鼻孔旁八分，直目瞳子。跷脉、足阳明之会。针三分，得气即泻，灸七壮。《明》云：巨髎在鼻孔下，夹水沟旁八分。跷脉、足阳明之会。针三分，灸七七壮。

迎香二穴，在禾髎上一寸，鼻下孔旁五分。针三分，留三呼，不宜灸。忌同。

禾髎二穴，在鼻孔下，夹水沟旁五分。针二分。又“手阳明穴”云：禾髎，一名长频，直鼻孔，夹水沟旁五分。《明》云：和髎，在鼻孔下，夹水沟旁五分。《下》云：禾窌，在鼻孔下夹水沟旁五分。灸三壮。

《铜人经》：禾髎二穴，在鼻孔下，夹水沟旁五分。《明堂下经》作“禾窌”，窌，即髎也。《上经》乃作“和窌”，皆云：“在鼻孔下，夹水沟旁五分”，则是一穴也。而《铜人》手少阳穴复有“和窌二穴，在耳前兑《素问》作锐发陷中”。其穴相去远矣。恐《明堂上经》误写“禾”字作“和”字也。◎今以诸经校勘，禾髎穴者是。

面第三行左右十穴

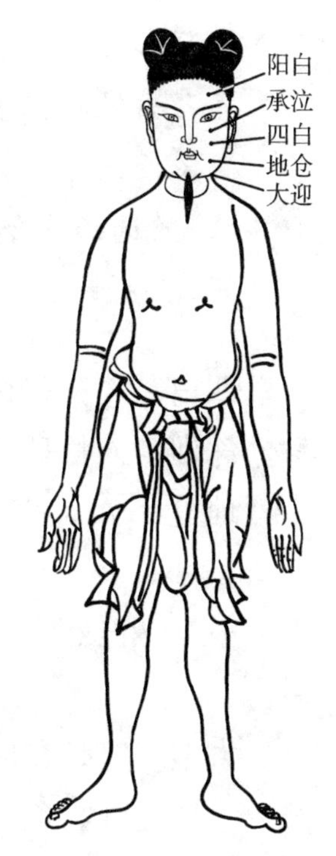

阳白二穴，在眉上一寸，直目瞳子。灸三壮，针入二分。

承泣二穴，在目下七分，直目瞳子陷中。禁针，针之令人目乌色，可灸三壮，炷如大麦。忌同。《明》云：针入四分半，得气即泻。特不宜灸。若灸，无问多少，三日后眼下大如拳，息肉日加长如桃大，至三十日定不见物，妨或如五升许大。

《铜人》云：此穴可灸三壮。禁针，针之令

人目乌色。《明堂》乃云：针入四分半，特不宜灸，灸后眼下大如拳。二家必各有所据，未知其孰是，不针不灸可也。

【点评】《黄帝明堂经》与甄权《针经》均谓“承泣”穴可针，不可灸。根据现代解剖学可知，此穴下眶下沟内有眶下神经、眶下动脉、眶下静脉，针尖贴近眶下壁刺入0.5寸以上时即有刺入眶下沟的危险。若刺破眶下动、静脉，出血会较严重。或因临床针刺不慎，针刺此穴造成血肿的事故时有发生，故《铜人腧穴针灸图经》改作可灸，不可针。然而几乎全文抄录《铜人腧穴针灸图经》针灸腧穴内容、同为北宋官修医书的《圣济总录》却并不认可这一改动，仍然采用《黄帝明堂经》之说。对于古代文献的这种分歧，现代医家采用实验的方法加以判定，结果表明：只要选择合适的针具、掌握正确的操作方法，此穴可刺且疗效显著。操作要点：针具最好用针尖不太锐利的毫针；深刺时针尖不可贴近眶下壁，应略朝眶尖方向轻缓进针；针刺时应控制好针刺深度，以免刺入颅腔，损伤视神经、眼动脉；留针期间不可大幅提插捻转，出针时应多按压一会针孔，以防出血。因此穴近目，灸疗反而不便，即使是现代的艾条直接灸同样不便。可见，《圣济总录》的选择更合理，王执中缺乏针刺此穴的经验，难以判断，只好说“不针不灸可也”。

四白二穴，在目下一寸。灸七壮，针三分。凡用针，稳审方得下针，深即令人目乌色。

地仓二穴，夹口吻旁四分，外如近下，有脉微微动是也。针三分《明》云：针三分半，留五呼，得气即泻。日可灸二七壮，重者七七。炷如粗钗脚大，炷若大，口转㖞，却灸承浆，七七即愈。忌同。

大迎二穴，在曲颔前寸二分，骨陷中动脉。又以口下当两肩。针三分，留七呼，灸三壮。

面第四行左右十穴

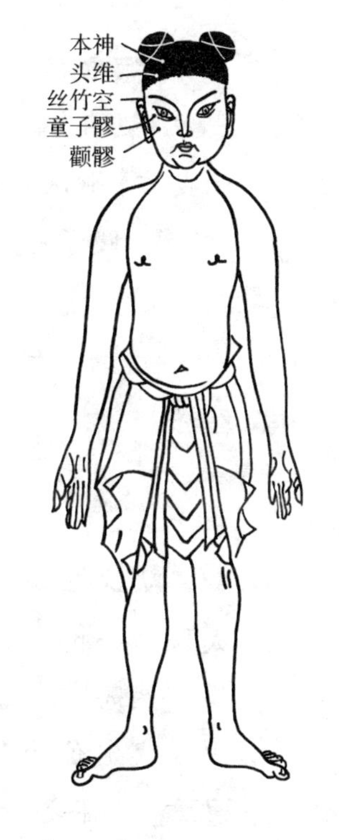

本神二穴，在曲差旁寸半。一云：直耳上入发际四分。针二分，灸七壮。二说相去远矣，可疑。《千》云：耳正直上入发际二分。

【点评】本神穴的定位，《黄帝明堂经》说得很明确，但后世文献却生出种种异说，问题出在《针灸甲乙经》等传本的注文"一曰直耳上入发际四分"，这与"曲差两旁各一寸五分"的本神穴相去甚远，不可能是同一个穴，故《针灸资生经》注文指出了这一点。可为什么这一注文见于不同传本的《黄帝明堂经》佚文呢？有两种可能：第一，两个不同的穴皆名曰"本神"，《备急千金要方》卷八的确记载了这个与足少阳经"本神"同名的穴："本神穴在耳正直上入发际二分是"，宋人在此句后还注有"又云四分"四字；第二，"一曰直耳上入发际四分"中之"耳"为"目"之形误。《黄帝明堂经》位于前发际上的穴位，后来渐渐移至发际上，如前发际正中的神庭穴即有一个从"在发际"到"发际上一分、二分、五分"的演变过程，其旁开的"本神"穴有一个从"在发际"到"入发际二分、四分"的变化，也是很自然的。最直接的证据为《太平圣惠方·明堂》所传岐伯灸法："疗头旋目眩及偏头不可忍，牵眼䀮䀮不远视，灸两眼小眦上发际各一壮，立瘥"，所说定位与本神穴正相当。

丝竹空二穴，一名目髎。在眉后陷中。针三分，留二呼，宜泻不宜补。禁灸，使人目小，又令目无所见。

瞳子髎二穴，在目外眦五分。灸三壮，针三分。《素注》：在目外去眦五分。《千》注：一名太阳，一名前关。

【点评】关于“瞳子髎”与“前关”“太阳”三穴的关系，《太平圣惠方》载有“前关”“太阳”穴，而无“瞳子髎”穴，宋臣校《备急千金要方》则认为此三穴为同一穴，现将有关原文列于下：

1. 瞳子髎，在目外去眦五分。一名后曲。(《外台秘要》卷三十九)

2. 瞳子髎，一名太阳，一名前关。(《备急千金要方》卷二十九注)

3. 前关二穴，在目后半寸是穴，亦名太阳之穴。(《太平圣惠方·针经》)

从这三条文字看，《太平圣惠方·针经》所载“前关”(一名太阳)穴部位与“瞳子髎”完全相同，故《备急千金要方》注文无误。然而，关于“太阳”穴定位，古代文献有不同的描述，太阳穴现代定位为“眉梢与目外眦之间，向后一寸”，已非《太平圣惠方》所述之“太阳”。为避免混淆，“太阳”不作为瞳子髎穴的别名。

顴髎二穴，在面頄骨下廉兑骨端陷中。针二分。

头维①二穴，在额角入发际，本神旁寸半。针三分，禁灸。本神在曲差旁寸半。

---

① 头维：拓本及五卷本《铜人腧穴针灸图经》均入“侧面部”。

侧面部左右十四穴更二穴

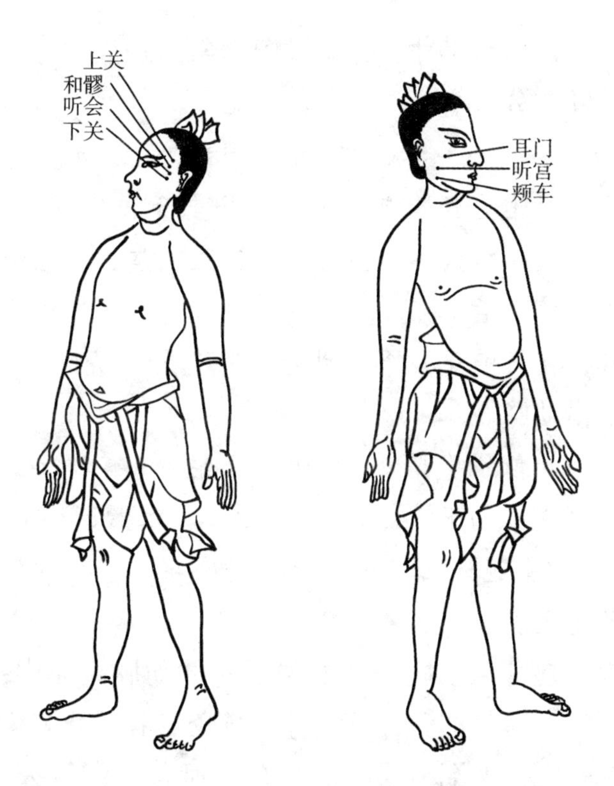

上关二穴，一名客主人。在耳前起骨上廉，开口有空动脉宛宛中。灸七壮，艾炷不用大，箸头作炷。若针，必须侧卧张口取之乃得，禁针深。问曰：何以不得针深？岐伯曰：上关若刺深，令人欠而不得故，下关久留针，即故而不得欠，牙关急。是故上关不得刺深，下关不得久留针也。《明》云：客主二穴，针入一分留之，得气即泻。日灸七壮，至二百，炷不用大。其针灸之，必须侧卧张口取之乃得穴，避风。《下》云：灸一壮。

按《素问 · 刺禁》曰：刺客主人内陷中脉，为内漏，为聋。注云：言刺太深，则交脉破决，故为耳内之漏，脉内漏则气不营，故聋。审若是，又不止令人欠而不得故而已。用针者所当知也。

下关二穴，在上关下，耳前动脉下廉，合口有空，开口即闭。针入四分，得气即泻，禁灸。又云：下关不得久留针见上，侧卧闭口取穴。

前关二穴，在目后半寸，亦名太阳之穴。理风，赤眼头痛，目眩目涩。不灸，针三分《明》。

《铜人》有上关、下关各二穴，《素问》亦同，但《明堂》上、下经有上关而无下关，惟上经有前关穴，又不与下关穴同，在上关之下，恐别自是。前关穴一名太阳穴，理风，赤眼头痛，目眩涩等疾所不可废，故附入于下关之后。

和髎二穴，在耳前兑发下横动脉。针七分，灸三壮。《素注》：在耳前锐发下横动脉。

和髎二穴在耳前锐发陷中。《明堂上经》亦有和窌二穴。窌，即髎也，在鼻孔下夹水沟旁五分，即《铜人》之禾髎、《明堂下经》之禾窌也。或者《明堂上经》误泻“禾”字作“和”字尔，恐人以和髎、和窌为一穴，故备论之。

听会二穴，在耳微前陷中，上关下一寸动脉宛宛中，张口得之。针七分，留三呼，得气即泻，不须补。日灸五壮，止三七壮，十日后依前报灸。《明》云：针三分，忌冷食。呵。《下》云：灸三壮。一云听呵，前一云：后关①名听会。一名听呵。

【点评】“一云听呵，前一云后关名听会。一名听呵”，此处注文与正文位置颠倒，“一名听呵”四字当在“《下》云”前，今本此处只残存一“呵”字，其他三字脱，后人于注文下补“一名听呵”四字，遂使正文、注文位置不合。

耳门二穴，在耳前起肉当耳缺者陷中。针三分，留三呼，灸三

① 关：原脱，据原书“目录上”补。

壮。《明下》云：禁灸，有病不过三壮。

听宫二穴，在耳中珠子，大如赤小豆。针三分，灸三壮。《明》云：针一分。

颊车二穴，在耳下曲颊端陷中。针四分，得气即泻，日灸七壮，止七七，炷如大麦，忌同。《明下》云：在耳下二韭叶陷中。灸三壮。又云：耳下曲颊骨后。《千》云：一名机关，在耳下八分小近前。

肩膊部左右二十六穴

肩井二穴，一名膊井，在肩上陷《明堂》此有“罅中”二字，缺盆上大骨前寸半，以三指按取之，当中指下陷中。《甲乙经》云：只可针五分。此膊井脉，足阳明之会，乃连入五脏气，若刺深，则令人闷倒不识人。即速须三里下气，先补不泻，须臾平复如故。凡针肩井，皆以三里下其气，大良，灸七壮。《明》云：针四分，先补而后泻，特不宜灸。针不得深，深即令人闷。若妇人胎落后微损，手足弱者，针肩井立瘥。灸乃胜针，日灸七壮，止一百。若针肩井，必三里下气，如不灸三里，即拔气上。

《明堂》既云特不宜灸，又云灸乃胜针，日灸七壮，至百壮罢。则是又可灸矣，不知何自畔其说也。或者肩井不可灸，惟胎落后手足弱者可灸耶？

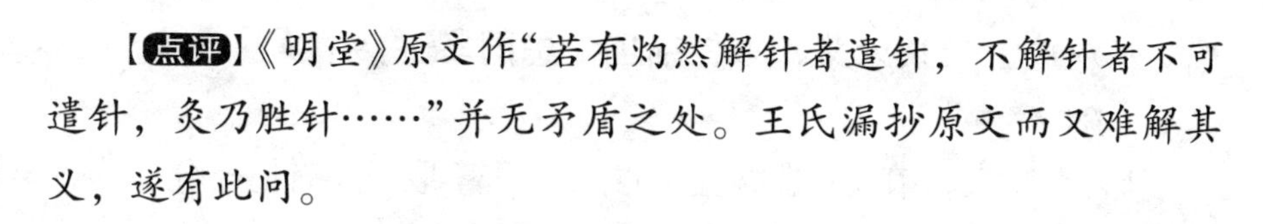

【点评】《明堂》原文作“若有灼然解针者遗针，不解针者不可遗针，灸乃胜针……”并无矛盾之处。王氏漏抄原文而又难解其义，遂有此问。

天髎二穴，在肩缺盆中上毖骨之际陷中央。针八分，灸三壮。

巨骨二穴，在肩端上行两叉骨间陷中。灸五壮，针寸半。《明》云：巨骨一穴，在心脾骨头。日灸三壮至七壮，禁针，针则倒悬一食顷乃得下针，针入四分，泻之勿补，针出始得正卧，忌同。《下》云：巨骨二穴，在肩端上两行骨陷中。灸一壮。《铜》云：云门在巨骨下夹气户旁各二寸。俞府在巨骨下璇玑旁各二寸。气户在巨骨下俞府两旁各二寸。

《铜人》云：巨骨一穴，在肩端上两叉骨间，《明堂下经》亦同。但《明堂上经》云巨骨一穴在心脾骨头，不特"一穴"字不同，而穴在心脾骨头亦异，岂其所谓一穴在心脾头者，非巨骨耶？不然，即是误写"二"字作"一"字，"肩胛"为"心脾"也。

【点评】《明堂》"巨骨"穴部位中"心脾骨"即"心蔽骨"，又称作"胸蔽骨"，俗称"鸠尾骨"，此穴与"鸠尾"穴仅相距五分，故主治症与针法均很相近。《小儿明堂》载治食痫，灸"鸠尾上五分"实指"巨骨"穴。此与《铜人》之"巨骨"穴同名而异穴。王执中不知《太平圣惠方》所载鸠尾穴上五分处的"巨骨"为何穴，因而疑原书"误写'二'字作'一'字，'肩胛'为'心脾'也"。

臑会二穴，一名臑髎。在肩前廉去肩头三寸宛宛中。针七分，留三呼，得气即泻，灸七壮。《素注》：臂前廉肩端。

肩髃二穴，在膊骨头肩端两骨间陷宛宛中，举臂取之。灸七壮，至二七，以瘥为度。若灸偏风不遂，可七七壮，不宜多，恐手臂细。若风病筋骨无力，久不瘥，灸不畏细也。刺即泄肩臂热气。唐库狄钦患风痹，手足不得伸，甄权针此穴，令将弓箭射之如故。《明》云：针八分，留三呼，泻五吸，灸不及针，以平手取其穴，日灸七壮，增至二七。若灸偏风不随，可至二百，若更多灸恐手臂细。若刺风、痪风、瘫风病，当其火艾，不畏细也。忌同。《千》云：肩头正中两骨间，一名中肩井；《外台》名扁骨。

肩髎二穴，在肩端臑上陷中，举臂取之。针七分，灸三壮。

《明》云：五壮。

肩贞二穴，在肩胛下两骨解间，肩髃后陷中。针五分。

天宗二穴，在秉风后大骨下陷中。灸三壮，针五分，留六呼。

秉风二穴，在肩上小髃[1]后举臂有空。灸五壮，针五分。

臑俞二穴，在肩髎后大骨下，胛上廉陷中。针八分，灸三壮。《素》：在肩臑后，举臂取之。

曲垣二穴，在肩中央曲胛陷中，按之应手痛。灸三壮，针五分。《明》云：九分。

肩外俞二穴，在肩胛上廉，去脊骨三寸陷中。针六分，灸三壮。《明上》云：一壮。

肩中俞二穴，在肩胛内廉，去脊二寸陷中。针三分，留七呼，灸十壮。

背俞部中行十三穴

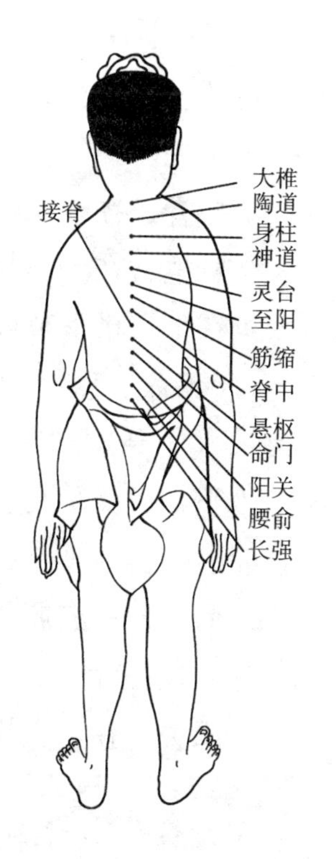

大椎一穴，一作顀。在第一椎上陷者宛宛中。针五分，留三呼，泻五吸，灸以年为壮《明》云：日灸七壮，至七七壮。《甲乙》云：大椎下至尾骶骨二十一椎长三尺，折量取俞穴。

既曰“大椎”，又曰“在第一椎上陷中”，必是二穴，非二穴则不言在第一椎上矣，此大椎、第一椎所以异也。但《铜人》云“大椎在第一椎上陷中”，诸经皆同。惟《明堂下经》云在“第一椎下”，陶道穴既在第一椎下，不应大椎亦在第一椎下，必是《下经》误写“上”字作

[1] 髃：原作“髎”，据《铜人腧穴针灸图经》改。

“下”字也。考之《下经》，亦言陶道穴在大椎节下，与《铜人》合，足见其误写“上”字作“下”无疑矣。

陶道，在大椎节下间，俯而取之。灸五壮，针五分。

身柱，在第三椎节下间。针五分，灸七七壮。《明》云：五壮。《下》云：三壮。

神道，在五椎节下间，俯而取之。灸七七壮，止百壮。小儿风痫，瘛疭，可灸七壮。《明》云：针五分，灸三壮。《下》云：五壮。

灵台，在六椎节下间，俯而取之。经阙疗病法。出《素问》。

至阳，在七椎节下间，俯而取之。针五分，灸三壮。《明下》云：七壮。

筋缩，在九椎节下间，俯而取之。针五分，灸三壮。《明下》云：七壮。

脊中，一名神宗。在十一椎节下间，俯而取之。禁灸，灸令人腰背伛偻。针五分，得气即泻。《明堂》作：脊俞，一名脊中，在十一椎中央。

接脊，在十二椎下节间。《下经》治小儿痢，脱肛。

悬枢，在十三椎节下间，伏而取之。针三分，灸三壮。《明》云：在十二椎下节间。《下》云：十一椎下。

《铜人》云“悬枢在十三椎节下间”，《明堂上经》作“十二椎节间”，《下经》作“十一椎下”。脊中穴既在十一椎下，不应悬枢又在十一椎下，固知其误矣。考之《素问》亦与《铜人》同，当以《铜人》为正。《明堂上经》亦误“三”字作“二”字也。要之，接脊穴在十二椎节下尔。

命门，一名属累。在十四椎节下间，伏而取之《明》作俯而取之。针五分，灸三壮。

阳关，在十六椎下间，伏而取之。针五分，灸三壮。阙疗病法。出《素问》。

腰俞，一名背解，一名髓孔，一名腰柱，一名腰户。在二十一椎节下间宛宛中，以挺腹地舒身，两手相重支额，纵四体后乃取其穴。针八分，留三呼，泻五吸。灸七壮，至七七壮。忌房劳、举重强力。《甲乙》云：针二寸，留七呼，灸七七壮。《明》云：三壮。《下》云：五壮。《素注》云：针一分。《新校正》云：按《甲乙经》作“二寸”，《水热穴》注亦可“二寸”。《气府论》注、《骨空论》注作“一分”，一名髓空。

长强，一名气之阴郄，督脉络别。其穴趺地取之。《甲乙》云：在脊骶端。针三分，转针以大痛为度。其穴趺地取之乃得，灸不及针，日三十壮，止二百。此痔根本是冷，忌冷食房劳。《甲乙》云：针二寸，留七呼。《明下》云：五壮。

自大椎至腰俞长同身寸三尺，折量取穴《甲》。

有里医言：凡灸椎骨，当灸骨节突处方验，灸节下当骨无验。以鱼肉骨参之，其言为可信，盍依其言当骨节灸之。

背俞第二行四十四穴

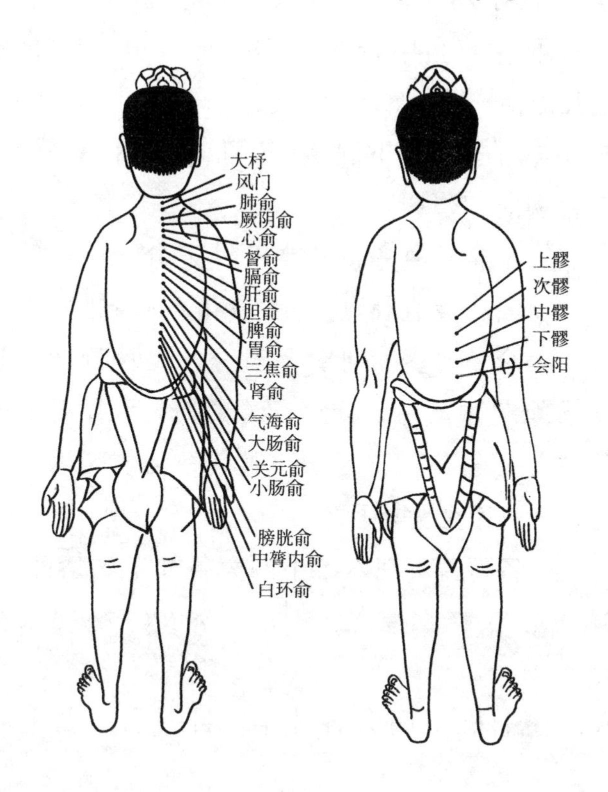

大杼二穴，在项后第一椎下，两旁相去各寸半陷中。针五分，可灸七壮《甲乙》同。《明》云：禁灸。《下经》云：灸五壮。《素》同。《难疏》：骨会大抒，骨病治此。

《明堂》云禁灸，而《铜人》云可灸七壮，必有说也。要非大急，不必灸。

【点评】注文“《甲乙》同”，今检现行本《针灸甲乙经》及《素问》新校正引《针灸甲乙经》文均不同于此。《铜人腧穴针灸图经》“大杼”穴部位下有“甲乙经云”字样，注者或以为其后的刺灸法文字也出自《针灸甲乙经》而出此注。

风门二穴，一名热府。在二椎下两旁相去各寸半，针五分，留七呼。今附：若频刺，泄诸阳热气，背永不发痈疽。灸五壮。

肺俞二穴，在三椎下两旁各寸半自此后不写相去二字。针三分，留七呼，得气即泻。出《甲乙经》。甄权《针经》云：在三椎下两旁，以搭手左取右，右取左，当中指末是穴。针五分，留七呼，灸百壮。《明下》云：三壮。《千》：肺俞对乳引绳度之。

厥阴俞二穴，在四椎下两旁各寸半。针三分，灸七七壮。《千》：扁鹊云名阙俞。

心俞二穴，在五椎下两旁各寸半。针三分，留七呼，得气即泻，不可灸。《明下》云：灸五壮。《千》云：第七节对心横三间。

《铜人》云：心俞不可灸，可针入三分。世医因此遂谓心俞禁灸，但可针尔。殊不知刺中心一日死，乃《素问》之所戒，岂可妄针耶？《千金》言：风中心，急灸心俞百壮，服续命汤。又当权其缓急可也，岂可泥不可灸之说，而坐受毙耶？

督俞二穴，一名高盖。在六椎下两旁各寸半。禁针，通灸。

《铜人经》缺此穴，《明堂经》有之，今依《明堂》入在此，恐《铜人》本不全也。

膈俞二穴，在七椎下两旁各寸半。针三分，留七呼，灸三壮。

《明下》云：五壮。《难疏》：血会膈俞，血病灸此。

八椎下两旁，《铜人》《明堂》并缺俞穴。

肝俞二穴，在九椎下两旁各寸半。针三分，留六呼，灸三壮。《明下》云：七壮。《素》云：刺中肝，五日死。

胆俞二穴，在十椎下两旁各寸半，正坐取之。灸三壮，针五分。《明》云：三分。《下经》云：灸五壮。《素》：刺中胆，一日半死。

脾俞二穴，在十一椎下两旁各寸半。针三分，留七呼，灸三壮。《明下》云：五壮。《素》云：刺中脾，十日死。

胃俞二穴，在十二椎下两旁各寸半。针三分，留七呼，灸随年为壮。《明》云：三壮。《下》云：七壮。

三焦俞二穴，在十三椎下两旁各寸半。针五分，留七呼，灸三壮。《明》云：针三分。《下》云：灸五壮。

肾俞二穴，在十四椎下两旁各寸半，与脐平。针三分，留七呼，灸以年为壮。忌同。《明》云：三壮。《下》云：五壮。刺肾六日死。

气海俞二穴，在十五椎下两旁各寸半。通灸。

按《明堂》有气海俞，而《铜人》无之。恐《铜人》本不全，故依《明堂》附入于此。

大肠俞二穴，在十六椎下两旁各寸半。针三分，留六呼，灸三壮。

关元俞二穴，在十七椎下两旁各寸半。针三分。

按《明堂》有关元俞，而《铜人》无之。恐《铜人》本不全，故依《明堂》附入于此。

小肠俞二穴，在十八椎下两旁各寸半。针三分，留六呼，灸三壮。

膀胱俞二穴，在十九椎下两旁各寸半。针三分，留六呼，灸三壮。《明下》云：七壮。

中膂内俞二穴，一名脊内俞。在二十椎下两旁各寸半，夹脊起肉。针三分，留十呼，灸三壮。《明下》云：主腰痛、夹脊膂痛，上下按之应者，从项后至此穴痛，皆灸之立愈。

白环俞二穴，在二十一椎下两旁各寸半。《甲乙》云：针如腰户法同，挺腹地端身，两手相重支额，纵息令皮肤俱缓，乃取其穴。针八分，得气即先泻，泻[①]讫多补之，不宜灸。忌房劳，不得举重。《明下》云：灸三壮。

上髎二穴，在第一空腰髁[②]下夹脊陷中。针三分，灸七壮。《千》云：腰髁下一寸。

次髎二穴，在第二空夹脊陷中。可灸七壮，针三分。

中髎二穴，在第三空夹脊陷中。针二分，留十呼，灸二壮。

下髎二穴，在第四空夹脊陷中。针二分，留十呼，灸三壮。

会阳二穴，一名利机。在阴尾骨两旁。针八分，灸五壮。

《千金》八髎在腰目下三寸，夹脊相去四寸两边四穴故名八髎，其曰夹脊四寸，是除脊各寸半也。凡大杼下穴皆当除脊各寸半。

【点评】王执中此注乃误解古医书原文。对此，高武于《针灸聚英》卷一“秩边”穴下辩之甚详，可参。

背俞第三行左右二十八穴

附分二穴，在第二椎下附项内廉两旁，相去夹脊各三寸。灸五壮，针三分。

魄户二穴，在三椎下两旁各三寸，正坐取之。针五分，得气即泻，又宜久留针，日灸七壮，止百壮。忌同。《明》云：日七壮，至二百。《下》云：魂户在三椎下两旁各三寸，灸三壮；又云：魄户在三椎下两旁各三寸，灸五壮。《素注》云：魄户上直附分。

---

① 泻：原脱，据《太平圣惠方》卷九十九补。

② 髁：原作“踝”，据《备急千金要方》卷二十九改。下同。

《铜人》有魄户穴，《明堂上经》亦同。而《下经》既有魄户穴，又有魂户穴，皆云在三椎下。若谓误写“魄”字作“魂”，不应两出“魄户穴”也。考之《下经》，既有悬钟矣，后又有悬钟；既有天突矣，其治小儿，又有天突。意者，魂户即魄户误作魂而两出之。不然，何其穴皆在三椎旁欤？

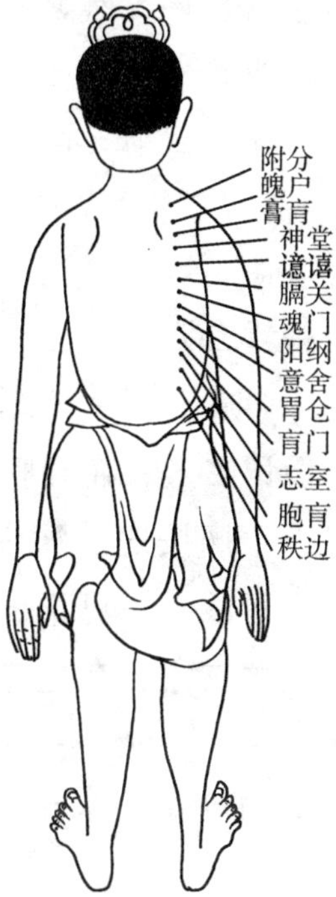

【点评】补注者的观点是正确的，王氏疏于考察而误以为“魂户即魄户”。

膏肓俞二穴，在四椎下《明》云：近五椎两旁各三寸。主无所不疗，羸瘦虚损，梦中失精，上气咳逆，发狂健忘《明》云：狂惑忘误。取穴之法：令人正坐，曲脊伸两手，以臂得动摇，从胛骨上角摸索至骨下头。其间当有四肋三间，灸中间。从胛骨之里去胛骨容侧指许，摩胎①去表肋间空处按之，自觉牵引于肩中。灸两胛中一处至百壮，多至五百《明》云：六百壮，多至千壮，当觉下砻砻然似流水之状，亦当有所下出。若得痰疾，则无所不下也。如病人已困，不能正坐，当令侧卧，挽上臂，令取穴灸之。又以右手从左肩上住指头所不及者，是穴也。右取亦然。乃以前法灸之。若不能久坐，当伸两臂，令人挽两胛骨使相离。不尔，即胛骨覆其穴，灸之无验。此灸讫后，令人阳气益盛，当消息以自补养。　论曰：昔在和、缓不救晋侯之疾，以其在膏之上，肓之下，针药所不能及，即此穴是也。时人拙，不能求得此穴，所以宿病难追。若能用心，方便求得灸之，无疾不愈出《千金》《外台》。

灸膏肓功效，诸经例能言之，而取穴则未也。《千金》等方之外，

① 胎：原作“肤”，据《铜人腧穴针灸图经》改。“胎”即“膂”字，指脊骨。

庄绰论之最详，然繁而无统，不能定于一。予尝以意取之，令病人两手交在两髆上灸时亦然，胛骨遂开，其穴立见。以手指摸索第四椎下两旁各三寸，四肋三间之中间按之，酸疼是穴。灸至千百壮，少亦七七壮，当依《千金》立点立灸，坐点坐灸，卧点卧灸云。若只合爪在两膝头中点穴，亦得。

神堂二穴，在五椎下两旁各三寸陷中，正坐取之。针三分，灸五壮。《明下》云：三壮。《素注》云：上直魄户余同。

譩譆二穴，在肩髆内廉，夹《明堂》作在六椎下两旁各三寸，正坐取之，以手痛按之，病者言譩譆。针六分，留三呼，泻五吸，灸二七壮，止百壮。忌苋菜、白酒。《明下》云：五壮。

膈关二穴，在七椎下两旁各三寸陷中，正坐取之。针五分，灸五壮。

魂门二穴，在九椎下两旁各三寸陷中，正坐取之。灸三壮，针五分。

阳纲二穴，在十椎下两旁各三寸陷中，正坐阔肩取之。针五分，灸三壮。《明下》云：七壮。

意舍二穴，在十一椎下两旁各三寸陷中，正坐取之。针五分，灸五十壮至百壮。《明》云：五十壮至百二十壮。《甲乙》云：三壮，针五分。《下》云：灸七壮。《素注》：二壮。

胃仓二穴，在十二椎下两旁各三寸。针五分，灸五十壮。《明》云：五十壮。《甲乙》云：三壮。

肓门二穴，在十三稚下两旁各三寸叉肋间。其《明堂》作“异”经云：与鸠尾相直。灸三十壮，针五分。

志室二穴，在十四椎下两旁各三寸陷中，正坐取之。针五分，灸三壮。《明下》云：两旁各三寸半，灸七壮。

《明堂上经》作两旁各三寸，与《铜人经》同，而《下经》乃作三寸半，必是分外半字也。

胞肓二穴，在十九椎下两旁各三寸陷中，伏而取之。灸五七壮，针五分。《明》云：灸五七壮至五十壮。《甲乙》云：三壮。《下》云：五壮。

秩边二穴，在二十椎下两旁各三寸陷中，伏而取之。灸三壮，针五分。忌同。《明》云：在二十椎下两旁各三寸，灸三壮，针三分。

《素问·气府论》注曰：秩边在二十一椎下两旁，上直胞肓，与《铜人经》《明堂经》“二十椎下”不同。未知其孰是，姑两存之。

上二十八穴当准《千金方》除脊各三寸取穴。

【点评】《灵枢·背俞》曰“肝俞在九焦之间……夹脊相去三寸所”，是指左右两肝俞穴在脊柱两旁相距约三寸。那么一侧的肝腧穴只能是“去脊中(后正中线)一寸半”。《黄帝明堂经》各传本的表述均为“第×椎下”，意为“棘突下”，与督脉穴的表述相同。王执中将“一寸半”理解为除去脊柱宽度之外的距离，即所谓“除脊一寸半”。对此，明代高武已详辨其误：“或曰：太阳膀胱行背第二行，自大杼至白环俞十六穴，云第几椎下，两旁相去各一寸半；第三行自附分至秩边十四穴，云某椎下，两旁相去各三寸，当除去脊骨一寸外量取之。不然，不应太近椎也。曰旁者，指第二、第三行穴，皆在脊之旁也。接滑氏云：自大杼至白环诸穴，并第二行相去脊中各一寸五分，《歌》云：自从大杼至白环，相去脊中三寸间。夫既曰“脊中”，则自脊骨中间量取，而非骨外量取明矣。”(《针灸聚英》卷一)然而，王执中的观点还是对宋以后的针灸文献产生了深远的影响，《类经图翼》将背腧穴定位直接作“去脊中”；明中期广为流行的“步穴歌”中，头部足太阳经穴旁开头中线距离为二寸，与嘉靖针灸铜人头部足太阳经穴的特征相吻合。这一变动盖与背部足太阳经腧穴旁开背中线二寸有关。

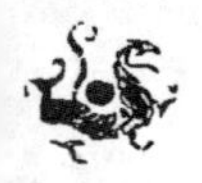

侧颈项部左右十八穴

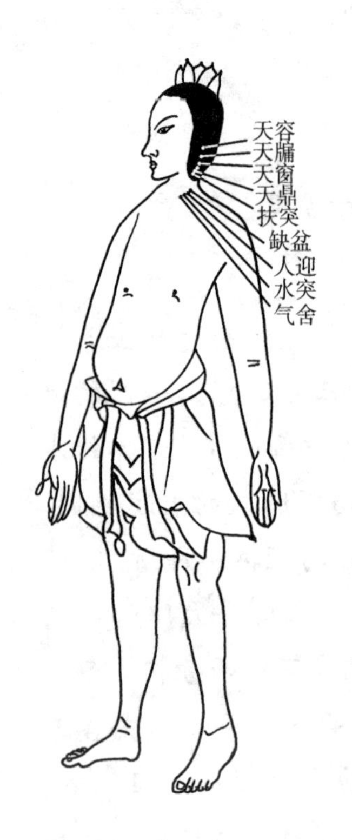

天容二穴，在耳下曲颊后。灸三壮。

天牖二穴，在颈筋缺盆上，天容后，天柱前，完骨下，发际上《明》云：发际上一寸陷中。针一寸，留七呼，不宜补，亦不宜灸。若灸，面肿眼合，先取譩譆，后针天牖、风池即瘥；若不先针即难疗。《明》云：针五分，得气即泻，泻尽更留三呼，泻三吸，不宜补，亦不宜灸。《下》云：灸三壮。《素注》同。

《铜人》《明堂上经》皆云"不宜灸"，《下经》《素问》注乃云"灸三壮"。恐凡禁穴许灸一壮至三壮也。

天窗二穴，一名窗笼。在颈大筋前，曲颊下，扶突后，动脉应手陷中。灸三壮，针三分。

天鼎二穴，在颈缺盆直扶突后一寸。灸三壮，针三分。忌同。《明下》云：天鼎在项缺盆直扶突，气舍后一寸陷中。灸七壮。《素·气府》注云：天鼎在颈缺盆上直扶突，气舍后同身寸之半。按《甲乙经》作寸半。

扶突二穴，一名水穴。在人迎后寸半。灸三壮，针三分。《素注》：在颈当曲颊下一寸人迎后，仰而取之。

缺盆二穴，一名天盖。在肩下横骨陷中。灸三壮，针三分《素》云：二分，不宜刺太深，使人逆息也。《明》云：肩上横骨陷中《素》同，一名天盖，肩上是穴。

《铜人》云"在肩下横骨陷中"，《明堂》乃云"在肩上横骨陷中"，又云“肩上是穴”，恐《铜人》误“下”字也。

人迎二穴，一名五会。在颈大脉，动脉应手，夹结喉旁，仰而取之。以候五脏气，足阳明脉气所发。禁灸，灸之不幸伤人，针四分。

水突二[①]穴，一名水门。在颈大筋前，直人迎下，气舍上。针三分，灸三壮。

气舍二穴，在颈直人迎，夹天突陷中，针三分，灸三壮。

膺俞部中行七穴

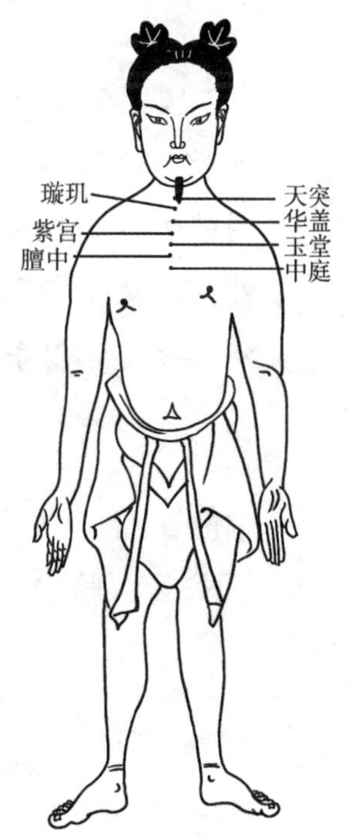

天突，在结喉下一夫宛宛中。针五分，留三呼，得气即泻。灸亦得，即不及针。其下针直横下，不得低手，即五脏之气伤，人短寿。忌同。《明下》云：在项结喉下五分中央宛宛中，灸五壮。《素·气穴》注云：在颈结喉下四寸中央宛宛中，刺一寸，灸三壮。《甲乙》云：在结喉下五寸。《明下》灸小儿云：结喉下三寸两骨间《千》名天瞿。◎今校勘，在结喉下五寸是穴。

璇玑，在天突下一寸陷中，仰头取之，灸五壮，针入三分。

华盖，在璇玑下一寸陷中，仰头取之。针三分，灸五壮。《明下》云：三壮。一本云：五壮。

紫宫，在华盖下一寸六分陷中，仰头取之。灸五壮，针三分。《明下》云：在华盖下一寸，灸七壮小本亦同。

---

① 二：原作“一”，据《铜人腧穴针灸图经》改。

玉堂，一名玉英。在紫宫下寸六分陷中。灸五壮，针三分。

膻中，一作亶，一名元儿。在玉堂下一寸六分，横直两乳间陷中，仰卧取之。灸七七壮，禁针，不幸令人夭。《明》云：日灸七壮，止七七。禁针，不幸令人死。《甲乙》云：针三分。《下》云：灸三壮。《千》云：鸠尾上一寸。

《灵兰秘典》云：膻中者，臣使之官，喜乐出焉。说者曰：膻中为气之海，然心主为君，以敷宣教令；膻中主气，以气布阴阳，气和志适，则喜乐由生，分布阴阳，故官为臣使也。然则膻中者，乃十二脏之一，臣使之官，为气之海，分布阴阳，非其他穴比者。或患气噎、隔气、肺气上喘、不得下食、胸中如塞等疾，宜灸此。《难疏》：气会三焦，外筋直两乳间。气痛治此。

【点评】膻中，既是穴名，又是部位名。《内经》中“膻中”一词皆为部位名，而非穴名，故王执中所引经文皆不能作为此穴禁刺的依据。此穴下为胸骨，刺法多为平刺，正常操作不会出现意外。王执中本人也有刺此穴的经验，例如“有男子忽气出不绝声，病数日矣，以手按其膻中穴而应，微以冷针频频刺之而愈，初不之灸，何其神也”(《针灸资生经》卷四)。

中庭，在膻中下寸六分陷中。灸五壮，针三分。《明》云：二分。《下》云：膻中下一寸，灸三壮。

膺俞第二行左右十二穴

腧府《素》作俞二穴，在巨骨下，璇玑旁各二寸陷中，仰而取之《明》云：仰卧取之。针三分，灸五壮。《明下》云：输府，灸三壮。

彧中二穴，在腧府下寸六分陷中，仰而取之《明》云：仰卧取之。针四分，灸五壮。《明下》云：输府下一寸，灸三壮。

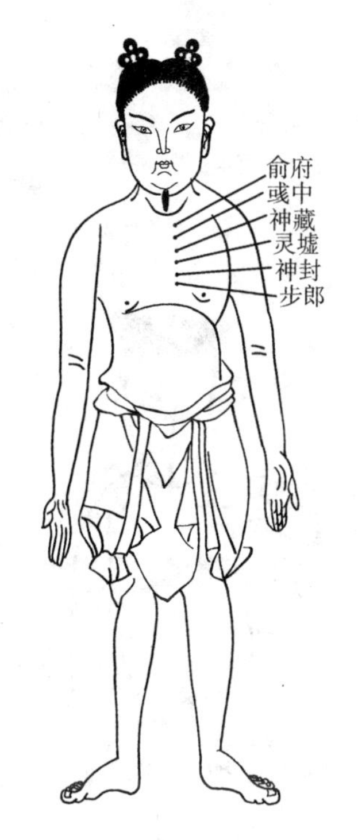

神藏二穴，在彧中下寸六分陷中，仰而取之。灸五壮，针三分。

灵墟二穴，在神藏下寸六分陷中，仰而取之。针三分，灸五壮。

神封二穴，在灵墟下寸六分，仰而取之。灸五壮，针三分。

步郎二穴，在神封下寸六分陷中，仰而取之。针三分，灸五壮。

膺俞第三行左右十二穴

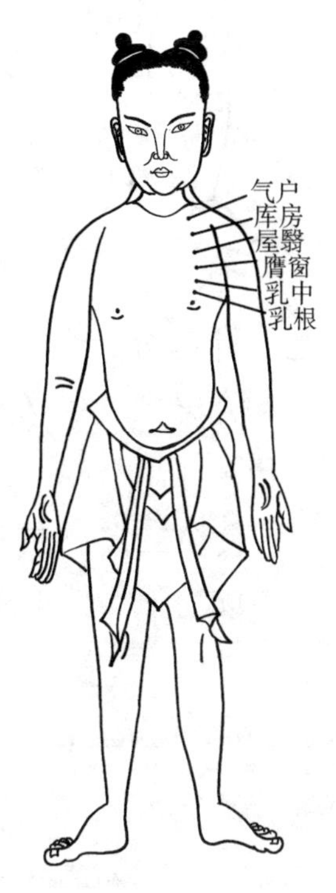

气户二穴，在巨骨下，俞府两旁各二寸陷中，仰而取之。针三分，灸五壮。

库房二穴，在气户下寸六分陷中，仰而取之。灸五壮，针三分。

屋翳二穴，在库房下寸六分陷中，仰而取之。灸五壮，针三分。

膺窗二穴，在屋翳下寸六分。灸五壮，针四分。

乳中二穴，当乳是。足阳明脉气所发。禁灸，灸不幸生蚀疮。疮中有清汁脓血，可治；疮中有息肉，若蚀疮者死。微刺三分。亦相去寸六分。

乳根二穴，在乳下寸六分陷中，仰而取之。灸五壮，针三分。

以上十二穴去膺中行各四寸，递相去寸六分。

膺俞第四行左右十二穴

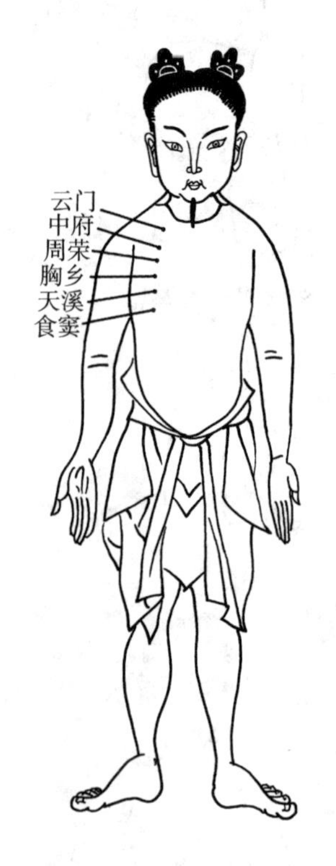

云门二穴，在巨骨下，夹气户旁各二寸陷中。灸五壮，针三分，刺深使人气逆，不宜深刺。《明》云：云门在巨骨下，气户两旁各二寸陷中，动脉应手，举臂取之。《山眺经》云：在人迎下第二骨间相去二寸三分，通灸，禁针。《甲乙》云：灸五壮，针七分，若深令人气逆。

中府二穴，一名膺中俞，肺之募。在云门下一寸，乳上三肋间。针三分，留五呼，灸五壮。《素注》：在胸中行两旁相去六寸，云门下一寸，乳上三肋间，动脉应手陷中，仰而取之。

周荣二穴，在中府下寸六分陷中，仰而取之。针四分。《明下》云：灸五壮。

胸乡二穴，在周荣下寸六分陷中，仰而取之。针四分，灸五壮。

天溪二穴，在胸乡下寸六分陷中，仰而取之。针四分，灸五壮。

食窦二穴，在天溪下寸六分陷中，举臂取。针四分，灸五壮。

以上十二穴去膺中行各六寸六分。

侧腋左右八穴

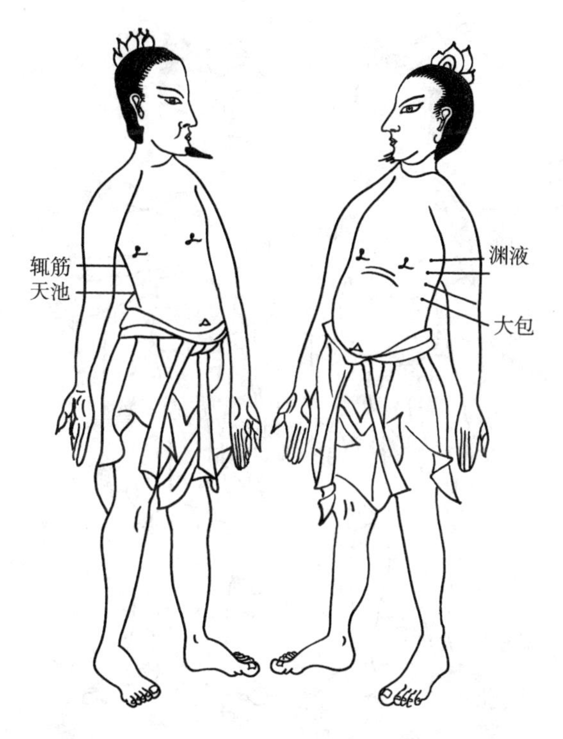

渊腋二穴，在腋下三寸宛宛中，举臂得之。禁灸，灸之不幸令人生肿蚀马疡，内溃者死，寒热生马疡可消。针三分。

辄筋二穴，在腋下三寸，复前一寸着胁。灸三壮，针六分。

天池二穴，一名天会。在乳后一寸，腋下三寸，著胁直腋撅肋间。灸三壮，针三分。

大包二穴，在渊腋下三寸。脾之大络，布胸胁中，出九肋间。灸三壮，针三分。

腹部中行十五穴

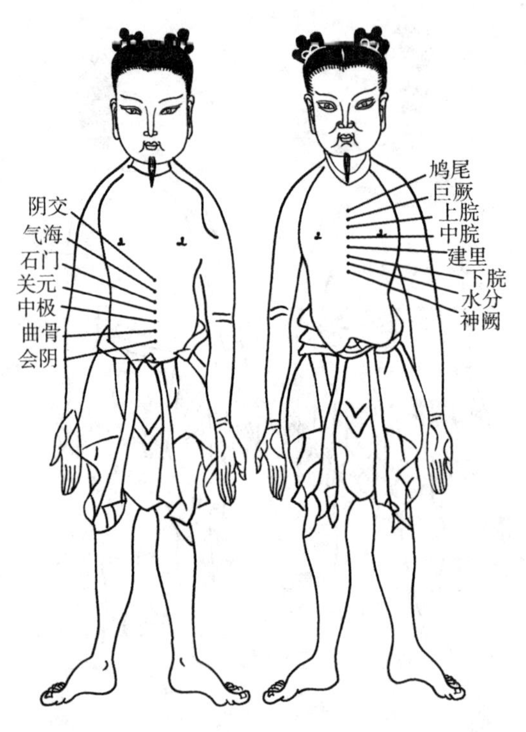

鸠尾，一名尾翳，一名𩩲骬。在臆前蔽骨下五分。不可灸，令人毕世少心力。此穴大难针，大好手方可下针，不然取气多，令人夭。针三分，留三呼，泻五吸，肥人倍之。忌同。《明下》云：灸三壮。《素注》：在臆前蔽骨下五分，不可灸刺。人无蔽骨者，从歧骨际下行一寸。

巨阙，心之募。在鸠尾下一寸，鸠尾拒者，少令强一寸。中人有鸠尾拒之。针六分，留七呼，得气即泻，可灸七壮，止七七，忌同。

上脘一作管，在巨阙下一寸当寸五分①，去蔽骨三寸《明》云：去巨骨三寸。针八分，先补后泻，神验。如风痫热病，宜先泻后补，立愈。日灸二七壮至百壮，未愈倍之。忌同。《明下》云：三壮。《千》：一名胃管。

中脘，一名太仓，胃之募，在上脘下一寸，上纪者，中脘也。针八分，留七呼，泻五吸，疾出针，灸二七壮，止百壮。忌同。《明》云：日灸二七壮，止四百。《千》：一名胃募，在心下四寸，胃管下一寸。

按《气穴论》注云：中脘居心蔽骨与脐之中上下各四寸，刺入寸二分，与《铜人》稍异，宜从《铜人》为稳。其曰胃之募，盖饮食蓄积于此也。予尝苦脾疼，尝灸此穴，觉冷气从两胁下而上，至灸处即散，此灸之功也。自后频灸之，亦每教人灸此。凡脾疼不可忍，饮食全不进者，皆宜灸。《难疏》：腑会太仓，腑病治此。在心下四寸。

【点评】《黄帝明堂经》针刺深度最深的穴为腹中线上的募穴，然而自华佗之后腹部募穴深刺法不传，直到宋代许希才再次发现并传于世。故《铜人腧穴针灸图经》为安全起见将腹募的针刺深度放浅。

建里，在中脘下一寸。针五分，留十呼，灸五壮。《明》云：针寸二分。

下脘，在建里下一寸。针八分，留三呼，泻五吸。灸二七壮，止二百。

水分，在下脘下一寸，脐上一寸。针八分，留三呼，泻五吸。若水病，灸大良，可灸七壮，止百壮。禁针，针水尽即毙。《明》云：分水穴，若水病，灸大良，日灸七壮，止四百，针五分，留三呼。《明》云：水气惟得针水沟，针余穴，水尽即死。何于此却云可针？◎今校勘不针为是。

《明堂》云：若是水病，灸之大良，针入五分。而《铜人》云：若

---

① 当寸五分：原文作大字正文，据文义改为小字注文。

是水病，灸之大良，禁不可针。针水尽即毙。是又不可针矣。恐人但知《明堂》之可针，不知《铜人》不可针也，于是书之，以示世医云。◎水分穴，校之不针为是。

【点评】关于单纯性腹水的针刺治疗，《灵枢·四时气》载有详细的操作程式："徒水，先取环谷下三寸，以铍针针之，已刺而筒之，而内之，入而复之，以尽其水，必坚束，束缓则烦悗，束急则安静，间日一刺之，水尽乃止。饮闭药，方刺之时徒饮之，方饮无食，方食无饮，无食他食，百三十五日。"这是世界最早的针刺腹水放水疗法，比西医学的"腹膜腔穿刺术"早了2000年。保证针刺放腹水安全的要点有二：其一，用宽布带一条，围在患者上腹，以便放水时逐渐拉紧加压，防止放腹水后腹内压骤然降低，内脏血管扩张，患者发生虚脱，所谓"必坚束，束缓则烦悗，束急则安静"；其二，对有大量腹水患者，一次放水不宜过多、过快，一般不应超过3000～5000mL(首次不超过1000～2000mL)，所谓"间日一刺之"。如果不注意这两点，的确会发生意外，造成死亡。可能《灵枢》制订的针刺治疗腹水的操作规范被后人忽略了或没有严格执行，在应用时出现死亡事故，故《铜人腧穴针灸图经》提出"禁针"。但如果针刺水分，且用毫针刺五分深，则不会有危险。

神阙，一名气合。当脐中。灸百壮，禁针。忌同。《素注》：禁刺，刺之使人脐中恶疡溃，矢出者，死不可治。灸三壮。

脐中，《千金》等经不言灸，只云禁针。《铜人》云宜灸百壮。近世名医遇人中风不省，急灸脐中，皆效。徐伻卒中不省，得桃源簿为灸脐中百壮始苏。更数月，乃不起。郑纠云：有一亲，卒中风，医者为灸五百壮而苏，后年余八十。向使徐伻灸至三五百壮，安知其不永年耶？◎论神阙穴多灸，极是。

阴交，一名横户。《素问》云：在脐下一寸。针八分，得气即泻，灸百壮止。《明》[①]云：灸不及针，日三七壮，止百壮。

气海，一名脖胦，一名下肓。在脐下寸半宛宛中。针八分，得气即泻，泻后宜补之。灸百壮。今附：气海者，是男子生气之海也，治脏气虚惫，真气不足，一切气疾久不瘥，皆灸之。忌同。《明下》云：灸七壮。

此经以气海为生气之海，《难经疏》以为元气之海。则气海者，盖人之元气所生也。故柳公度曰：吾养生无它术，但不使元气佐喜怒，使气海常温尔。今人既不能不以元气佐喜怒矣，若能时灸气海使温，亦其次也。予旧多病，常苦气短。医者教灸气海，气遂不促。自是每岁须一二次灸之，则以气怯故也。

石门，一名利机，一名精露。在脐下二寸。灸亦良，可灸二七壮，止百壮。妇人不可针，针之终身绝子。《明》云：《甲乙经》云一名精露，一名丹田，一名命门。针八分，留三呼，得气即泻。《下》云：灸七壮。《千》云：灸绝孕，刺五分。

脐下二寸名石门，《明堂》载《甲乙经》云：一名丹田。《千金》《素问》注亦谓丹田在脐下二寸，世医因是遂以石门为丹田，误矣。丹田乃在脐下三寸，《难经疏》论之详而有据，当以《难经疏》为正详见关元，《铜人》云针之绝子，《千金》云灸之绝孕，要之，妇人不必针灸此。◎论丹田穴，当以脐下二寸为是。

关元，在脐下三寸，小肠之募，足太阴、少阴、厥阴三阴、任脉之会。下纪者，关元也。针八分，留三呼，泻五吸，灸百壮，止三百壮。忌同。《明》云：若怀胎，必不针。若针而落胎，胎多不出，而针外昆仑立出。灸不及针，日三十壮。《下》云：五壮。岐伯云：但是积冷虚乏，皆宜灸。

---

① 止。《明》：底本残，据四库本补。

关元乃丹田也，诸经不言，惟《难经疏》云：丹田在脐下三寸，方员四寸，著脊梁两肾间中央赤是也。左青右白，上黄下黑，三寸法三光，四寸法四时，五色法五行。两肾间名大海，而贮其血气，亦名大中极。言取人身之上下四向最为中也。老医与人灸，皆从此说，多者千余壮，少亦三二百。不知全活者几何人。然亦须频灸。故曰：若要安，丹田、三里不曾干。

中极，一名玉泉，一名气原。在关元下一寸。针八分，留十呼，得气即泻，灸百壮，止三百。《明》云：主妇人断绪，四度针《铜人》作以度针①，针即有子，故却时任针也。灸不及针，日三七壮。《下》云：五壮。

曲骨，在横骨上毛际陷中。灸七壮，至七七，针二寸。《明下》云：横骨上，中极下一寸毛际陷中。《千》云：脐下五寸。

会阴，一名屏翳。在两阴间，任脉别络，夹督脉、冲脉之会。灸三壮。

腹第二行左右二十二穴

幽门二穴，夹巨阙两旁各五分。灸五壮，针五分。《明》云：在巨阙旁各寸半陷中。《千·肾脏》云：夹巨阙各一寸②。

《铜人》云：幽门夹巨阙，肓俞夹脐旁各五分相去一寸。《明堂》乃云：幽门在巨阙旁寸半，通谷③夹上管旁相去三寸。按《千金》四满第二行穴在丹田◎今石门两边各寸半，与《明堂》合。始知《铜人》误云。

① 《铜人》作以度针：今检各本《铜人腧穴针灸图经》均作“四度针”。

② 《千·肾脏》云：夹巨阙各一寸：此句转引自《备急千金要方》卷二十九宋注，“肾脏”当据原书改作“心脏”。

③ 谷：原作“天”，各本同，今据《太平圣惠方》卷九十九改。

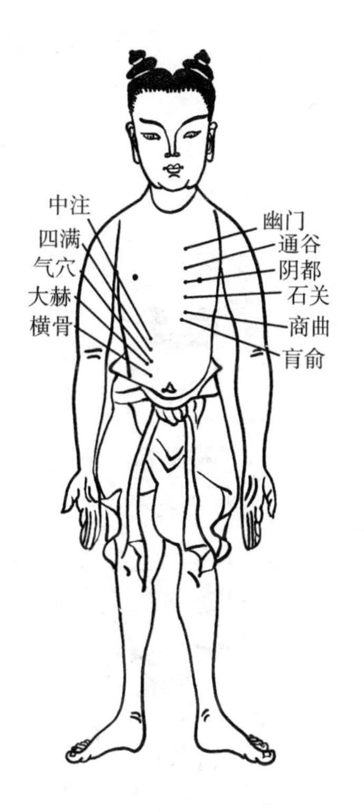

通谷二穴，在幽门下一寸。针五分，灸五壮。《明》云：夹[1]上管两旁相去三寸。《下》云：灸三壮。

阴都二穴，一名食宫，在通谷下一寸。灸三壮，针三分。

石关二穴，在阴都下一寸。灸三壮，针一寸。

商曲二穴，在石关下一寸。灸五壮，针一寸。

肓俞二穴，在商曲下一寸，脐旁各五分。灸五壮，针一寸。

中注二穴，在肓俞下一寸。灸五壮，针一寸。

四满二穴，一名髓府，在中注下一寸。针三分，灸三壮。《千》：丹田旁各寸半，即心下八寸脐下横纹是。◎今校勘，四满二穴，《千金》云：在丹田旁各寸半，即心下八寸脐下横纹是，尤证得丹田在二寸。

气穴二穴，一名胞门，一名子户。在四满下一寸。灸五壮，针三分。

大赫二穴，一名阴维，一名阴关。在气穴下一寸。灸五壮，针三分。

横骨二穴，在大赫下一寸。灸三壮。《千》云：名屈骨端，在阴上横骨中宛曲如却月中央是[2]。

以上二十二穴去腹中行皆当为寸半，说见幽门。

---

① 夹：原作“灸”，据“四库本”改，与《太平圣惠方》卷九十九合。

② 《千》云：名屈骨端……中央是：此穴相当于“曲骨”穴，因《备急千金要方》原文于穴后注曰“一名横骨”四字，故宋臣校《备急千金要方》时，将此穴注于肾经“横骨”穴下。王执中此处又承宋臣之误。

腹第三行左右二十四穴

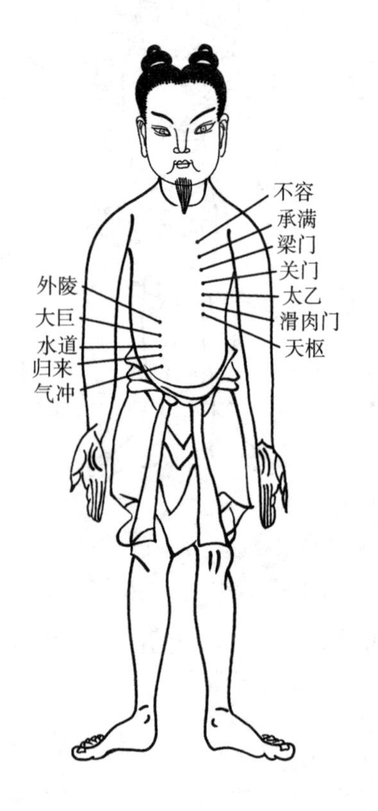

不容二穴，在幽门两旁各寸半。灸五壮，针五分。《明》云：在上管两旁各一寸，灸三壮。《素》注：在第四肋端。

《素问》云：夹鸠尾外当乳下三寸，夹胃管各五，不容至太一也；夹脐广三寸各三，滑肉门、天枢、外陵也；下脐二寸夹之各三，大巨、水道、归来也，皆腹第三行穴也。《新校正》云：《甲乙经》天枢在脐旁各二寸，与诸书同，特此经为异。信若是，则其穴不当乳下可也；必当乳下，则广三寸之说为当。

承满二穴，在不容下一寸。针三分，灸五壮。《明》云：三壮。《千》：夹巨阙两旁各一寸半。

梁门二穴，在承满下一寸。灸五壮，针三分。

关门二穴，在梁门下一寸。针八分，灸五壮。

太一二穴，在关门下一寸。灸五壮，针八分。

滑肉门二穴，在太一下一寸。灸五壮，针八分。下一寸至天枢。

天枢二穴，一名长溪，一名谷门，大肠之募。去肓俞寸半，夹脐旁各二寸陷中。灸五壮，针五分，留十呼。《千》：魂魄之舍，不可针。合脐相去可三寸。

外陵二穴，在天枢下一寸。灸五壮，针三分。

大巨二穴，在长溪下二寸。灸五壮，针五分。长溪，天枢也。《千》：

在脐下一寸，两旁各二寸。

水道二穴，在大巨下三寸。灸五壮，针三寸半。

【点评】“三寸半”，拓本、五卷本《铜人腧穴针灸图经》《圣济总录》均作“二寸五分”。

归来二穴，在水道下二寸。灸五壮，针八分。《外台》：水道下三寸。◎今校勘归来二穴，在水道下二寸为是。

【点评】补注者认为归来穴定位应在水道穴下“二寸”的观点可取。因为《外台秘要》卷三十九“明堂”篇的腧穴是依据《针灸甲乙经》，而后者定位为水道下“二寸”。

气冲二穴，一名气街。在归来下、鼠鼷上一寸，动脉应手宛宛中。禁针，灸七壮立愈，炷如大麦。《明下》云：五壮。《素注》云：在腹脐下横骨两端鼠鼷上，针三分。《千》云：归来下一寸。

以上二十六穴[①]去腹中行当各三寸。

腹第四行左右十四穴

期门二穴，肝之募。在不容旁寸半，直两乳第二肋端。针四分，灸五壮。《千》：直两乳下第二肋端旁寸半。又云：乳直下寸半。

日月二穴，胆之募。在期门下五分陷中。灸五壮，针五分。《千》：名神光，一名胆募。

腹哀二穴，在日月下寸半。针三分。

大横二穴，在腹哀下三寸半，直脐旁。灸三壮，针七分。

---

① 二十六穴：正文实际载穴为二十四穴。

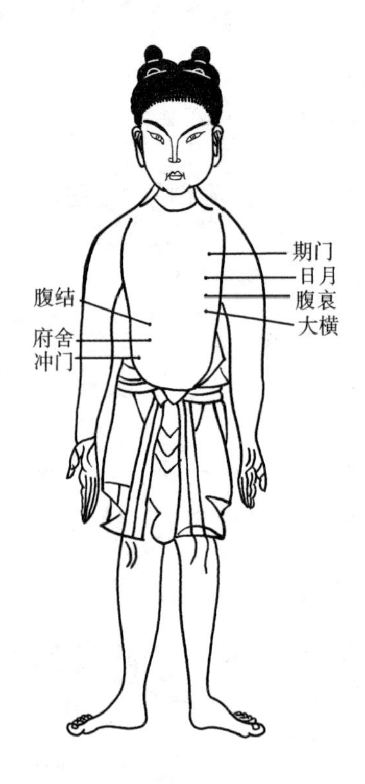

肓俞去脐旁当一寸半，天枢去脐当三寸，大横去脐当四寸半，其去章门合为六寸。《难经疏》乃云：章门在脐上二寸，两旁九寸。为可疑焉耳。

腹结二穴，一名肠窟。在大横下三分。针七分，灸五壮。

府舍二穴，在腹结下三寸，足太阴、厥阴、阴维之交会。此三脉上下三入腹，络肝脾，结心肺，从胁上至肩，此太阴郄，三阴、阳明之别。针七分，灸五壮。

冲门二穴，一名慈宫。上去大横五寸，府舍下横骨两端约中动脉。针七分，灸五壮。

以上十四穴去腹中行各当为四寸半。

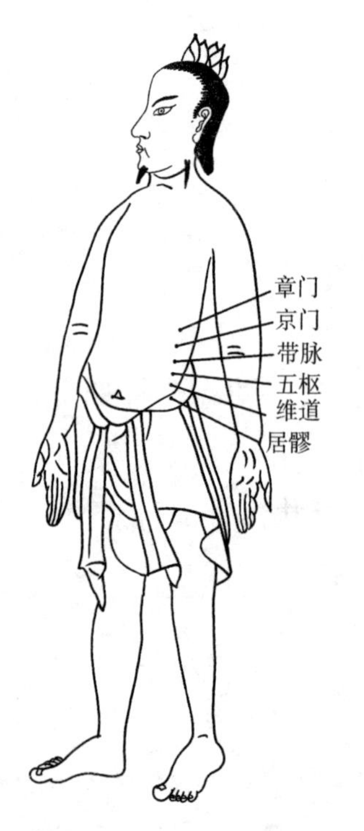

侧胁左右十二穴

章门二穴，一名长平，一名胁髎，脾之募。在大横外直脐季肋端，侧卧屈上足伸下足，举臂取之。针六分，灸百壮。《明》云：日七壮，止五百。忌同。《难疏》：脏会季胁，章门也，脏病治此。是胁骨下短胁，在脐上二寸两旁九寸。

京门二穴，一名气腧，一名气府，肾之募。在监骨腰中季胁，本夹脊。灸三壮，针三分，留七呼。

带脉二穴，在季胁下寸八分陷中。针六分，灸五壮。《明下》云：七壮。如带绕身，管束诸经脉。《千》云：在季胁端。

五枢二穴，在带脉下三寸。一云：在水道旁寸半陷中。针一寸，灸五壮。《明下》云：三壮。

维道二穴，在章门下五寸三分。针八分，灸三壮。

居髎二穴，在章门下八寸三分，监骨上陷中。灸三壮，针八分。

胁堂二穴，在腋下二骨间陷中，举腋取之。灸五壮。

《明堂下经》有胁堂穴主胸胁气满、噫哕、喘逆、目黄、远视䀮䀮，而《铜人》无之，故附入于此。

手太阴肺经左右十八穴

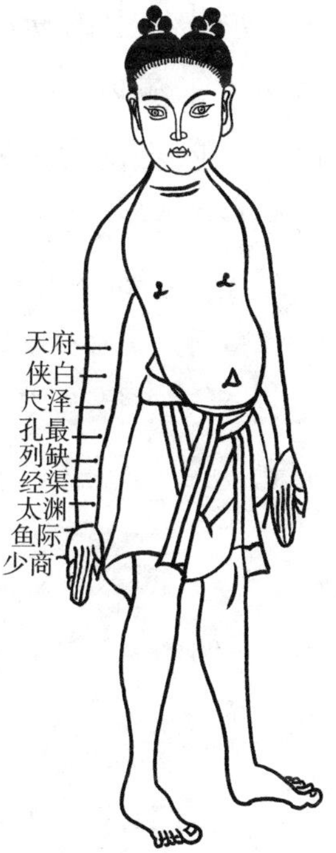

少商二穴，木也。在手大指端内侧，去爪甲角如韭叶《明》云：白肉际宛宛中。以三棱针刺之，微出血，泄诸脏热凑，不宜灸。成君绰忽腮颔肿大如升，喉中闭塞，水粒不下。甄权针之立愈。《明》云：针一分，留三呼，泻五吸，宜针不宜灸，以三棱针刺之，令血出，胜气针。所以胜气针者，此脉胀腮之候，腮中有气，人不能食，故刺出血以宣诸脏腠也。忌冷热食。《下》云：灸三壮《甲乙》作一壮。

天府
侠白
尺泽
孔最
列缺
经渠
太渊
鱼际
少商

鱼际二穴，火也。在手大指本节后内侧散脉中。针一分，留二呼。《素注》：二分，灸三壮。

太渊二穴，在掌后陷中。灸三壮，针一分。《素注》：二分。《明下》云：太泉在手中掌后横纹头陷中，灸五壮。《难》：掌后鱼际下。脉会太渊，脉病治此。

《铜人》曰太渊，《明堂》曰太泉，疑是二穴也。予按《千金方》注云：太泉即太渊也，避唐祖名改之。于是书之，以示世医。泉腋①、清泠渊同。

经渠二穴，金也。在寸口陷中。针二分，留三呼。禁灸，灸伤人神。

列缺二穴，在腕侧上寸半《明堂下》云：腕上一寸。以手交叉头指末两筋两骨罅中。针二分，留二呼，泻五吸，灸七壮，忌同。《明》云：针三分，日灸七壮。若患偏风灸至百，若患腕劳灸七七。《下》云：三壮。《素注》云：腕上寸半。

孔最二穴，在腕上七寸《明下》云：陷者宛宛中。手太阴郄②。治热病汗不出，此穴可灸三壮，即汗出。咳逆，臂厥痛，针三分，灸五壮。《明下》云：灸三壮。

尺泽二穴，水也。在肘中约上动脉中。针三分，灸五壮。《明》云：肘中约上两筋动脉中。甄权云：在臂屈伸横纹中筋骨罅陷中，不宜灸。主癫病，不可向，手臂不得上头。《素·刺禁》云：刺肘中内陷，气归之，为不屈伸。注云：肘中谓肘屈折之中，尺泽穴中也。刺过陷脉，恶气过之，气闭关节，故不屈伸。《难疏》言：尺之一寸外为尺泽也，言尺脉入泽，如水入大泽。

《铜人》云：灸五壮。《明堂下经》乃云：不宜灸。主癫病，不可向，手臂不得上头。既曰不宜灸矣，乃曰主癫病，是又可灸也。此必有误。且从《铜人》灸五壮，《明堂》亦云禁穴许灸一壮至二壮故也。

【点评】《太平圣惠方》卷一百“明堂”腧穴辑录自宋以前各家“明堂”文献，在刺灸法一项只录灸法，不录针法，并非原文献都是“灸经”。

侠白二穴，在天府下去肘五寸动脉中。针三分，灸五壮。

天府二穴，在腋下三寸动脉中，以鼻取之。禁灸，使人逆气。今

① 腋：原作“脉”，据《备急千金要方》卷二十九改。

② 郄：原脱，据《铜人腧穴针灸图经》补。

附：刺鼻衄血不止，针四分，留三呼。《明》云：四分，留七呼，灸二七壮。不除，至百壮。出《明堂经》，其《甲乙经》禁灸。

《甲乙》《铜人》皆云禁灸，《明堂》乃云灸二七壮至百壮，亦甚不同矣。要非大急不必灸。

手阳明大肠经左右二十八穴

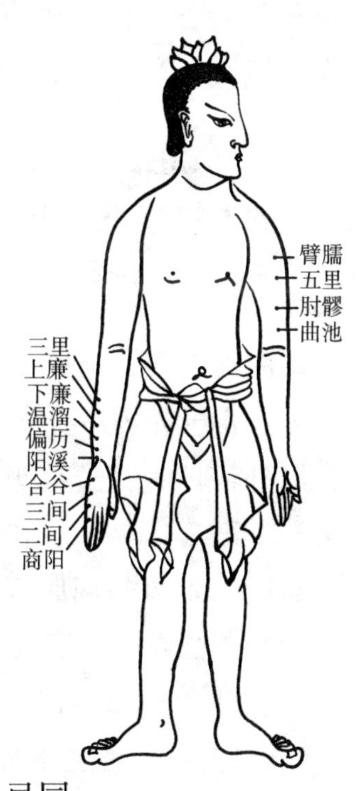

商阳二穴，金也，一名绝阳。在手大指次指内侧，去爪甲角如韭叶。灸三壮，针一分，留一呼。

二间二穴，水也，一名间谷。在手大指次指本节前内侧陷中。针三分，灸三壮。

三间二穴，木也，一名少谷。在手大指次指本节后内侧陷中。针三分，留三呼，灸三壮。

合谷二穴，一名虎口。在手大指次指歧骨间陷中《明》云：手大指两骨罅间宛宛中。针三分，留三呼，灸三壮。今附：若妇人妊娠不可刺，刺损胎气。《千》云：手大指虎口两骨间。

阳溪二穴，火也，一名中魁。在腕中上侧两筋间陷中。针三分，留七呼，灸二壮，忌同。

偏历二穴，手阳明络。在腕后三寸，别走太阴。针二分，留七呼，灸三壮。《明下》云：五壮。

温溜二穴，一名逆注，一名池头。在腕后，大士三寸，小士六寸。针三分，灸三壮。《明》云：在腕后五寸六寸间。

下廉二穴，在辅骨下，去上廉一寸，辅兑肉其分外斜。针五分，留二呼，灸三壮。

此有下廉，足阳明亦有下廉，盖在足者，乃下巨虚也。

上廉二穴，在三里下一寸，其分独抵阳明之会外斜。针五分，灸五壮。

此有上廉，足阳明亦有上廉，盖在足者，乃上巨虚也。

三里二穴，在曲池下三寸手阳明穴云二寸，按之肉起，兑肉之端。灸三壮，针二分。《明》云：一名手三里，在曲池下二寸。

三里有二，有手三里，有足三里，此手三里也。故《明堂》云“一名手三里”是也。《铜人》云：三里在曲池下三寸，《明堂》乃云二寸。在手阳明穴亦云二寸。恐《铜人》本误“二”字作“三”字也。

【点评】三里穴下注谓“《铜人》云三里在曲池下三寸”，今检各本《铜人腧穴针灸图经》《圣济总录》均作“曲池下二寸”，未详王氏所据何本。

曲池二穴，土也。在肘外辅骨屈肘曲骨[①]中，以手拱胸取之。针七分，得气先泻后补之，灸大良，可三壮。《明》云：曲池，木也。在肘外辅骨曲肘横纹头陷中。日灸七壮，至二百且停，十余日更下火[②]，至二百罢。忌同。《下》云：在肘外辅屈肘曲骨中纹头。《素注》：肘外辅屈肘两骨中。《千》：肘外曲头陷中。

肘髎二穴，在肘大骨外廉陷中。灸三壮，针三分。

五里二穴，在肘上三寸，行向里大脉中央。灸十壮，禁针。《素·气穴论》云：大禁二十五，在天府下五寸。注云：谓五里穴也，谓之大禁者，禁不可刺也。又曰：五里者，尺泽之后五里，与此文同。

五里有二，其一在足厥阴肝经部，与此穴为二，此当为手五里也。《素问》所谓在天府下者，指此五里也。注云：尺泽之后五里，亦指此五里也。尺泽穴在手太阴。

---

① 骨：原脱，据《普济方》卷一六〇补，与《铜人腧穴针灸图经》合。

② 火：原作“止”，据《普济方》卷一六〇改，与《太平圣惠方》卷一百合。

【点评】“五里”穴在《黄帝明堂经》虽归于“手阳明脉气所发”，然其“行向里大脉中央”，乃手太阴脉行处，与《黄帝内经》所说“阴尺动脉在五里”(《灵枢·本输》)、“大禁二十五，在天府下五寸”(《素问·气穴论》)相合。需要注意的是，五里穴定位以“天府”“尺泽”为基准，而今天此二穴的定位已偏于臂外，故五里穴也就偏离了“阴尺动脉”。

臂臑二穴，在肘上七寸䐃肉端，手阳明络。灸三壮，针三分。《明》云：在肩髃下一夫，两筋两骨罅陷宛中，平手取之，不得拿手令急，其穴即闭。宜灸不宜针，日七壮至百，若针，不得过三五，过多恐恶，忌同。《千》：名头冲。肩髃①在肩部。

手少阴心经左右十八穴

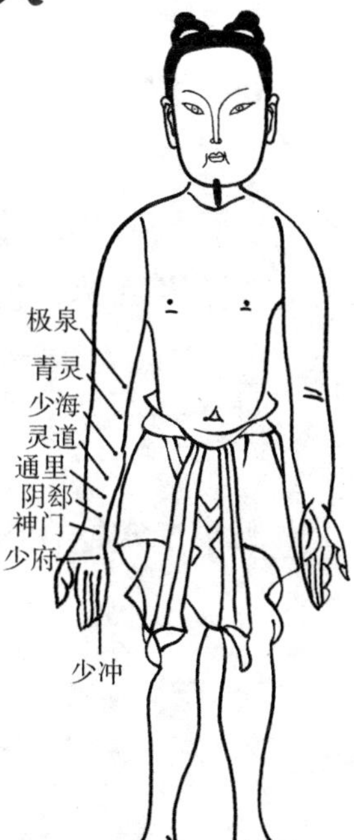

少冲二穴，木也，一名经始。在小指内廉端《明下》作侧去爪甲角如韭叶。针一分，灸三壮。《明》云：一壮。

少府二穴，火也。在手小指本节后陷中，直劳宫劳宫在手厥阴。针二分，灸七壮。《明》云：三壮。

神门二穴，土也，一名兑冲。在掌后兑骨端陷中，灸七壮，炷如小麦，针三分，留七呼。

阴郄二穴，在掌后脉中，去腕五分。针三分，灸七壮。

通里二穴，在腕后一寸陷中。针三分，灸

① 肩髃：原作“肩髎”，据文义改。

三壮。《明》云：七壮。

灵道二穴，金也，去掌后寸半或一寸。灸三壮，针三分。

少海二穴，水也，一名曲节。在肘内廉节后。又云：肘内大骨外，去肘端五分，屈肘得之。针三分，灸三壮。甄权云：屈手向头取之。治齿寒、脑风头痛。不宜灸，针五分。《明》云：在肘内横纹头，屈手向头取之陷宛中。《甲乙》云：穴在肘内廉即后陷中，动应手。针二分，留三呼，泻五吸，不宜灸。《下》云：灸五壮。《素注》：五壮。

《铜人》云：灸三壮，《明堂下经》《素问》注皆云灸五壮，《上》经、甄权皆云不宜灸，亦可疑矣。非大急，亦不必灸。

【点评】“少”与“小”两字在古籍中常混用，例如王焘当时所据《针灸甲乙经》已有4条“小海主之”条文误作“少海主之”，王焘承其误仍将此4条主治辑入“少海”穴；又王冰注《素问·气穴论》曰“少海，在肘内大骨外，去肘端同身寸之五分陷者中，屈肘乃得之”，此注也与“小海”穴部位相混。宋以后许多文献如《太平圣惠方》《铜人腧穴针灸图经》等皆受此影响，王执中不明其来龙去脉，因而生惑。

青灵二穴，在肘上三寸，伸肘举臂取。灸七壮。《明下》云：三壮。

极泉二穴，在腋下筋间，动脉入胸。灸七壮，针三分。

手太阳小肠经左右十六穴

少泽二穴，金也，一名小吉。在手小指端去爪甲下一分陷中。灸一壮，针一分。

前谷二穴，水也。在手小指外侧本节前陷中。针一分，灸一壮。

《明》云：三壮。

后溪二穴，木也。在手小指外侧本节后陷中。灸一壮，针一分。《明》云：在手外侧腕前起骨下陷中。灸三壮。

腕骨二穴，在手外侧腕前起骨下陷中。灸三壮，针二分，留三呼。

阳谷二穴，火也。在手外侧腕中兑《素》作锐骨下陷中。灸三壮，针二分，留二呼。

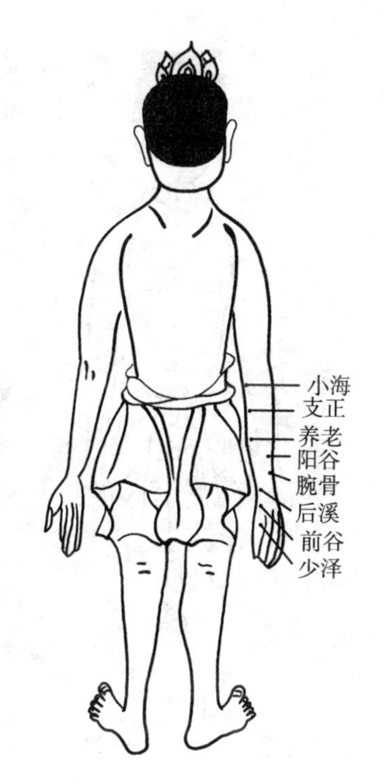

【点评】“兑”即“锐”之古字。传世本《素问》“锐”字，《太素》古传本皆作“兑”字，可证。

养老二穴，在手踝骨上空寸陷中。灸三壮，针三分。

支正二穴，在腕后五寸。别走少阳①。灸三壮，针三分。《明》云：在手太阳腕后五寸，去养老穴四寸陷中。灸五壮。

小海二穴，土也。在肘内大骨外去肘端五分陷中。甄权云：屈手向头取之。灸三壮，针二分。

手厥阴心主脉左右十六穴

中冲二穴，木也，在手中指端，去爪甲如韭叶陷中。针一分。《明》云：灸一壮。

劳宫二穴，火也，一名五里。在掌中央横纹动脉中，屈无名指

① 少阳：明拓本《铜人腧穴针灸图经》同，当作“少阴”。

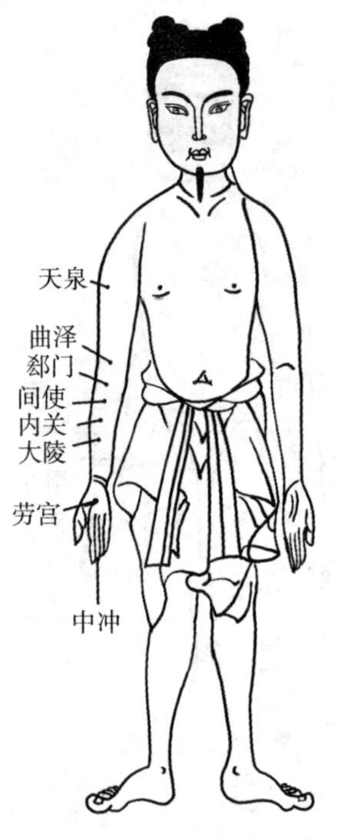

著处是。灸三壮。《明》云：针二分，得气即泻；只一度针，过两度，令人虚。不可灸，灸令息肉日加。忌同。《素注》：灸三壮。一名掌中。

赵岐释《孟子》云：无名之指，手第四指也。今曰屈无名指著处是穴，盖屈第四指也。◎无名指当屈中指为是，今说屈第四指，非也。

【点评】此后元代滑伯仁调和二说曰："《资生经》云屈中指。以今观之，莫若屈中指无名指两者之间取之为妥。"若以今劳宫穴定位于第三掌骨桡侧，则以屈中指取之为得也。

大陵二穴，土也，在掌后两筋间陷中。针五分，灸三壮。

内关二穴，在掌后去腕二寸，别走少阳。针五分，灸三壮。

间使二穴，金也。在掌后三寸两筋间陷中。针三分，灸五壮。《明下》云：七壮。《千》云：腕后三寸。或云：掌后陷中。

【点评】"掌后陷中"乃大陵穴所在，今检《备急千金要方》未见有谓间使穴在"掌后陷中"者。

郄门二穴，去腕五寸，手厥阴郄。针三分，灸五壮。

曲泽二穴，水也。在肘内廉陷中，屈肘取之。灸三壮，针三分，留七呼。《素注》：内廉下。

天泉二穴，一名天湿。在曲腋下二寸，举臂取。针六分，灸三壮。

手少阳三焦经左右二十四穴

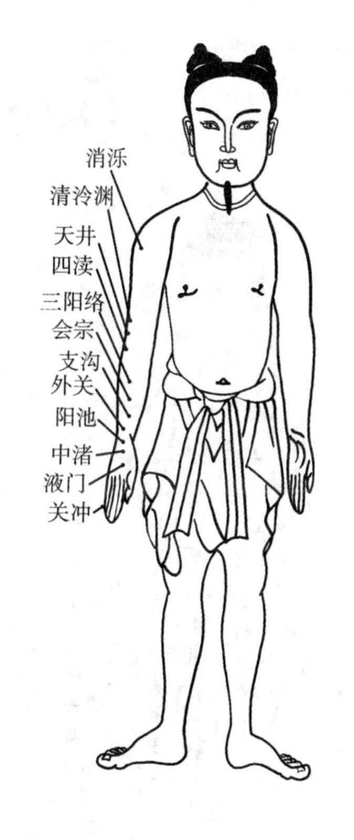

关冲二穴，金也。在手小指次指端，去爪甲角如韭叶。针一分，灸一壮。忌同。《素注》：三壮。一云：握拳取之。

液门二穴，水也。在手小指次指间陷中。针二分，灸三壮。一云：握拳取之。

中渚二穴，木也。在手小指次指本节后间陷中。针三分，灸三壮。《明》云：二壮。

阳池二穴，一名别阳。在手表腕上陷中，针二分，留三呼，不可灸。忌同。《素注》：灸三壮。

外关二穴，手少阳络，在腕后二寸陷中。针三分，留七呼，灸二壮。《明》云：三壮。

支沟二穴，火也。在腕后三寸两骨间陷中。针二分，灸二七壮。忌同。《明》云：五壮。《素注》：三壮。《千》云：腕后臂外三寸。

会宗二穴，在腕后三寸空中一寸。针三分，灸三壮。

三阳络二穴，在臂上大交脉《明》云：肘前五寸外廉陷中，支沟上一寸。禁针，灸七壮。《明》云：五壮。

四渎二穴，在肘前一寸外廉陷中。灸三壮，针六分，留七呼。

天井二穴，土也。在肘外大骨后肘上《明堂》作后一寸两筋间陷中，屈肘得之。甄权云：曲肘后一寸，叉手按膝头取之，两筋骨罅。针三分，灸三壮，忌同。《明》云：五壮。《素注》：刺一寸。《千》：肘后两筋间。

清泠渊二穴，在肘上二寸，伸肘举臂取。灸三壮，针三分。

消泺二穴，在肩下臂外腋斜肘分下行。针一分，灸二壮。《明》云：在肩下外关腋斜肘分下行。针六分，灸三壮。《素注》：肩下臂外关腋。

足厥阴肝经左右二十二穴

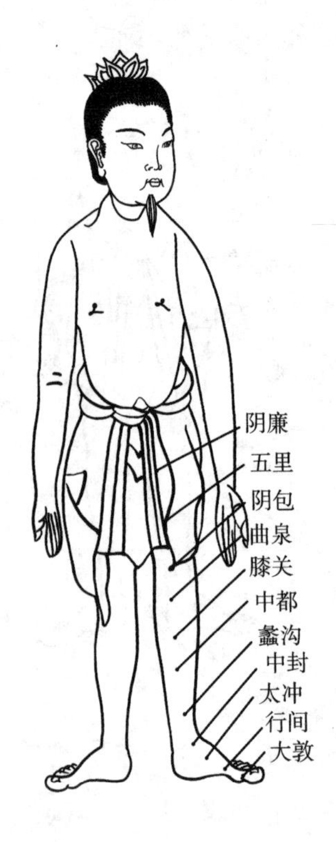

大敦二穴，木也。在足大指端去爪甲如韭叶及三毛中。灸三壮，针三分，留六呼。《千》云：足大指聚毛中。

行间二穴，火也。在足大指间动脉应手陷中。灸三壮，针六分，留十呼。

太冲二穴，土也。在足大指本节后二寸或寸半陷中。今附：凡诊太冲脉可决男子病死生。针三分，留十呼，灸三壮。《明》云：在足大指本节后二寸，骨罅间陷中。灸五壮。《素注》：在足大指间本节后二寸，动脉应手。《刺腰痛》注云：在大指本节后内间二寸。

中封二穴，金也。在足内踝前一寸，仰足取之陷中，伸足乃得之。针四分，留七呼，灸三壮。《素注》：内踝前寸半。《甲乙》云：一寸。《千》与《素》同。又云：内踝前一寸斜行小脉上。一名悬泉。

蠡沟二穴，在足内踝上五寸，别走少阳。针二分，留三呼，灸三壮。《明下》云：七壮。又云：交仪在内踝上五寸，恐即蠡沟穴，但别出蠡沟，故不可晓。◎蠡沟二穴亦名交仪。

中都二穴，一名中郄。在内踝上七寸胻骨中，与少阴相直。针三分，灸五壮。

膝关二穴，在犊鼻下二寸陷中。针四分，灸五壮。犊鼻在足阳明。

曲泉二穴，水也。在膝内辅骨下，大筋上小筋下陷中，屈膝取之。又云：正膝屈内外两筋间宛宛中，又在膝曲横纹头。针六分，灸三壮。

阴包《明堂》作胞二穴，在膝上四寸股内廉两筋间。针六分，灸三壮。《明》云：七壮。

五里二穴，在气冲下三寸，阴股中动脉。灸五壮，针六分。治肠中满，热闭不得溺。气冲在腹部第三行。阴廉穴，气冲同。

五里有二，其一在手阳明肘上三寸；其一在此，当为足五里也。

阴廉二穴，在羊矢下去气冲二寸动脉中。灸三壮，即有子，针八分，留七呼。

足少阳胆经左右二十八穴

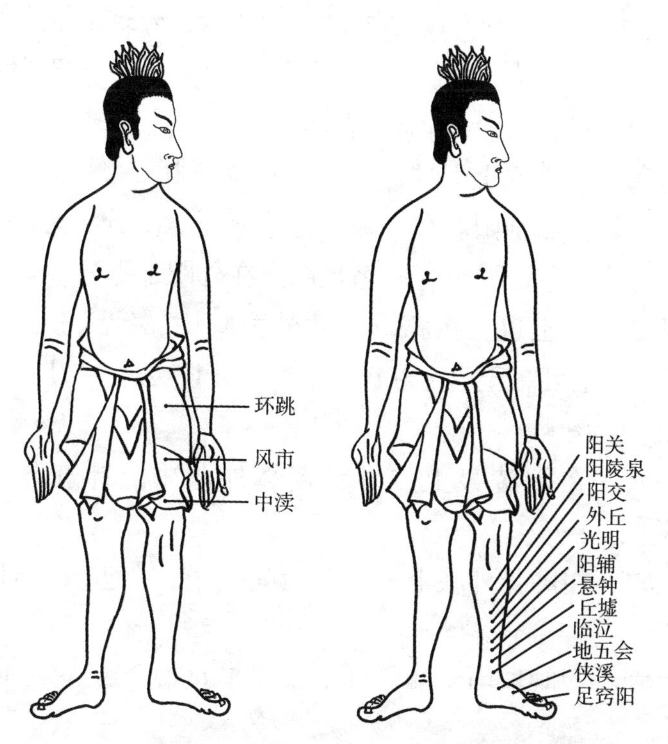

窍阴二穴，金也。在足小指次指端，去爪甲如韭叶。灸三壮，针一分。

窍阴有二，其一在此，其一在侧头部。此当为足窍阴也。

侠溪二穴，水也。在足小指次指歧骨间，本节前陷中。灸三壮，针三分。《明》云：临泣去侠溪寸半。

地五会二穴，在足小指次指本节后陷中，去侠溪一寸。针一分，不可灸，灸使人羸瘦，不出三年卒。

临泣二穴，木也。在足小指次指本节后间陷中，去侠溪寸半。灸三壮，针二分。

偃伏第三行既有临泣穴矣，此亦有临泣穴。此当盖足临泣也。

丘墟二穴，在外踝下如前陷中，去临泣三寸。灸三壮，针五分，留七呼。

悬钟二穴，在足外踝上三寸动脉中。针六分，留七呼，灸五壮。《千》云：一名绝骨。外踝上三寸，又云四寸。

阳辅二穴，火也。在外踝上四寸，辅骨前绝骨端如前三分，去丘墟七寸。灸三壮，针五分，留七呼。《千》云：外踝上辅骨前。余同。

光明二穴，在外踝上五寸。针六分，留七呼，灸五壮《明下》云七壮①。治胻疼不能久立，与阳辅疗病同。

外丘二穴，在外踝上七寸。针三分，灸三壮。

阳交二穴，一名别阳。在外踝上七寸斜属三阳分肉之间。灸三壮，针六分，留七呼。《千》云：一名足髎，在外踝上七寸。一云：三寸。

阳陵泉二穴，土也。在膝下一寸外廉陷中。针六分，得气即泻，又宜久留针，灸七壮，至七七壮即止。《明下》云：一壮。《素注》：三壮。《下》云：膝下外尖骨前。《难疏》：胫骨中微侧少许。筋会阳陵泉，筋病治此。

阳关二穴，在阳陵泉上二寸，犊鼻外陷中。针五分，不可灸。《千》云：关阳一云关陵。

中渎二穴，在髀骨外膝上五寸分肉间陷中。灸五壮，针五分，留七呼。

环跳二穴，在髀枢中，侧卧伸下足屈上足取之。灸五十壮，针一

---

①《明下》云七壮：原作大字，然此句实为插入语，其后文字仍系《铜人腧穴针灸图经》之文，故改作小字。

寸，留十呼，忌同。《明下》云：在砚子骨宛宛中，灸三壮。《甲乙》云：五壮。

风市二穴，在膝外两筋间，立舒下两手着腿，当中指头陷中。疗冷痹，脚胫麻，腿膝酸痛，腰重起坐难《明下》。

予冬月当风市处多冷痹，急擦热手温之略止，日或两三。痹偶谬刺以温针遂愈，信乎能治冷痹也亦屡灸此。不特治冷痹，亦治风之要穴见《明堂》。《铜人》乃不载，岂名或不同将其本不全耶？

足太阴脾经左右二十二穴

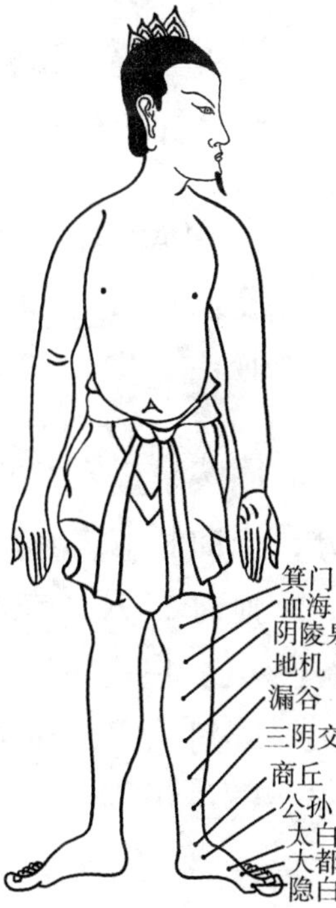

隐白二穴，木也。在足大指端内侧，去爪甲角如韭叶宛宛中。针三分。今附：妇人月事过时不止，刺立愈。《明》云：针一分，留三呼，灸三壮。

大都二穴，火也。在足大指本节后陷中。灸三壮，针三分。《千》注：本节内侧白肉际。

太白二穴，土也。在足内侧核骨下陷中。灸三壮，针三分。《千》云：足大指内侧。

公孙二穴，在足大指本节后一寸。灸三壮，针四分。

商丘二穴，金也。在内踝下微前陷中。灸三壮，针三分。

三阴交二穴，在内踝上三寸，骨下陷中《明》云：内踝上八寸陷中。灸三壮，针三分。昔宋太子善医术，出苑逢一妊妇，太子诊曰女。令徐文伯诊，曰一男一女。针之，泻三阴交补合谷，应针而落，果如文伯言。故妊娠不可刺。《千》云：内踝上八寸骨下又云：内踝上三寸。

【点评】关于三阴交穴距内踝的距离，《医心方》卷二及卷二十八、《备急千金要方》卷二十九均作“八寸”；此外《备急千金要方》卷二十四、《医心方》卷二十八丹波康赖注文及《太平圣惠方》卷一百也皆作“八寸”；《医心方》录《产经》经穴图中，三阴交属肝经位于“中郄”（即今“中都”）之上，则三阴交至少距内踝“七寸以上”；又《灵枢·经脉》云“肝足厥阴之脉……上踝八寸交出太阴之后”，可见“八寸”说由来久矣。《外台秘要》虽作“三寸”，而其穴仍位于“漏谷”之后，则知其作“三寸”者系后人所改。宋以后至今针灸书中皆作“三寸”。

漏谷二穴，亦名太阴络，在内踝上六寸骨下陷中。针三分。《明下》云：灸三壮。

地机二穴，亦名脾舍，足太阴郄。别走上一寸空，在膝下五寸。灸三壮，针三分。《明》云：膝内侧转骨下陷中，伸足取之。

【点评】“《明》云：膝内侧转骨下陷中，伸足取之”，此乃“阴陵泉”部位，王执中不加甄别，承《太平圣惠方》卷一百之误，而抄录于此。

阴陵泉二穴，水也。在膝下内侧辅骨下陷中，伸足取之。针五分，当曲膝取之。

血海二穴，在膝膑上内廉白肉际二寸中。灸三壮，针五分。《千》云：白肉际二寸半。注云：一作三寸。

箕门二穴，在鱼腹上越筋间动脉应手，在阴股内。一云：上起筋间。灸三壮。

足阳明胃经左右三十穴

厉兑二穴，金也。在足大指次指端去爪甲如韭叶。针一分，灸一壮。

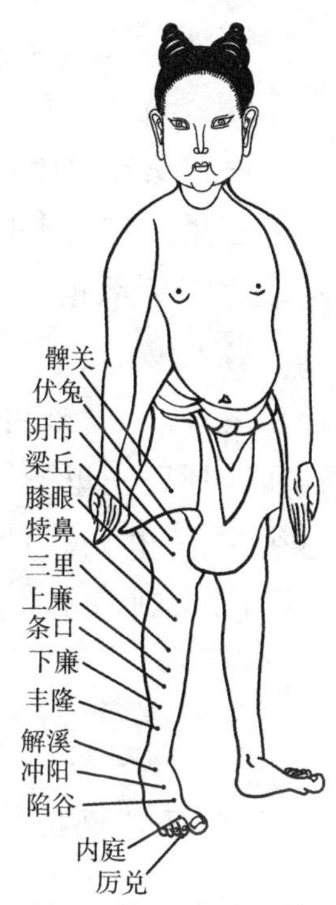

内庭二穴，水也。在足大指次指外间陷中。灸三壮，针三分。

陷谷二穴，木也。在足大指次指外间本节后陷中，去内庭二寸。针三分，留七呼，灸三壮。

冲阳二穴，在足跗上去陷谷三寸。针五分，灸三壮。《素注》：跗上五寸骨间动脉，刺三分。《千》云：跗上五寸骨间，去陷谷三寸一云二寸。

解溪二穴，火也。在冲阳后寸半腕上陷中。《明下》云：在系鞋处。针五分，灸三壮。《素注》：在冲阳后二寸半。《新校正》云：《刺疟》注作“三寸半”。二注不同，当从《甲乙经》作“寸半”。

丰隆二穴，在外踝上八寸，下廉胻外廉陷中。针三分，灸三壮。《明下》云：七壮。

下廉二穴，一名下巨虚，在上廉下三寸，当举足取穴。针八分，灸三壮。《明》云：上廉下三寸，两筋两骨罅陷宛宛中，蹲地坐取之。针六分，得气即泻。《甲乙》云：针三分，灸三壮。主小肠气不足，面无颜色，偏风热风，冷痹不遂，风湿痹。灸亦良，日七七壮。《素注》：足阳明与小肠合，在上廉下三寸。针三分。

手阳明亦有下廉，此乃足下廉也。

条口二穴，在下[1]廉上一寸，举足取之。针五分。《明》云：在上廉下一寸。针八分，灸三壮。

上廉二穴，一名上巨虚。在三里下三寸，当举足取之。灸三壮，针三分。甄权云：治脏气不足，偏风腰腿手足不仁。灸随年为壮。《明》云：巨虚上廉，在三里下三寸，两筋两骨罅陷宛宛中。针八分，

① 下：原脱，据明抄本《普济方》卷一六〇补，与《铜人腧穴针灸图经》合。

得气即泻，灸大良，日七壮。《下》云：三壮。《素注》：在三里下三寸。又云：在膝犊鼻下胻外廉六寸。

手阳明亦有上廉，此乃足上廉也。

三里二穴，土也。在膝下三寸胻外廉两筋间一云胻骨外大筋内，当举足取之。秦承祖云：诸病皆治，食气、水气、蛊毒、痃癖、四肢肿满、膝胻酸痛、目不明。华佗云：疗五劳羸瘦，七伤虚乏，胸中瘀血，乳痈。《外台·明堂》云：人年三十以上若不灸三里，令气上冲目，所以三里下气也《明》同。灸三壮，针五分。《明》云：针腹背，每须去三里穴，针八分，留十呼，泻七吸，日灸七壮，止百壮。《素注》：刺一寸。在膝下三寸胻骨外廉两筋肉分间。《指》云：深则足趺阳脉不见。《集》云：按之太冲脉不动。

【点评】"《指》云：深则足趺阳脉不见"，《全生指迷方》原书作"又法以指深按之，则足趺阳脉不见为准"，传世本《针灸资生经》有脱文。又，"《指》云：深则足趺阳脉不见。《集》云：按之太冲脉不动"，此二说皆基于《素问·针解》王冰注"在膝下三寸，胻外两筋肉分间。极重按之，则足趺上动脉止矣"，足三里穴下有胫前动脉，动脉的触诊点一般位于体表表浅部，特别是骨面，而髌骨外下方有很厚的胫骨前肌覆盖，很难触及胫前动脉。但中国古代医家却独辟蹊径，从上部用力按压足三里，通过观察下部足背部表浅处动脉搏动的变化，来确认是否准确按在了动脉的上方，如果取穴正确，用力按压时穴下的动脉血被阻断，则源出于此脉足背部动脉消失或明显减弱。趺阳脉、太冲脉皆从足三里下动脉而出，故于足三里处用力按压则二脉皆不动。

手有三里，此亦曰三里，盖足三里也。《铜人》云：在膝下三寸。《明堂》《素问》注皆同。人多不能求其穴，每以大拇指次指圈其膝盖，以中指住处为穴，或以最小指住处为穴。皆不得真穴所在也。予按《明堂》有膝眼四穴，盖在膝头骨下两旁陷中也。又按《铜人》等经有犊鼻穴，盖在膝膑下骭夹罅大筋中也。又按《铜人》有膝关二穴，盖在犊鼻下二寸陷中也。而《新校正》《素问》注巨虚上廉云：三里在犊鼻下三寸，则是犊鼻之下三寸方是三里，不可便从膝头下去三寸为三里穴也。若如今人之取穴，恐失之太高矣。《千》云：灸至五百壮，少亦一二百壮。

【点评】关于“足三里”穴的定位，《黄帝明堂经》作“膝下三寸”，即髌尖下三寸，唐代王冰则置换为“犊鼻下三寸”。需要注意的是，犊鼻穴的现代定位与髌尖的水平高度几乎相同，因而这种置换是等值的。而唐以前的犊鼻穴定位在髌尖直下方，稍低于髌尖，因此王执中从这个角度说“膝下三寸”与“犊鼻下三寸”不等高。

犊鼻二穴，在膝髌下骭夹解《明堂》作罅大筋中。治膝中痛不仁，难跪起。膝髌肿溃者不可治，不溃者可疗。若犊鼻坚硬，勿便攻，先以洗熨，即微刺之愈。《明》云：针三分，灸三壮。

按《素问·刺禁》云：刺膝髌出液为跛。犊鼻在膝髌下骭，用针者不可轻也。

梁丘二穴，在膝上二寸《明》云：三寸两筋间。灸三壮，针三分。《明》云：五分。

《明堂》作三寸，《铜人》《千金》皆作二寸，《千金》注谓或云三寸，姑两存之。

【点评】梁丘定位，宋以前文献皆曰“膝上二寸”，至宋代《太平圣惠方》曰“膝上三寸”，则与阴市穴相混，非是。

阴市二穴，一名阴鼎，在膝上三寸，伏兔下陷中，拜而取之。针三分，不可灸。《明下》云：灸三壮。《千》注：二十卷云：在膝上，当伏兔下行二寸，临膝取之。又云：膝内辅骨后，大筋下小筋上，屈膝得之。

《铜人》云：不可灸。《明堂》乃云：灸三壮。岂以禁穴许灸一壮至三壮耶?

【点评】阴市穴注文“又云：膝内辅骨后，大筋下小筋上，屈膝得之”所录乃“阴谷”穴文字，与“阴市”穴无关。

伏兔二穴，在膝上六寸，起肉正跪坐取之。一云膝盖上七寸。针五分，不可灸。《明》云：妇人八部诸病，通针三分。

髀关二穴，在膝上伏兔后交分中，针六分。《明》云：灸三壮。

膝眼四穴，在膝头骨下两旁陷中。主膝冷疼不已。针五分，留三呼，泻五吸，禁灸。有人膝肿甚，人为灸此穴，遂致不救。盖犯其所禁也。

《铜人》无此四穴，《明堂》有之，故附入于此。

足少阴肾经左右二十穴

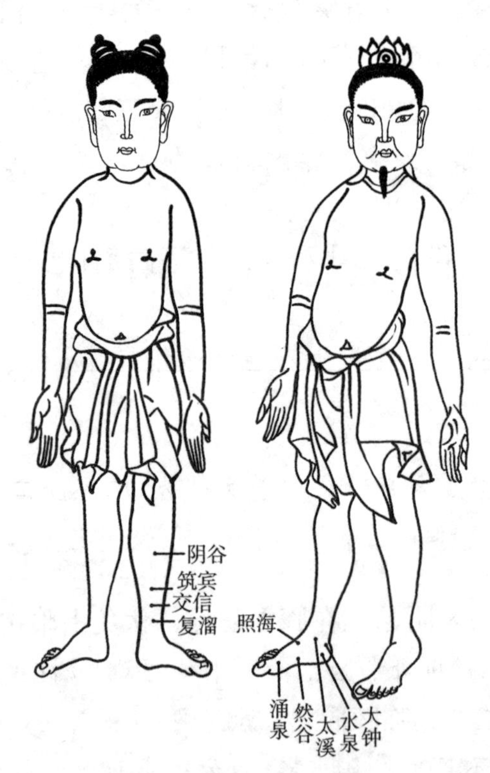

涌泉二穴，木也，一名地冲。在足心陷中，屈足卷指宛宛中。灸三壮，针五分，勿令出血。淳于意云：汉北齐王阿母患足下热，喘满。谓曰热厥也。当刺足心立愈。《明》云：灸不及针，若灸废人行动。《下》云：在脚心底宛中白肉际。灸三壮。《素注》：刺三分。《千》注：肝脏卷云在脚心大指下大筋。《史记》济北王阿母足热而懑，淳于意曰热厥也，刺足心各三所，案之无出血，病已。病得之饮酒大醉。

然谷二穴，火也，一名龙渊。在内踝前起大骨下陷中。灸三壮，针三分，不宜见血。《素注》：刺三分，刺此多见血，令人立饥饮食。《千》注：《妇人方》云在内踝前直下一寸。

太溪二穴，土也。在内踝后跟骨上动脉陷中。灸三壮，针三分。

大钟二穴，在足跟后冲中。灸三壮，针二分，留七呼。

水泉二穴，去太溪下一寸，在内踝下。灸五壮，针四分。

照海二穴，阴跷脉所生。在内踝下。针三分，灸七壮。《千》云：在内踝下四分。《明上》云：阴跷二穴，在内踝下陷宛中。针三分，灸三壮。《下》云：阴跷二穴，在内踝下陷中。灸三壮。《千》云：内踝下容爪甲。

《明堂》上下经有阴跷穴，而《铜人》无之，惟有照海穴，亦在内踝下，与阴跷同，而未知其故。予按《素问·气穴论》阴阳跷穴，在内踝下，是谓照海，阴跷所生，则与《铜人》照海穴合矣。则是阴跷即照海也。故附阴跷于照海之末。

复溜二穴，金也。一名昌阳，一名伏白。在内踝上二寸，动脉陷中。针三分，留三呼，灸五壮。《明》云：七壮。

交信二穴，在内踝上二寸，少阴前太阴后廉前筋骨间腨。灸三壮，针四分，留五呼。《明下》云：内踝上二寸后廉筋骨陷中。《素·气穴论》：踝上横二穴。注云：内踝上者，交信穴也。

按《素问·气府论》阴跷穴注云：谓交信也，在内踝上二寸，少阴前太阴后筋骨间，阴跷之郄。窃意阴跷即交信也。至《气穴论》阴阳跷穴注乃云：阴跷穴在内踝下，是谓照海阴跷所生，则是阴跷乃照海，非交信矣。故《明堂下经》既有交信穴在内踝上，又出阴跷穴在内踝下。上下不同，盖二穴也。但不知《素问》之注何故前后自异，学者毋信其一注而不考其又有一注也。

【点评】“阴跷”“阳跷”既用作脉名，又用作穴名。《素问·气

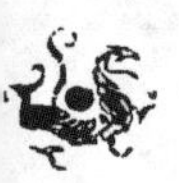

府论》论诸脉气所发，云“阴阳跷各一”，是说脉名，故王冰注以相应的脉气所发之穴“交信”“跗阳”；而《素问·气穴论》论周身之穴，故“阴阳跷四穴”是说穴名，故王冰注以“照海”“申脉”。王执中不明二者的区别而生惑。

筑宾二穴，在内踝上腨分中。灸五壮，针三分。《明》云：在内踝上。灸三壮。

阴谷二穴，水也。在膝内辅骨后，大筋下小筋上，按之应手，屈膝乃取之。灸三壮，针四分，留七呼。

足太阳膀胱经左右三十六穴

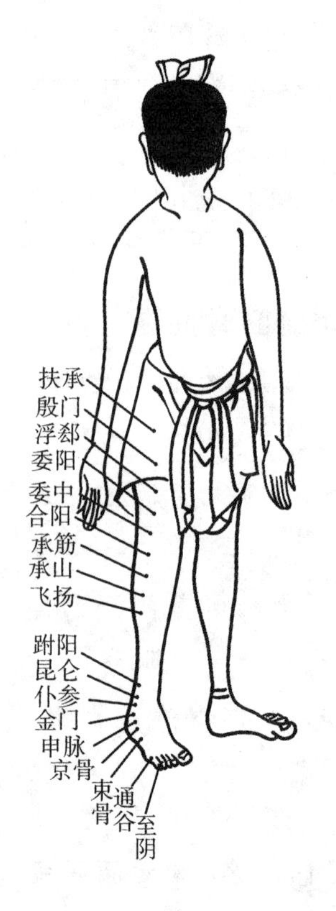

至阴二穴，金也。在足小指外侧，去爪甲角如韭叶。针二分，灸三壮。

通谷二穴，水也。在足小指外侧，本节前陷中。灸三壮，针二分。

束骨二穴，木也。在足小指外侧，本节后陷中。灸三壮，针三分。

京骨二穴，在足外侧大骨下赤白肉际陷中，按而得之。针三分，灸七壮。《明》云：五壮。《素注》：三壮。

申脉二穴，阳跷脉所出。在外踝下陷中，容爪甲白肉际。针三分。《千》云：申脉在外踝下陷中。《明上》云：阳跷二穴在外踝前一寸陷宛中。针三分。《素·气穴》注：阳跷穴是谓申脉，阳跷所出，在外踝下陷中。《新校正》云：按《刺腰痛篇》注，在外踝下五分；《缪刺论》注，外踝下半寸，容爪甲。

《明堂上经》有阳跷穴，而《铜人》无此穴，惟有申脉二穴。阳跷脉所出在外踝下陷中，与阳跷穴同，而未知其故。予按《素问·气穴论》阴阳跷穴注云，阳跷穴是谓申脉。阳跷所出，在外踝下陷中，以与《铜人》申脉穴合，是则阳跷即申脉也。故附《明堂》阳跷于申脉之后。

【点评】参见“交信”穴点评。

金门二穴，一名关梁。在外踝下。灸三壮，炷如小麦，针一分。

仆参二穴，一名安耶。在跟骨下陷中，拱足得之。针二分，灸七壮。《明》云：三壮。

昆仑二穴，火也。在外踝后，跟骨上陷中。《素注》：细脉动应手。灸三壮，针三分。《明》云：上昆仑，针五分；下昆仑，外踝下一寸大筋下。

《明堂》有上昆仑，又有下昆仑，《铜人》只云昆仑而不载下昆仑，岂《铜人》不全耶，抑名不同，未可知也。但《上经》云内昆仑在外踝下一寸，《下经》云内昆仑在内踝后五分。未知其孰是，予谓既云内昆仑，则当在内踝后矣。《下经》之穴为通，上昆仑在外踝故也。

【点评】《太平圣惠方》除载有“昆仑”穴外，另有“上昆仑”“下昆仑”“内昆仑”“外昆仑”者，宋人已不能详，后人更难分辨。实则，“外昆仑”“上昆仑”均为足太阳经穴“昆仑”穴的别名；“内昆仑”即足少阴经“太溪”穴别名；“下昆仑”则是奇穴，大约相当于申脉穴处。王执中不明源流，故云“未知其孰是”。

跗阳二穴，在外踝上三寸足太阳穴同，《千金》亦同。阳跷郄。太阳前，少阳后，筋骨间，阳跷之郄。灸三壮，针五分，留七呼。《明下》云：附阳在外踝上二寸恐“二”字当作“三”后，筋骨间宛宛中。灸五壮。《素·气府论》阴阳跷各一注云：阳跷谓跗阳穴也，在外踝上三寸，太阳前，少阳后，筋骨间，阳跷之郄。

按《素问·气府论》阳跷穴注云谓跗阳穴也，在外踝上三寸。窃意阳跷即跗阳也，及考《气穴论》阴阳跷四穴注云阳跷穴是谓申脉，阳跷所出。则是阳跷乃申脉，非附阳矣。故《明堂下经》既有跗阳在外踝上二寸，《上经》又有阳跷在外踝前一寸。一寸二寸既异，是跗阳、阳跷各是一穴也。但不知《素问》之注何故前后相背耶？

飞扬二穴，一名厥阳。在外踝上九寸《明堂》《千金》并云：七寸。针三分，灸三壮。《明》云：五壮。

承山二穴，一名鱼腹，一名肉柱，一名伤山。在兑腨肠下分肉间陷中。灸一壮，针七分。《明》云：八分，得气即泻，速出针，灸不及针，止七七壮。《下》云：五壮。一云：在腿肚下分肉间。

承筋二穴，一名腨肠，一名直肠。在腨肠中央陷中。灸三壮，禁针。《明》云：在胫后，从脚根后到上七寸，腨中央陷中。针三分。《千》云：从脚根上七寸腨中央。不刺。

《铜人》《千金》皆云禁针，《明堂》乃云针三分，亦可疑矣，不针可也。

【点评】承筋穴，《太平圣惠方》虽言可刺，然只“针入三分”，而同为宋代官修的《圣济总录》仍强调“承筋不可伤，伤即令人手脚挛缩，凡针筋皮，须重手按开而取正穴”。这里更将古人的此条禁忌推广到一切如“承筋”正当肌腹间之穴，如必欲刺“须重手按开”，可视为对《黄帝明堂经》承筋定位文字“陷中”的解读——此穴不重手按则不得“陷中”也。宋以后只有清代《循经考穴编》载有此穴刺法作“一法：可平针一寸五分”，也在皮下肉上。

合阳二穴，在膝约中央下二寸《千》作三寸。针六分，灸五壮。

委中二穴，土也。在腘中央约纹中动脉。今附：委中者，血郄也。热病汗不出，足热厥逆满，膝不得屈伸，取其经血立愈。《明》云：甄权云在曲脷内两筋两骨中宛宛是，令人面挺伏地而取之。针八分，留三呼，泻五吸。《甲乙》云：针五分，留七呼，灸三壮。《素注》：在足膝后屈处，腘中央约纹中。又《骨空论》云：在膝解后曲脚中背面取之。

委阳二穴，三焦下辅腧也。在足太阳后，出于腘中外廉两筋间，屈伸取之，扶承下六寸。灸三壮，针七分。《素注》：在足腘中外廉两筋间。《千》云：足太阳前少阳后。

浮郄二穴，在委阳上一寸，展膝得之。灸三壮，针五分。

殷门二穴，在肉郄下六寸。针七分。

扶承二穴，一名肉郄，一名阴关，一名皮部。在尻臀下股阴冲上纹中。针七分。《明下》云：灸三壮。《千》云：在尻臀下股阴下纹中。一云：尻臀下横纹中。

以上诸穴皆依《铜人经》次第而编，《明堂》上下经有穴，而《铜人》不载亦或附入，惟有其穴而无其名者，无虑数十穴不编，当各依本经所说而针灸之，不可泥此经之无穴名而不针灸也。

扁鹊灸鬼邪凡十三穴，与《铜人》《明堂》同，而其名却异，故不编入。许希《针经》之穴，既与诸经不同，其名又异，如兴龙穴之类是已，亦不附入者，不欲以一人之私名，乱诸经之旧穴，以兹后学者惑也。

【点评】卷一正文记述腧穴部位、刺灸法。各篇篇名、腧穴排列顺序及基本内容均据王惟一《铜人腧穴针灸图经》。正文之后，或引他书之文作补充，并以注文、按语的形式对所录《铜人腧穴针灸图经》腧穴内容进行考证，考证所依据的主要文献为《太平圣惠方》卷九十九、卷一百及《素问》王冰注。对见于《太平圣惠方》，而《铜人腧穴针灸图经》未载的腧穴，则以附录的形式全文抄录于相关腧穴后。全篇共载365穴名，其中不见于《铜人腧穴针灸图经》者有：明堂、眉冲、当阳、神聪、前关、督俞、气海俞、关元俞、胁堂、风市、膝眼等11穴。所补之穴均据《太平圣惠方》卷九十九、卷一百。之所以只补录11穴，恐怕还是为了凑足“三百六十五”这一周天之度数。

又，卷一腧穴篇所以不录腧穴的主治病症，乃仿《针灸甲乙经》之例，后世腧穴书沿袭此例者有明代吴昆《针方六集》。

针灸资生经第二

针灸须药

《千金》云：病有须针者，即针刺以补泻之；不宜针者，直尔灸之。然灸之大法，其孔穴与针无忌，即下白针或温针讫，乃灸之，此为良医。其脚气一病，最宜针。若针而不灸，灸而不针，非良医也；针灸而药，药不针灸，亦非良医也。但恨下里间知针者鲜尔，所以学者须解用针。燔针、白针皆须妙解。知针知药，固是良医，此言针灸与药之相须也。今人或但知针而不灸，灸而不针，或惟用药而不知针灸者，皆犯孙真人所戒也。而世所谓医者，则但知有药而已，针灸则未尝过而问焉。人或诰之，则曰“是外科也，业贵精不贵杂也”，否则曰“富贵之家，未必肯针灸也”，皆自文其过尔。吾故详著《千金》之说以示人云。

针忌

《千金》云：夫用针者，先明其孔穴，补虚泻实，勿失其理。针毛皮腠理，勿伤肌肉；针肌肉，勿伤筋脉；针筋脉，勿伤骨髓；针骨髓，勿伤诸络。伤筋膜者，愕视失魂；伤血脉者，烦乱失神；伤皮毛者，上气失魄；伤骨髓者，呻吟失志；伤肌肉者，四肢不收，失智。此为五乱，因针所生，若更失度，有死之忧也。《素问》亦云：刺骨无伤筋，刺筋无伤肉，刺肉无伤脉，刺脉无伤皮，刺皮无伤肉，刺肉无伤筋，刺筋无伤骨。刺中心，一日死；中肝，五日死；中肾，六日死；中肺，三日死；中脾，十日死；中胆，一日半死；刺跗上中大脉，血出不止死；刺头中脑户，入脑立死。又：无刺大醉、大怒、大劳、大饥、大渴、大惊、新饱云云。详见《素问》。

孔穴相去

《甲乙经》云：自大椎下至尾骶骨二十一椎，长三尺，折量取俞穴。或云：第一椎上更有大椎在宛宛陷中，非有骨也。有骨处即是第一椎。若以大椎至尾骶二十一椎长三尺法校之，则上节云椎，每椎一寸四分，惟第七椎下至于膂骨多分之七，故上七节共九寸八分，分之七；下节十四椎，每椎一寸四分，分之五有奇，故下七节共二尺一分，分之三。此亦是一说也。但第一椎有骨，乃骨节之收[①]；大椎虽无骨，实是穴名。既曰自大椎下至十一椎，岂可不量大椎以下。或者之说，于是不通矣。

自蔽骨下至脐八寸，而中管居其中上下各四寸。《气穴论》注云：中管居心蔽骨与脐之中是也。按《明堂下经》云：鸠尾在臆前蔽骨下五分。人无蔽骨者从歧骨际下行一寸。则是欲定中管之中，又当详有蔽骨无蔽骨也当准人长短肥瘠量。自脐下寸半为气海，三寸为丹田，至屈骨凡五寸。《千金》云：屈骨在脐下五寸。《明堂下经》亦云：屈骨在横骨上，中极下一寸。当准人长短肥瘠量之。

《铜人》云：幽门夹巨阙旁各五分，肓俞夹脐各五分《明堂》云：在巨阙旁各寸半，通谷夹上管旁相去三寸，不容在幽门旁各寸半，天枢去肓俞寸半夹脐，期门在不容旁寸半，大横直脐旁。不容、天枢、期门既各寸半，则幽门、肓俞各五分误矣。《铜人》云：肾俞在十四椎下两旁各寸半，与脐平。

---

① 骨节之收：《普济方》卷四一〇作“骨节之数”，义长。

肓门在十三椎下相去各三寸，与鸠尾相直。肾俞既与脐平，肓门乃与鸠尾相直亦可疑也。

【点评】肓门穴的定位，《太平圣惠方》引别书曰：“《异经》云与鸠尾相直。”这显然是将关于“肓”之原与“膏”（鬲）之原混淆了。《灵枢·九针十二原》曰：“膏（鬲）之原，出于鸠尾，鸠尾一。肓之原，出于脖胦，脖胦一。”可见，膏（鬲）在上，肓在下，不能颠倒。后人不察，皆以讹传讹。

《甲乙经》云：人有长七尺五寸者，发以下至颐一尺，结喉至髑骬鸠尾也一尺三寸，髑骬至天枢八寸，天枢至横骨六寸半，横骨至内辅上廉一尺八寸，内辅上廉至下廉三寸半，内辅下廉至内踝一尺三寸，内踝至地三寸。又膝腘至跗属一尺六寸，跗属至地三寸。又肩至肘一尺七寸，肘至腕一尺二寸半，腕至中指本节四寸，本节至末四寸半。

定发际

《明堂上经》云：如后发际亦有项脚长者，其毛直至骨头；亦有无项脚者，毛齐至天牖穴，即无毛根，如何取穴？答曰：其毛不可辄定，大约如此。若的的定，中府正相当即是，侧相去各二寸。此为定穴。《下》云：两眉中直上三寸为发际，后大椎直上三寸为发际。

论同身寸

《下经》曰：岐伯以八分为一寸，缘人有长短肥瘠不同，取穴不准；扁鹊以手中指第一节为一寸，缘人有身长手短、身短手长，取穴亦不准；孙真人取大拇指节横纹为一寸，亦有差互。今取男左女右手中指第二节内庭两横纹相去为一寸。若屈指即旁取指侧中节上下两纹角，角相去远近为一寸，谓同身寸。自依此寸法与人著灸疗病多愈，今以为准。《铜人》亦曰取中指内纹为一寸。《素问》云同身寸是也。又多用绳度量，绳多出缩不准。今以薄竹片点量分寸，疗病准的。亦有用蜡纸条量者，但薄篾易折，蜡纸亦粘手取。取稻秆心量却易为，胜于用绳之信缩也。

【点评】关于取同身寸法，王执中认为《铜人腧穴针灸图经》所载的薄竹折量法、石藏用的蜡纸折量法及绳量法均有不足之处，而以稻杆心折量法为佳。王执中在别卷按语中也直取稻杆心折量取穴，例如取“四花穴”，唐代崔知悌原书以绳量，宋初用蜡绳量，而王执中则以稻杆心量(见卷三“虚损”)。

审方书

经云：爪甲与爪甲角、内间与外间、内侧与外侧，与夫陷中宛宛中，要精审，如某穴去某处几寸，与其穴去处同者，自各有经络。

《灸膏肓》云：其间当有四肋三间，灸中间者，谓四肋必有三间，当中间灸，不灸边两间也。

《千金》曰：经云横三间寸者，则是三灸两间，一寸有三灸，灸有三分，三壮之处，即为一寸也。

又曰：凡量一夫之法，覆手并舒四指，对度四指上下节横过为一夫。夫有两种，有三指为一夫者；若灸脚弱，以四指为一夫也见脚气。

穴名同异

手有三里、五里，足亦有三里、五里。手有上廉、下廉，足亦有上廉、下廉。侧头部有窍阴，足少阳亦有窍阴。偃伏部有临泣，足少阳亦有临泣。既有五里矣，劳宫亦名五里。既有光明矣，攒竹亦名光明。肩有肩井，又有所谓中肩井。足有昆仑，又有所谓下昆仑。太渊、太泉之名或殊，天鼎、天顶之字有异。丹田初非石门，和髎《明堂上经》误作“和”字亦非禾髎。阳跷实为申脉本非跗阳，阴跷实为照海本非交信。肩髃之名扁骨见于《外台》；悬钟之名绝骨，瞳子髎之名前关见于《千金》注。如此者众，可不审处而针灸耶？苟不审处，则差之毫厘，有寻丈之谬矣。于是举其略以示世医俾之谨于求穴云。

点穴

《千金》云：人有老少，体有长短，肤有肥瘦，皆须精思商量，准而折之，又以肌肉纹理，节解缝会，宛陷之中，及以手按之，病者快然。如此仔细安详用心者，乃能得之耳。许希亦云：或身短而手长，或手长而身短[①]，或胸腹短，或胸腹长，或瘠或肥，又不可以一概论也。

《千金》云：凡点灸法皆须平直四体，无使倾侧，灸时恐穴不正，徒破好肉尔。《明堂》云：须得身体平直，四肢无令拳缩，坐点无令俯仰，立点无令倾侧。若坐点则坐灸，卧点则卧灸，立点则立灸。反此则不得其穴。

《千金》云：凡灸当先阳后阴。言从头向左而渐下，次后从头向右而渐下，先上后下。

---

① 或手长而身短：与前句义重，当据《普济方》卷四一〇作“或手短而身长”。

《明堂下》云：先灸于上，后灸于下，先灸于少，后灸于多，皆宜审之。

论壮数多少[1]

《千金》云：凡言壮数者，若丁壮，病根深笃可倍于方数，老少羸弱可减半。又云：小儿七日以上周年以还，不过七壮，炷如雀屎。扁鹊灸法有至五百壮、千壮，曹氏灸法有百壮、有五十壮，《小品》诸方亦然。惟《明堂》本经多云针入六分，灸三壮，更无余论。故后人不准，惟以病之轻重而增损之。

凡灸头顶止于七壮，积至七七壮止《铜人》；若治风则灸上星、前顶、百会，皆至二百壮。腹背宜灸五百壮，若鸠尾、巨阙亦不宜多。四肢但去风邪不宜多灸，灸多则四肢细而无力《明上》。而《千金》于足三里穴乃云多至三二百壮。心俞禁灸，若中风则急灸至百壮。皆视其病之轻重用之，不可泥一说，而又不知其有一说也。《下经》只云若是禁穴，《明堂》亦许灸一壮至三壮。恐未尽也。

《千金》云：凡官游吴蜀，体上常须三两处灸之，勿[2]令疮暂瘥，则瘴疠温疟毒气不能着人，故吴蜀多行灸法。有阿是之法，言人有病即令捏其上，若里当其处，不问孔穴即得便快。成痛处即云阿是，灸刺皆验，故曰阿是穴。

艾炷大小

《千金》云：黄帝曰灸不三分，是谓徒冤。炷务大也，小弱乃小

---

① 少：原脱，据目录补。
② 勿：原作“切”，据《备急千金要方》卷二十九改。

作之。又云：小儿七日以上周年以还，不过七壮，炷如雀粪。《明堂下经》云：凡灸欲艾炷根下广三分，若不三分，即火气不能远达，病未能愈。则是艾炷欲其大，惟头与四肢欲小尔。至《明堂上经》乃云：艾炷依小竹箸头作。其病脉粗细状如细线，但令当脉灸之。雀粪大炷，亦能愈疾。又有一涂，如腹内疝瘕痃癖块伏梁气等，惟须大艾炷。故《小品》曰：腹背烂烧，四肢则但去风邪而已。如巨阙、鸠尾，虽是胸腹穴，灸之不过四七炷，只依竹箸头大，但令正当脉灸之。艾炷若大复灸多，其人永无心力。如头上灸多，令人失精神。臂脚灸多，令人血脉枯竭，四肢细而无力。既失精神又加于细，即令人短寿见承浆穴，此论甚当，故备著之。

点艾火

《下经》云：古来灸病，忌松、柏、枳、橘、榆、枣、桑、竹八木，切宜避之。有火珠曜日以艾承之得火，次有火镜曜日亦以艾引得火，此火皆良。诸蕃部落用镔铁击硝石得火出，以艾引之。凡人卒难备，即不如无木火清麻油点灯，灯上烧艾茎点灸是也，兼滋润灸疮，至愈不疼痛。用蜡烛更佳。

《良方》云：凡取火者宜敲石取火，今舟行人以铁钝刀击石穴，以纸灰为火丸，在下承之亦得火，或水精镜于日得太阳火为妙，天阴则以槐木取火。

治灸疮

《下经》云：凡著艾得疮发所患即瘥，不得疮发其疾不愈。《甲乙经》云：灸疮不发者，用故履底炙令热，熨之，三日即发。今用赤皮葱三五茎去青，于煻火中煨熟，拍破热熨疮十余遍，其疮三日自发。予见人灸不发者，频用生麻油渍之而发；亦有用皂角煎汤候冷，频点之而发；亦有恐气血衰不发，于灸前后煎四物汤服，以此汤滋养气血故也。盖不可一概论也，予尝灸三里各七壮，数日过不发，再各灸两壮，右足发，左足不发，更灸左足一壮，遂发两月。亦在人以知取之。若任其自然，则终不发矣，此人事所以当尽也。

凡著灸住火，便用赤皮葱、薄荷煎汤，温洗疮周回约一二尺，令驱逐风气于疮口出，兼令经脉往来不滞，自然疮坏疾愈。今人亦有恐水杀人不用汤淋。若灸疮退火痂后，用东南桃枝、青嫩柳皮煎汤温洗，能护疮中诸风。若疮内黑烂，加胡荽煎。若疮疼不可忍，多时不较，加黄连煎，神效。

凡贴灸疮，春用柳絮，夏用竹膜，秋用新绵，冬用兔腹上白细毛，猫儿腹毛更佳。今人多以膏药贴之，日三两易，全不疼。但以膏药贴则易干尔，若要脓出多而疾除，不贴膏药尤佳。

忌食物

既灸，忌猪、鱼、热面、生酒、动风冷物，鸡肉最毒，而房劳尤当忌也。

《下经》云：灸时不得伤饱、大饥、饮酒、食生硬物，兼忌思虑、忧愁、恚怒、呼骂、呼嗟叹息等。今下里人灸后亦忌饮水、将水灌手足。

避人神等

《千金》云：欲行针灸，先知行年宜忌及人神所在，不与禁忌相应即可。故男忌除，女忌破，男忌戊，女忌巳。有日神忌，有每月忌，有十二时忌，有四季人神，有十二部人神，有十二部年人神，有九部旁通人神。有杂忌旁通，又有所谓血支血忌之类。凡医者不能知此避忌，若逢病人厄会，男女气怯，下手至困。通人达士，岂拘此哉。若遇急卒暴患，不拘此法。许希亦云：若人病卒暴，宜急疗，亦不拘此。故后之医者，亦云卒暴之疾，须速灸疗。一日之间，止忌一时是也。

《千金》云：痈疽丁肿，喉痹客忤，尤为急，凡作汤药不可避凶日，觉病须臾即宜便治。又曰：凡人卒暴得风，或中时气，凡百所苦，须急救疗，渐久后皆难愈。此论甚当。夫急难之际，命在须臾，必待吉日后治，已沦于鬼录矣。此所以不可拘避忌也。惟平居治病于未形，选天德、月德等日，服药、针灸可也。

【点评】人神禁忌的起源很早，唐宋医书中更是大量载录，名目繁多，而王执中编《针灸资生经》时，却不予转载，反映了王氏对此问题的鲜明立场。对于古代针灸腧穴书中所记载的一些不宜或禁止刺灸的腧穴，王执中通过综合考察文献，并结合自身的临床经验，提出一些新的见解。

相天时

《千金》云：日正午以后乃可灸，谓阴气未至，灸无不著。午前平旦谷气虚，令人癫眩不可针灸。卒急者不用此例。《下经》云：灸时若遇阴雾、大风雪、猛雨、炎暑、雷电、虹霓暂停，候晴明即再灸，急难亦不拘此。

针灸受病处

针灸功效

省文①

【点评】卷二集录有关穴名异同、针灸定穴、艾炷大小、壮数

---

① 以上三篇目，据原书“目录下”补于此，原文各本均脱。

多少、灸疮处理、针灸禁忌等内容。这部分内容实际相当于针灸总论。其中最能代表王执中学术观点的是“针灸受病处”。王氏临床选穴处方遵《黄帝内经》取穴之法——按之痛或已然乃取之。此篇可视为王氏的学术论文，原文虽不传，但仍可在书中王氏按语中了解其针治思路和方法。

针灸资生经第三

虚损

脑虚冷，脑衄，风寒入脑，久远头疼等，亦宜灸囟会。

予年逾壮，泣[1]寒夜观书，每觉脑冷；饮酒过量，脑亦疼甚。后因灸此穴而愈。有兵士患鼻衄不已，予教令灸此穴即愈。有人久患头风，亦令灸此穴即愈。但《铜人》《明堂经》只云主鼻塞、不闻香臭等疾而已，故予书此，以补其治疗之阙。然以脑户不宜针观之，囟会亦不宜针。《针经》止云八岁以下不宜针，恐未尽也。

【点评】小儿囟门未合，刺囟会恐伤脑；及其囟门已合，有颅骨相隔刺则无忧也。

凡饮食不思，心腹膨胀，面色萎黄，世谓之脾肾病者，宜灸中脘。

诸葛亮夙兴夜寐，罚至二十皆亲览，而所啖食不至数升，司马仲达知其将死。既而亮卒，仲达追之。杨仪反旗鸣鼓，若将拒焉。仲达乃退，不敢逼。百姓为之谚曰："死诸葛走生仲达。"仲达闻之，曰："吾便料生，不便料死故也。"其曰料生，盖料其事多而食不如前，死之兆也。食不如前，仲达且知诸葛之且死。今人饮食减少，是胃气将绝，不可久生矣。方且常食肚石，使愈难克化；服峻补药，使脾胃反热，愈不能食。初不知灸中脘等穴以壮脾胃，亦惑之甚也。《难经》论四

[1] 泣：底本用红笔描改成"当"，明抄本《普济方》卷一六四作"泣"。据文义，当作"莅"。

时，皆以胃气为本，释者曰：言五脏皆以胃气为本。胃者水谷之腑；人须仰胃气为主也，然则欲全生者，宜灸胃脘。

久冷伤惫脏腑，泄利不止，中风不省人事等，宜灸神阙。

旧传有人年老而颜如童子者，盖每岁以鼠粪灸脐中一壮故也。予尝久患溏利，一夕灸三七壮，则次日不如厕，连数夕灸，则数日不如厕。足见经言主泄利不止之验也。又予年逾壮，觉左手足无力，偶灸此而愈。后见同官说中风人多灸此[①]，或百壮，或三五百壮皆愈，而经不言主中风，何也？

脏气虚惫，真气不足。一切气疾，久不瘥者，宜灸气海《铜》。

人身有四海，气海、血海、照海、髓海是也，而气海为第一。气海者，元气之海也。人以元气为本，元气不伤，虽疾不害，一伤元气，无疾而死矣。宜频灸此穴，以壮元阳。若必待疾作而后灸，恐失之晚也。

【点评】《灵枢·海论》曰："膻中者为气之海，其输上在于柱骨之上下，前在于人迎。"而本条所言"气海"在脐下，二者不同。

腑脏虚乏，下元冷惫等疾，宜灸丹田。

人有常言，七七之数，是旁太岁压本命。六十有一，是太岁压本命。人值此年，多有不能必者，是固然矣，然传不云吉，人吉其凶者乎？常观《素问》以六八之数为精髓竭之年，是当节其欲矣。《千金》云：五十者一月一泄，要之，四十八便当依此。《千金》载《素女论》，六十者闭精勿泄，是欲当绝矣。宜节不知节，宜绝不能绝，坐此而丧生，盖自取之，岂岁之罪哉？人无罪岁，则虽有孽，犹可违矣。所谓吉其凶者如此，虽不灸丹田可也。丹田可灸七七壮或三五百壮。

阳气虚惫，失精绝子，宜灸中极。

---

① 此：原作"化"，据四库本改。

中极，一名气原，盖气之原也。人之阳气虚惫者，可不灸此以实其气耶？按《难经》云：丹田亦名大中极。言丹田取人之身上下四向最为中间也，故名为极，此亦曰中极。其去丹田只一寸，虽未若丹田之最中，然不中不远矣。

三里治胃寒，心腹胀满，胃气不足，恶闻食臭，肠鸣腹痛，食不化《铜》。 秦承祖云：诸疾皆治。华佗云：疗五劳羸瘦，七伤虚乏，胸中瘀血，乳痈。《外台·明堂》云：人年三十以上，若不灸三里，令气上冲目《明下》云眼暗。 《千》云：主阴气不足，小腹坚，热病汗不出，口苦壮热，身反折，口噤，腰痛不可顾，胃气不足，久泄利，食不化，胁下注满，不能久立，狂言、狂歌、妄笑、恐怒、大骂，霍乱，遗尿失气，阳厥凄凄，恶寒云云。凡此等疾，皆刺灸之，多至五百壮，少至二三百壮。

《小品》云：四肢但去风邪，不宜多灸，七壮至七七壮止，不得过随年数。故《铜人》于三里穴止云灸三壮，针五分而已。《明堂上经》乃云日灸七壮，止百壮。亦未为多也。至《千金方》则云多至五百壮，少至二三百壮。何其多耶！要之，日灸七壮，或艾炷甚小，可至二七壮，数日灸至七七壮止。灸疮既干，则又报灸之，以合乎“若要安，丹田、三里不曾干”之说可也。必如《千金》之壮数，恐犯《小品》之所戒也。予旧日有脚气疾，遇春则足稍肿，夏中尤甚，至冬肿渐消。偶夏间依《素问》注所说穴之所在，以温针微刺之，翌日肿消，其神效有如此者。谬刺且尔，况于灸乎？有此疾者，不可不知。此不止治足肿，诸疾皆治云。

涌泉治心痛，不嗜食，妇人无子，男子如蛊，女子如妊娠《千》作如阻，五指端尽痛，足不得履地。宜针灸《铜》。 《千》云：主忽忽喜忘，身体腰脊如解，大便难，小便不利，足中清至膝，咽中痛，不可纳食，喑不能言，衄不止云云。

《千金》于诸穴皆分主之，独于膏肓、三里、涌泉穴特云治杂病，是三穴者，无所不治也。但《明堂》云：若灸，废人行动尔。既欲愈疾，虽不行动数日，未为害也。

脾俞治食多身瘦，泄利体重，四肢不收，腹痛不嗜食《铜》。

胃俞，治胃寒腹胀，不嗜食，羸瘦《铜》。

人之言曰血气未动者，瘠甚而不害；血气既竭者，虽肥而死矣。则身之羸瘦，若未足为人之害者。殊不知人之羸瘦，必其饮食不进者也。饮食不进，则无以生荣卫，荣卫无以生，则气血因之以衰，终于必亡而已。故《难经疏》云：人仰胃气为主。是人资胃气以生矣。《五脏论》云：脾不磨，食不消。是脾不壮，食无自而消矣。既资胃气以生，又资脾以消食，其可使脾胃一日不壮哉？必欲脾胃之壮，当灸脾胃俞等穴可也。

【点评】“人资胃气以生”实为《针灸资生经》书名的最好注脚。王执中在针与灸上，更偏于用灸法，擅以灸法壮脾胃。但王执中也很注重并擅于方药治病，大要因病施法，宜灸者则灸，宜药者则药，于灸、药不宜者则针之。这一特点在王氏所附医案中反映得很清楚。这种实事求是的精神是很可贵的。

心中风，狂走，发痫，语悲泣，心胸闷乱，咳唾血，宜针心俞《铜》。

《难经疏》言：心为脏腑之主，法不受病，病则神去气竭，故手足为之清手足节冷，名真心痛，旦发夕死；手足温者，名厥心痛，可急治也。故《千金》言：心中风者，急灸心俞百壮，服续命汤。必泥心俞不可灸之说，则无策矣。但心俞虽可针，若刺中心，一日必死，又岂易针耶？必欲无此患，平居当养其心，使之和平，忧愁思虑不使伤其神，乃策之上，必不免此，亦当服镇心丹等药补助。乃其次也。

肾俞治虚劳羸瘦，肾虚水脏久冷，小便浊，出精，阴中疼，五劳七伤，虚惫，足寒如冰，身肿如水《铜》。

《难经疏》云：夹脊骨有二肾，在左为肾，在右为命门。言命门者，性命之根本也。其穴与脐平，凡灸肾俞者，在平处立，以杖子约量至脐，又以此杖子当背脊骨上量之，知是与脐平处也。然后相去各寸半取其穴，则是肾俞穴也。更以手按其陷中，而后灸之，则不失穴所在矣。凡灸以随年为壮。灸固有功，亦在人滋养之如何尔。人当爱护丹田。吾既于《既效方》论之详矣，而妻妾之戕害，盖未之及也。《君子偕老》之序曰：夫人淫乱，失事君子之道，故陈人君之德，服饰之盛，宜与君子偕老也，宜偕老而不至偕老，夫人之罪多矣。故诗人以是刺之，意可见也。至于士夫志得意满，不期骄而骄至，侍妾数十人，少亦三五辈，淫言亵语，不绝于耳，不能自克，而淫纵其欲者多矣。为内子者，恬不之怪。人有问之者，则曰自母言之，则为贤母；自我言之，未免为妒妇人也。人或以此多之，其夫亦以为贤而不妒。孰知其不妒乃所以为祸之欤？虽然，二南之化，至于无妒忌而止。今而言此，岂求异于诗人耶？是不然，古人十日一御，荀子彼其不妒者，盖使媵妾得备十日一御之数尔。不妒则同，所以不妒则异。吾故表而出之，以为夫妇之戒，固非求异于诗人也。

曲骨主失精，五脏虚竭，灸五十壮《千》。**《明下》云：但是虚乏冷极，皆宜灸。**

骨髓冷疼，灸上廉七十壮《千》。

《难经疏·八会》曰：腑会中管，治腑之病；脏会章门，脏病治此；筋会阳陵泉，筋病治此；髓会绝骨，髓病治此；血会膈俞，血病治此；骨会大杼禁灸，骨病治此；脉会太渊，脉病治此；气会膻中，气病治此。然则骨髓有病，当先大杼、绝骨，而后上廉可也。

膀胱、三焦津液少，大小肠寒热见腰痛，**或三焦寒热，灸小肠俞五十壮。三焦、膀胱、肾中热气，灸水道随年**《千》。

膏肓俞主无所不疗，羸瘦虚损，梦中失精，上气咳逆，发狂健忘等疾。

膏肓俞无所不疗，而古人不能求其穴。是以晋景公有疾，秦医曰缓者视之，曰：在肓之上，膏之下，攻之不可，达之不及，药不至焉，不可为也。晋侯以为良医。而孙真人乃笑其拙，为不能寻其穴而灸之也。若李子豫之赤龙丹，又能治其膏肓上五音下之鬼，无待于灸也。是缓非特拙于不能灸，亦无杀鬼药矣，其亦技止于此哉。

【点评】王执中取膏肓俞经验见本书卷一“背俞第三行左右二十八穴”篇王氏按语。

灸二十种骨蒸[1]

崔知悌序云：骨蒸病者，亦名传尸，亦谓殗碟[2]，亦称复连，亦曰无辜。丈夫以精气为根，女人以血气为本，无问老少，多染此疾。予尝三十日灸活十三人，前后瘥者，数逾二百。非止单攻骨蒸，又别疗气疗风，或瘴或劳，或邪或癖。病状既广，灸活者不可具录。灸后宜服治劳地黄元，良。

凡取四花穴，以稻秆心量口缝如何阔，断其长多少，以如此长裁纸四方，当中剪小孔；别用长稻秆踏脚下，前取脚大指为止，后取脚曲脷横纹中为止。断了却环在结喉下垂向背后，看秆止处，即以前小孔纸当中安，分为四花，盖灸纸四角也。又一医传一法：先横量口吻取长短，以所量草就背上三椎骨下直量至草尽处，两头用笔点了，再量中指长短为准。却将量中指草横直量两头，用笔圈四角，其圈者是穴不圈不是穴。可灸七七壮止。

【点评】初唐名医崔知悌的“四花穴”灸劳法最早见于《崔氏别录》（见《外台秘要方》卷四），《唐书·经籍志》《新唐书·艺文志》载有单行本崔氏《骨蒸病灸方》1卷，宋人又在此本的基础上增补重编，题作“崔丞相灸劳法”（见《宋史·艺文志》）。此书在

---

① 原书目录下无此篇目，当归入下篇《劳瘵》中，不必另立一篇。《普济方》此篇内容即归入“劳瘵”篇。

② 碟：原作“殜”，据《普济方》卷四二一改，与《外台秘要》卷十三、《苏沈良方》卷一等载崔氏序文合。

宋代有多种传本流行，不少医书均全文抄录、或节录此书原文。《圣济总录》卷一九三所载“治骨蒸灸法”即录自宋人增补改编的《崔丞相灸劳法》一书。现存宋代医书如《苏沈良方》《圣济总录》《幼幼新书》《严氏济生方》《新大成医方》等所录崔氏灸劳法均据《崔丞相灸劳法》一书。诸书所引原文大致相近。而王执中《针灸资生经》辗转引录“四花穴”取穴法已非崔氏旧法。

劳瘵 传尸　骨蒸　羸瘦

中髎治丈夫五劳七伤六极，腰痛，大便难，小便淋沥，腹胀下利食泄《铜》。　三里治五劳羸瘦，七伤虚乏。《明下》云：五劳虚乏，四肢羸瘦。　肩井治五劳七伤。　大椎治五劳七伤，温疟痎疟，气疰，背膊急，颈项强《明》上下同，风劳食气。　肺俞治寒热喘满，虚烦口干，传尸骨蒸劳，肺痿咳嗽。《明》云：疗肉痛皮痒，传尸骨蒸肺嗽。　魄户治虚劳肺痿《明》云劳损痿黄，五尸走疰，项强。《明下》云：疗劳损虚乏。

秦承祖云：支正疗五劳，四肢力弱虚乏等《明下》。　谚譆疗劳损虚乏，不得睡。　下焦俞疗背痛身热。　曲骨但是虚乏冷极皆灸。气海疗冷病，面黑肌体羸瘦，四肢力弱，小腹气积聚贲豚，腹弱脱阳，欲死不知人，五脏气逆上攻。　膏肓俞治羸瘦虚损，梦中失精，无所不疗《铜》。　肾俞治虚劳羸瘦，耳聋，肾虚水脏久冷《明》有腰痛，心腹膨胀，胁满引小腹痛，目视䀮䀮，少气溺血，小便浊，出精阴疼，五劳七伤虚惫，脚膝拘急《明》有好独卧，足寒如冰，头重身热振栗，腰中四肢淫泺，洞泄食不化，身肿如水。《明下》云：疗身寒热，食多身羸瘦，面黄黑，目䀮䀮，女久积冷气成劳。　脑空治劳疾，羸瘦体热，颈项强。　章门治伤饱，身黄羸瘦。　漏谷治食不为肌肤。下管治日渐羸瘦见痃癖。　下管见腹胀、胃俞见虚损、脾俞、下廉见飧泄治羸瘦。小儿羸瘦，食饮少，不生肌肤。灸胃俞一壮《明下》。

【点评】"下管治日渐羸瘦见痃癖"，今检此条主治实见于"腹痛"篇，文献出处标注有误。

灸劳法：其状手足心热，多盗汗，精神困顿，骨节疼寒，初发咳嗽，渐吐脓血，肌瘦面黄，减食少力。令身正直，用草子，男左女右，自脚中指尖量过脚心下，向上至曲脷大纹处截断，却将此草自鼻尖量，从头正中须分开头心发贴肉量至脊，以草尽处用墨点记。别用草一条，令病人自然合口量阔狭截断，却将此草于墨点上平摺两头尽处量穴。灸时随年多灸一壮如年三十，灸三十一，累效《集效》。

羸瘦固瘵疾，自有寒热等证，宜随证医治。若素来清癯者，非有疾也。惟病后瘦甚，久不复常，谓之形脱。与夫平昔充肥，忽尔羸瘦，饮食减少者，或有它疾来之，则难救疗。须辨之于早，而著艾可也。然仲景论六极，必曰：精极令人气少无力，渐渐内虚，身无润泽，翕翕羸瘦，眼无精光，且云八味肾气瘥六极。而瘥五劳则是八味元所当服仲景常服，或常服去附子，加五味子。而肾俞等穴，尤所当灸也。

脾俞、大肠俞，主腹中气胀引脊痛，食多身羸瘦，名曰食晦。先取脾俞，后取季肋。　五脏六腑心腹满，腰背痛，饮食吐逆，寒热往来，小便不利，羸瘦少气，灸三焦俞随年《千》。

肾虚 肾气　小肠气①

肾俞治肾虚水脏久冷《铜》，见劳，《明》同。　中膂俞治肾虚消渴见渴。阳跷疗肾气《明》。　下廉疗小肠气不足，面无颜色。灸小肠气痃癖气，发时腹痛若刀刺不可忍者，并妇女本脏气血癖，走疰刺痛，或坐卧不得，或大小便不通，可思饮食。于左右脚下下第二指第一节曲纹中心各灸十壮，每壮如赤豆大。甚验《集效》。一云：治寒病，盲肠气发，牵连外肾大

① 肾气　小肠气：原脱，据目录补。

痛，肿硬如石。

治小肠气方甚多，未必皆效。《耆域方》夺命散、《良方》苍猝散皆已试之效者。有一兵患小肠气，依此方灸足第二指下纹五壮，略效而再发，恐壮数未多也。予以镇灵丹十粒与之，令早晚服五粒而愈。灸固捷于药，若灸不得穴，又不如药相当者见效之速，且灸且药，方为当尔。近传一立圣散，用全干蝎七枚、缩砂仁三七枚、炒茴香一钱为末。分三服，热酒调下，和滓空心服。此疾是小肠受热，蕴积不散，久而成疾，服此立效。虽未试用，以其说有理，故附于此。有士人年少，觅灸梦遗。为点肾俞酸疼，其令灸而愈。则不拘老少，肾皆虚也。古人云：百病皆生于心。又云：百病皆生于肾。心劳生百病，人皆知之。肾虚亦生百病，人未知也。盖天一生水，地二生火，肾水不上升，则心火不下降，兹病所由生也。人不可不养心、不爱护肾乎。

【点评】《是斋百一选方》卷十五治小肠气夺命散载有"前峡州教授王执中《既效方》"，乃王氏试用有效之方。王氏将其试用有效之方辑为一书曰《既效方》，原书已佚，《针灸资生经》多引此书之方。

消渴 消肾　消中

商丘主烦中渴《千》。　意舍主消渴，身热，面目黄《明》同。　承浆《明下》云饮水不休、意舍、关冲、然谷主消渴嗜饮。　隐白主饮渴。　劳宫主苦渴食不下。　曲池主寒热渴。　行间、太冲主嗌干善渴并《千》。意舍见腹胀、中膂俞治肾虚消渴，汗不出《明》作汗出，腰脊不得俯仰，腹胀胁痛《铜》。　兑端治小便黄，舌干消渴。　然谷治舌纵烦满消渴。水沟治消渴饮水无度《明》同。　阳纲疗消渴《明下》，见肠鸣。

古方载渴病有三，曰消渴，曰消中，曰消肾。消肾最忌房事。李祠部必云肾虚则消渴，消中亦当忌也。张仲景云：宜服八味元，或服之不效者，不去附子也。有同舍患此，人教服去附子加五味子八味元，即效。有同官患此，予教服《千金》枸杞汤，效。坡文载眉山张医治杨颖臣渴病见坡，麝香当门子，酒渍作十元，取枳枸俗谓鸡矩子，亦曰癞汉指头作汤，饮之愈。张云：消渴消中，皆脾衰而肾败，土不能胜水，肾液不上溯，乃成此疾。今诊杨脾极巨，脉热而肾衰，当由果实过度，虚热在脾，故饮食兼人[1]而多饮水。水多故溺多，非消渴也。麝香能败酒，瓜果近辄不植。屋外有枳枸木，屋中酿酒不熟。故以二物去酒果毒，其论渴有理。故载于此。

凡消渴经百日以上，不得灸刺。灸刺则于疮上漏脓水不歇，遂致痈疽羸瘦而死。亦忌有所误伤。初得患者，可如方刺灸。若灸诸阴而不愈，宜灸诸阳。详见《千金》，有数十穴。

阴痿缩 两丸骞[2]

阴谷主阴痿，小腹急引阴内廉痛《千》。　大赫、然谷主精溢上缩。太冲主两丸骞缩，腹坚不得卧。《甲》云：脐环痛，阴骞两丸缩。　石门主小腹坚痛，下引阴中，不得小便，两丸骞。　阴交主腹䐜坚，痛引阴中，不得小便，两丸骞。　阴缩，灸中封。　大赫见失精、中封主痿厥见疝。　曲泉主不尿，阴痿。　气冲治阴痿茎痛《千》同，两丸骞，痛不可忍《铜》。　五枢见疝、归来治卵缩见阴痛。

筋挛阴缩入腹，相引痛，灸中封五十壮，或下[3]满五十壮。老少加减。又云此二穴，喉肿，厥逆，五脏所苦，鼓胀，并主之。

---

① 饮食兼人：指饮食量倍于常人。
② 两丸骞：原作大字，今据原书“目录下”改作小字。
③ 下：原作“不”，据《备急千金要方》卷十一改。

阴挺出

大敦主阴挺出。少府主阴挺长《千》，并见疝。上髎《千》见绝子治妇人阴挺出不禁《铜》。阴跷、照海见淋、水泉见月事、曲泉见瘕癖，《千》同治妇人阴挺出。阴跷见淋沥疗阴挺出《明》。

转胞

涌泉主胞转《千》，见淋。关元主妇人胞转不得尿见无子，又主胞闭塞。《铜》云：治胞转不得尿。腰痛小便不利，苦胞转，灸中极七壮小儿同，又灸十五椎，或脐下一寸或四寸，随年。凡饱食讫忍小便，或走马，或忍小便入房，或大走，皆致胞转，脐下急满不通方见《千金》。凡尿不在胞囊中，为胞屈僻，津液不通，葱叶除尖头，纳阴茎孔中深三寸，微用口吹胞胀津通，愈。

阴茎疼

曲泉见疝、行间主癃闭，茎中痛《千》。气冲主阴痿茎痛。列缺见失精、阴陵泉、少府主阴痛。归来主贲豚，卵上入引茎痛。归来治小腹贲豚，卵缩茎痛《铜》。横骨治阴器纵伸痛见淋。水道治小腹满，引阴痛见小腹满。气冲治茎痛见阴痿。会阴治阴中诸病，前后相引痛，不得大小便，阴端寒冲心。大敦治阴头痛见疝。肾俞见劳、志室见阴肿、阴谷见溺难、太冲见小便不利治阴痛。

【点评】“横骨治阴器纵伸痛见淋”，今检此条主治实见于“小便难”篇，引文出处标注有误。

《千金翼》云：七伤为病，小便赤热，乍数时难，或时伤多，或如针刺，阴下常湿，阴痿消小，精清而少，连连独泄，阴端寒冷，茎中疼痛云云当早服药著艾，茎中痛，灸行间三十壮。

膀胱气

章门疗膀胱气，癖疝，瘕气。膀胱气痛状如雷声，积聚气《明》。岐伯灸膀胱气攻冲两胁，时脐下鸣。阴卵入腹，灸脐下六寸两旁各寸六分三七壮。　五枢疗膀胱气攻两胁《下》。　膀胱冷，灸之如肾虚法《千》。　膀胱、三焦津液少，大小肠寒热见腰痛，或三焦寒热，灸小肠俞五十壮。　三焦、膀胱、肾中热气，灸水道随年壮。　水道治小腹满，引阴中痛，腰背急，膀胱有寒，三焦结热，小便不利。

《千金》云：气冲主㿗。《明堂》云：气冲疗𤸇疝。是𤸇疝即㿗也。《必用》云：治水㿗偏大，上下不定，疼不可忍，俗呼为膀胱气。是膀胱气即㿗疝也。然太仓公诊命妇云：疝气客于膀胱，难于前后溲而溺赤，又不可便认膀胱气为疝气云。

阴汗 湿痒

会阳治阳气虚乏，阴汗湿《铜》。　鱼际见寒热疗阴汗《明》。　《千》云：主阴湿腹中余疾。　中极、阴跷、腰尻交、阴交、曲泉主阴痒《千》。　会阴主阴头寒。　少府主阴痒见疝。

仲景论七伤曰：一阴汗，二精寒，三精清，四精少，五囊下湿痒，六小便数，七夜梦阴人。然则阴汗、阴湿痒者，盖七伤之数也，可不早治之乎？有人作文字则气湿，亦心气使然，心肾相为表里故也。

《千金翼》叙虚损云：疾之所起，生自五劳，即生六极详见寒热，复生七伤。一阴寒，二阴痿，三里急，四精连连不绝，五精少囊湿，六精清，七小便数。其病小便赤热，或如针刺，阴痿小，阴下常湿，精清而少云云。论与仲景少异，故载之于此。

阴肿 阴疮

曲泉见无子、阴跷见漏下、大敦、气冲见疝主阴肿《千》。　志室、胞肓疗阴痛下肿《明》。　昆仑在外踝后跟骨上，治阴肿《铜》。《明下》云：内昆仑在内踝后五分筋骨间，疗小儿阴肿，灸三壮。　曲泉治阴肿胻痛见风劳。　气冲治妇人阴肿见月事，又疗阴肿《明下》，见疝。　膀胱俞治阴生疮见便赤。

有人阴肿，医以赤土涂之，令服八味元而愈。一小儿阴肿，医亦以赤土涂之愈今人用写字油柱木用。若久病而阴肿，病已不可救，宜速灸水分穴。盖水分能分水谷，水谷不分故阴肿。不特阴肿，它处亦肿也。尤宜急服禹余粮元云见《既效方》。

小腹痛

阴跷疗小腹偏痛，呕逆，嗜卧《明》。　中极疗小腹痛，积聚坚如石，小便不利，失精绝子，面䵟《下》。　肾俞、复溜、中封、承筋、阴包、承山、大敦主小腹痛《千》。　石门、商丘主小腹坚痛，下引阴中。　石门、水分主小腹拘急痛。　涌泉主风入腹中，小腹痛。　脐中等主小腹疝气痛见疝。　太溪主小腹热而偏痛。　肝俞见咳逆、小肠俞见便赤、蠡沟、照海见疝、下廉见飧泄、丘墟见腋肿、中都见肠鸣治小腹痛《铜》。　太冲治腰引小腹痛。　带脉治妇人小腹坚痛，月脉不调，带下赤白，里急瘛疭。　五枢主小腹痛见疝。　曲泉主女子小腹肿无子，妇人阴痛，引心下。小腹绞痛，灸膝外边上去一寸宛宛中。《千翼》

小腹胀满

大巨治小腹胀满，烦渴，癀疝，偏枯，四肢不举《铜》。　曲骨治小腹胀满，小便淋涩不通，癀疝，小腹痛。　然谷治小腹胀见疝。　幽门治小腹胀满，呕沫吐涎喜唾。　京门见肠鸣、蠡沟见疝、中封治小腹肿见疟。　胞肓治小腹坚急见腹痛。　水道治小腹满，引阴中痛，腰背强急，膀胱有寒，三焦结热，小便不利。　大敦治小腹痛，中热喜寐。　小便不利，小腹胀满，虚乏，灸小肠俞随年《千》。五脏虚劳，小腹弦急胀热，灸肾俞五十壮，老小损之。若虚冷可百壮。　委中主小腹坚肿。

《铜人》云：小肠俞治小便赤涩淋沥，小腹痛。《千金》亦云：治小腹胀满。此治小腹胀痛要穴也。若灸不效，方灸其它穴云。

癞疝　诸疝气　胎疝　寒疝　卒疝

《必用方》云：治水癞偏大，上下不定，疼不可忍，俗呼为膀胱气。用煅过牡蛎二两、炮干姜一两，为末涂病处，即愈。则是水癞，即膀胱气也。《千金》云：气冲主癞。《明堂下经》云：治癞疝。则是癞即癀疝也。恐人惑其名而误治之，故为之辨。

【点评】“小肠气”“膀胱气”“癞疝”皆同一病也，王氏既言“恐人惑其名而误治之，故为之辨”，则此三篇当合为一篇也。

曲泉主㿉疝，阴跳，痛引脐中《千》。 中都、合阳、中郄、关元、大巨、交信、中封、太冲、地机主㿗疝。 中封主㿗疝癃暴痛，痿厥。 少府主阴痛，实时挺长，寒热阴暴痛，遗尿。偏虚则暴痒气逆，卒疝，小便不利。 冲门主妇人阴疝。 商丘主阴股内痛，气痈狐疝走上下，引小腹痛不可俯仰。 巨阙主狐疝。 太冲主狐疝，呕厥。 肩井旁肩解与臂相接处主偏㿗。 气冲主㿗阴肿痛。 中管主冲疝，冒死不知人。 交信主气癃㿗疝阴急，股枢腨内廉痛。 脐中、石门、天枢、气海主小腹疝气游行。五脏疝绕脐，冲胸不得息并《千》。脐疝绕脐痛，冲胸不得息，灸脐中。 脐疝绕脐痛，石门主之。脐疝绕脐痛，时止，天枢主之。又主气疝烦呕《千》云：主气疝呕，面肿贲豚并《甲》。 气冲主㿗《明下》作㿉疝，阴肿痛，阴痿茎中痛，两丸骞痛，不可仰卧。 五枢主阴疝，两丸上入小腹痛。《明下》云：主阴疝小腹痛。 阴交、石门、太冲主两丸骞见阴缩。

交信见淋、中都见肠鸣、大巨、曲骨见小腹治㿉疝《铜》。 曲泉治丈夫㿉疝，阴股痛，小便难，腹胁支满，癃闭，少气泄利，四肢不举，实即身热，目眩痛，汗不出，目䀮䀮，膝痛筋挛，不可屈伸。《千金》曰：㿗有四种。肠㿗卵胀，难灸。气㿗、水㿗，针灸易治。卵偏大上入腹，灸三阴交随年。卵偏大㿗病，灸关元百壮，或大敦随年壮，或横骨边二七壮，夹茎是详见《千金》。 筑宾治小儿胎疝《明下》同，痛不得乳。小儿胎疝，卵偏重，灸囊后缝十字纹当上三壮，春较夏灸，秋较冬灸。

太冲主女子疝及小腹肿，溏泄，癃遗尿，阴痛，面黑，目眦痛，漏血《千》。 蠡沟主女子疝，赤白淫下，时多时少，暴腹痛。 阴交、石门主疝见无子。 小儿气㿗，灸足厥阴大敦。左灸右，右灸左，各一壮。太仓公诊司空命妇曰：疝气客于膀胱，难于前后溲而溺赤，灸其足厥阴脉左右各一所，即不遗溺而溲清[1]，更为火齐汤饮之，而疝气散。

阴市、肝俞疗寒疝，下至腰脚如冷水，水伤诸疝，按之在膝上伏

---

① 清：原为小字注文，据文义改为正文文字。

兔下寒痛，腹胀满，厥少气。《明下》云：卒疝，小腹痛，力瘘气少，伏兔中寒，腰如冷水。《铜》云：寒疝小腹胀，腰以下伏兔上寒如冷水。

合阳治寒疝阴偏痛《铜》。　然谷治寒疝小腹胀，上抢胸胁。　次髎治疝气下坠，腰脊痛不得转摇，急引阴器痛不可忍，腰下至足不仁，背膝寒，小便赤淋，心下坚胀。　太溪、行间见白浊、肓俞见腹胀、肝俞治寒疝见咳，《明》同。　阴交治寒疝，引小腹痛，腰膝拘挛。　五枢治男子寒疝，卵上入小腹痛。　中封治寒疝引腰中痛，或身微热。大敦主寒疝，阴挺出见《下》。

舍弟少戏举重，得偏坠之疾，有客人为当关元两旁相去各三寸青脉上灸七壮，即愈。王彦宾①患小肠气，亦如此灸之愈余见膀胱。

【点评】“大敦主寒疝，阴挺出见《下》”，今检此条主治出《备急千金要方》卷三十，而不是抄自《太平圣惠方》卷一百，注文有误。

金门见尸厥、丘墟见腋肿治暴疝痛。　大敦治卒疝，小便数遗溺，阴头中痛，心痛汗出，阴上入腹，阴偏大，腹脐中痛，悒悒不乐。病左取右，病右取左。　蠡沟治卒疝，小腹肿，时小腹暴痛，小便不利如癃闭，数噫恐悸，少气不足，腹痛，悒悒不乐，咽中闷如有息肉，背拘急不可俯仰。　太冲治小儿卒疝，呕逆发寒。咽干胕肿，内踝前痛淫泺，胻酸，腋下肿。《明下》云：疗卒疝，小腹痛，小便不利如淋。　照海治卒疝，小腹痛，呕吐，嗜卧。

阴跷疗卒疝，小腹痛上同。左取右，右取左，立已《明》。　蠡沟疗卒疝，小腹肿，小便不利交仪同。脐下积气如卵石，足寒胫酸屈伸难《下》。　石门疗卒疝绕脐痛。　关元疗卒《铜》作暴，《千》同疝小腹痛，转胞不得小便。　陷谷疗卒疝小腹痛。　交信见淋疗卒疝。　华佗疗卒阴卵偏大，取足大指去甲五分内侧白肉际，灸三壮，炷如半枣核，左取右，右取左。

① 宾：底本残欠，据四库本补。

照海主四肢淫泺，身闷，阴暴起疝《千》。　大敦主卒疝暴痛，阴跳上入腹，寒疝，阴挺出偏大肿，脐腹中悒悒不乐，小便难而痛。灸刺立已，左取右，右取左。《甲》云：照海主之。

疝瘕　余见痃癖

阴陵泉治疝瘕，小便不利，气淋《铜》。《千》云：主妇人疝瘕，按之如以汤沃股内至腰，飧泄，阴痛，小腹痛坚急，下湿，不嗜食。

太溪主胞中有大疝瘕积聚与阴相引《千》。　太阴郄、冲门主疝瘕阴疝。　四满主脐下疝积《甲》云：胞中有血。　石门主腹满疝积。　四满见积聚、中极治疝瘕。

府舍治疝癖见脾疼。瘕聚灸气海、天枢百壮并见腹胀。　丘墟主大疝腹坚。

关元治瘕聚见赤白带。带下，灸间使三十。又淋，小便赤，尿道痛，脐下结块如覆盆，或因食得，或因产得，恶露不下，遂成疝瘕，或因月事不调，血结成块，皆针之《千翼》。

淋癃　淋沥　余见小便不通

关元主胞闭塞，小便不通，劳热石淋。又主石淋，脐下三十六疾，不得小便，并灸足太阳。　悬钟主五淋。　大敦、气门主五淋不得尿。　气冲主腹中满热，淋闭不得尿。　交信主气淋。　复溜主血淋。《明下》云：疗五淋，小便如散灰色。　关元、涌泉主胞转气淋。长强、小肠俞主淋癃。　关元、阴陵泉主肾病不可俯仰，气癃。　曲泉主癃闭。　行间主癃闭，茎中痛。　然谷主癃疝。　曲骨主小腹胀，血癃，小便难。　胞肓、秩边主癃闭下重，不得小便。　阴跷主女子淋《明》云：疗诸淋见淋沥。

【点评】以上所录《备急千金要方》腧穴主治出现了今人不熟悉的古穴名，例如“足太阳”“阴跷”，前者为足太阳经昆仑穴，后者为归入足少阴经的照海穴，其中“阴跷”作为照海的古称还见于宋代《太平圣惠方》，切不可理解为脉名。又关元所主之“三十六疾”见于《诸病源候论》卷之三十八《带下三十六候》：“诸方说三十六疾者，是十二症、九痛、七害、五伤、三固，谓之三十六疾也。十二症者，是所下之物，一者如膏，二者如青血，三者如紫汁，四者如赤皮，五者如脓痂，六者如豆汁，七者如葵羹，八者如凝血，九者如清血，血似水，十者如米汁，十一者如月浣，十二者经度不应期也；九痛者，一者阴中痛伤，二者阴中淋痛，三者小便即痛，四者寒冷痛，五者月水来腹痛，六者气满并痛，七者汁出，阴中如虫啮痛，八者胁下皮痛，九者腰痛；七害者，一者害食，二者害气，三者害冷，四者害劳，五者害房，六者害妊，七者害睡；五伤者，一者穷孔痛，二者中寒热痛，三者小腹急牢痛，四者脏不仁，五者子门不正，引背痛；三固者，一者月水闭塞不通，其余二固者，文阙不载。”

石门疗气淋，小便黄《下》。 长强疗五淋。 曲骨疗五淋，小便黄。 至阴疗小便淋，失精《下》。

中极治五淋，小便赤涩《明下》又云尿道痛，失精，脐下结如覆杯，阳气虚惫《铜》。 复溜治五淋，小便如散火。 次髎治赤淋见便不利。然谷、曲骨治淋沥见小腹痛。 太冲治淋。 阴陵泉治气淋，寒热不节。 交信治气淋，㿉疝，阴急，股引腨内廉骨痛。《明》云：疗气淋，卒疝，大小便难。 箕门治淋，遗溺，鼠鼷肿痛，小便不通。大钟治实则小便淋闭，洒洒腰脊强痛，大便秘涩，嗜卧，口中热；虚则呕逆多寒，欲闭户而处，少气不足，胸胀喘息，舌干，咽中食噎不得下，善惊恐不乐，喉鸣咳唾血。

气淋，灸关元五十壮，或盐著脐中灸三壮《千》。石淋，灸关元、或气门，或大敦各三十壮。劳淋，灸足太阴百壮。血淋，灸丹田或复溜各随年。五淋不小便，中封二七壮，或大敦七壮余见《千金》。

水泉治女小便淋沥。　委阳、志室见阴痛、中髎治小便淋沥。

阴跷疗妇人淋沥，阴挺出《铜》同，四肢淫泺，心闷，及诸淋《明》。

关元《明》同治不觉遗沥《铜》，见脐痛。　小肠俞治淋沥见小便赤。

予壮年寓学，忽有遗沥之患，因阅方书，见有用五倍子末酒调服者，服之而愈。药若相投，岂在多品？而亦无事于灸也，故附著于此。若欲治淋疾，则有王不留行子，神效。彭侍郎以治张道士，服三粒愈，见《既效方》。有妇人患淋，卧病久之，服诸药愈甚，其夫入夜来告急，予令取此花叶十余叶，令研细煎服。翌朝再来，云病已减八分，再与数叶煎服，即愈。一名剪金花，一名金盏银台。

小便难 不通　不利

涌泉疗小便不通《明》。　曲骨疗妇人小便不通《下》，见带下。

曲泉主阴跳，痛引茎中，不得尿《千》。　阴交、石门、委阳主小腹坚痛引阴中，不得小便。　关元主三十六疾，不得小便。　气冲主淋闭不得尿。　大敦主小便难而痛《甲》云：照海主之。　横骨、大巨、期门主小腹满，小便难，阴下纵。　阴谷、大敦、箕门、委中、委阳主阴跳遗，小便难。　中封、行间主振寒溲白，尿难痛。　曲骨主小腹胀，血癃，小便难。　列缺主小便热痛。　中极等见失精、承扶、屈骨端主小便不利见大便不禁。　少府、三里主小便不利，癃。　阴陵泉主心下满，寒中，小便不利。　胞肓等见淋、石门、关元、阴交、中极并见无子、曲骨见带下主不得小便。　京门主溢饮，水道不通，溺黄。

太冲治腰引小腹[1]痛，小便不利，状如淋《明》同，㿉疝，小腹肿，

① 腹：原作“便”，据本卷“小腹痛”篇改，与《铜人腧穴针灸图经》合。

溏泄，遗溺，阴痛，面目苍色，胸胁支满，足寒，大便难《铜》。 水道治膀胱寒，三焦热，小便不利见小腹痛。 会阴治小便难，窍中热《千》同，皮痛，阴端寒冲心。 横骨治腹胀，小便难，阴器纵伸痛。阴包见腰、至阴、阴陵泉见疝、地机见水肿、三阴交见痃癖治小便不利。箕门见淋治小便不通。 阴谷治烦逆溺难，小腹急，引阴痛，股内廉痛。 五里治肠中满，热闭不得溺。 行间治溺难见白浊。

有人小便淋涩不通，甚以为苦。予令摘王不留行叶详见淋沥，研细煎服，即愈。黄芪椎破，水煎数沸服，治大小便不通，立效。亦有多煎葱汤，浸脐以下，得通。

小便五色

肾俞主小便难，赤浊，骨寒热《千》。 前谷、委中主尿赤难。上廉、下廉主小便难、黄。 凡尿青取井，黄取俞，赤取荥，白取经，黑取合。 承浆主小便赤黄，或时不禁。 完骨、小肠俞、白环俞、阳纲、膀胱俞主小便赤黄。 中管主小肠有热，尿黄。 关元主肾病，气癃，尿黄。 京门又见下不通、照海主尿黄，水道不通。 大陵主目赤，小便如血。 关元主伤中尿血。

大陵治小便如血。 关元《明下》同治溺血①见脐痛。 下管疗小便赤《明》，见腹坚。 阴交治脐下热，小便赤，气痛如刀搅，作块如覆杯。

阴跷疗尿黄水，小腹热，咽干。《下》云：疗小便难。 小肠俞疗小便赤涩，小肠紧急。 太溪、关元见贲豚、白环俞疗小便黄《下》。

小肠俞治小便赤涩淋沥，小腹痛《铜》。 膀胱俞治小便赤涩，遗溺，阴生疮，少气，胫寒拘急，不得屈伸。 上廉治小便难，赤黄。太溪见伤寒无汗、兑端见渴、阴谷见腹胀、下廉治溺黄。 魂门治小便赤

---

① 血：原作“海”，据卷五“脐痛”篇改，与《铜人腧穴针灸图经》合。

黄。 关元见脐痛、秩边见腰痛、气海、阳纲治小便赤涩见腹胀。 下脘治小便赤见腹痛。 大敦主尿血，灸三壮《千》。

小便有五色，惟赤白色者多。赤色多因酒得之，宜服《本事方》清心丸予教人服，效。白色乃下元冷，宜服补药、著灸，肾俞、关元、小肠俞、膀胱俞等，皆要穴也。近有患小便出血者，人教酒与水煎苦荬菜根，服即愈。

治梦遗失精 白浊

虚劳尿精，灸第七椎两旁各三十壮《千》，或曲泉百壮。 虚劳白浊，灸脾俞百壮或三焦俞、肾俞、章门各百壮。 梦失精，小便浊难，灸肾俞百壮。 梦泄精，灸中封五十。 男子梦与人交，精泄，灸三阴穴五十①。 失精阴缩，灸中封五十。 阴痛溺血精出，灸列缺俞五十②。 失精五脏虚竭，灸曲骨端五十。 失精，阴缩茎痛，灸大赫三十。 失精，膝胫痛冷，灸曲泉百壮。 腰脊冷疼溺浊，灸脾募百壮并《千》。 白浊漏精，灸大椎骨、尾龟骨并中间共三穴，以绳量大椎至尾龟骨，折中取中间穴别附。 太冲、中封、地机主精不足《千》。中极、蠡沟、漏谷、承扶、至阴主小便不利，失精《明下》同。

志室治失精，小便淋沥。 然谷治③精溢大赫同，胻酸不能久立，足一寒一热。 行间治溺难，白浊，寒疝，小腹肿。 肾俞治溺血，便浊，出精《铜》，见劳瘵。 膏肓俞治梦失精见劳。 至阴、曲泉见风劳、中极《明下》同治失精见淋。 志室治下肿失精。 梦泄精，灸三阴交二七壮，梦断神良《千》。虚劳尿精，阳陵泉或阴陵泉随年壮，或十椎、十九椎旁三十壮。耳聋，腰痛，失精，食少，膝以下清云云，当灸京

---

① 三阴穴五十：《千金翼方》卷二十七作“三阴交五壮”。

② 五十：原作“五十一”，据四库本删“一”字，与《千金翼方》卷二十七原方合。

③ 治：原作“主”，此条文字实录自《铜人腧穴针灸图经》，据文例改。

门五十壮，十四椎百壮。

《五脏论》曰：心有三孔，藏精汁三合《千》同，则人之遗漏，其因于心乎？心动则遗漏从之。欲免此患，要养其心，使不动可也。其次则邪念或起，必早抑之。至游居士云“不愁念起，只恐觉迟”是也。服药针灸，斯为下矣，然犹愈于不为也。

大便不通

大钟、中髎、石门、承山、太冲、中管、太溪、承筋主大便难《千》。　昆仑主不得大便。　肓俞主大便干，腹中切痛。　石关主大便闭，寒气结，心坚满。

承山见转筋、太溪见伤寒无汗治大便难《铜》。　大钟《铜》，见淋、石关治大便秘涩。　肓俞治大便燥见腰痛。　中注治小腹有热，大便坚燥不利。　太白治腰痛，大便难。　太冲治足寒，大便难。

石关、膀胱俞疗腹痛，大便难《明下》。

大便难，灸七椎旁各一寸七壮《千》，又承筋三壮。　大便不通，大敦四壮。　大便闭塞，气结，心坚满，石门百壮余见《千金》。

腹中有积，大便秘，巴豆肉为饼，置脐中，灸三壮即通。神效。《耆域》蜜兑治大便秘详见《既效》。

大小便不通

丰隆主大小便涩难《明》同。　长强《明下》同、小肠俞主大小便难，淋癃。　胞肓主癃闭，下重，大小便难。　水道主三焦约，大小便不通又云主妇人。　营冲四穴主大小便不利。　太溪主大便难，尿黄。中注、浮郄主小腹热，大便坚。

白环俞见腰脊、扶承见痔、大肠俞治大小便不利《铜》，见腹胀。 会阴治不得大小便见阴痛，《千》同。 浮郄治小肠热，大肠结见筋急。

膀胱俞疗大小便难，尿赤《明》。 交信疗大小便难。

一卒伤寒，大小便不通。予与五苓散而皆通。五苓固利小便矣，而大便亦通者，津液生故也。或小便通，而大便尚不通，宜用蜜兑道之。《必用方》：妇人老人大便秘，用麻子、苏子煮粥食，最佳。

小便不禁 遗尿附

承浆主小便不禁见便黄。 关元又主妇人小便数，泄不止、涌泉主小便数。 少府主阴暴痛遗尿《千》。 关门、中府《甲》作委中、神门主遗尿。阴陵泉、阳陵泉主失禁遗尿不自知。 太冲主女遗尿见疝。

关门治遗溺善满《铜》。 箕门见淋、通里见伤寒，《千》同、大敦见疝、膀胱俞见便赤、太冲见小便不利、委中见腰脊、神门治遗溺见心烦。 阴包治遗溺不禁见腰痛。

遗溺，灸阳陵泉或足阳明，各随年《千》。 遗溺失禁，出不自知，灸阴陵泉随年。 小便失禁，灸大敦或行间七壮。 尿床，灸脐下横纹七壮。妇人遗尿，灸横骨七壮。 小儿遗尿，灸脐下寸半随年，又灸大敦三壮余见《千金》。 曲泉、阴谷、阴陵泉、复溜，此诸穴断小便利大佳。不损阳气，亦云止遗尿①。

大便不禁 余见泄泻

大肠俞、次髎主大小便利。 阳纲主大便不节《明》同，肠鸣泄注，小

① 诸穴断小便利大佳。不损阳气，亦云止遗尿：此句原排作小字，今据《备急千金要方》卷二十一原方改作大字正文。

便赤黄。　承扶主尻中肿，大便直出，阴胞有寒，小便不利。　屈骨端主大便泄数，小便不利，并灸天枢。　丹田主泄利不禁，小便[1]绞痛。

关元疗泄痢虚胀，小便难《明》。

魂门治大便不节《铜》。

老小大便失禁，灸两足大指去甲一寸三壮，又灸大指歧间各三壮《千》。　三里主霍乱遗矢。

大便不禁，病亦惙矣，神阙、石门、丹田、屈骨端等，皆是穴处，宜速灸之。予顷患脾泄，医谓有积，以冷药利之，大便不禁，服镇灵丹十余元，午夜各数元而愈。今人服此丹三五元不效则不服，是以一勺水救舆薪火也，可乎哉？

泄泻 余见吐泻

曲泉治泄利，四肢不举《铜》，见疝。　腹结治腹寒泄利见脐痛。　神阙治泄利不止，小儿奶利不绝，腹大，绕脐痛。　气穴治妇人泄利不止见月事。　阳纲治大便泄利。　意舍治大便滑泄并见腹胀。　梁门治大肠滑泄，谷不化见积气。　关门治泄利，不欲食见积气。　天枢治泄利，食不化。　三焦俞治水谷不化，欲泄注见腹胀。　悬枢治水谷不化，下利见积聚。　脊中治温病，积聚下利。　中髎治腹胀，下利食泄。　脾俞治泄利见腹胀。　膀胱俞治泄利腹痛。　大肠俞、肾俞治洞泄，食不化见劳瘵。　会阳治腹中冷气，泄利不止。　京门治小腹急肿，肠鸣洞泄，髀[2]枢引痛。　三间治腹满，肠鸣洞泄。　然谷治儿洞泄见口噤。

关元疗腹泄不止《明下》，见贲豚。

京门、然谷、阴陵泉主洞泄不化《千》。　肾俞、章门主寒中，洞泄不化。　京门、昆仑主洞泄，体痛。　长强主头重，洞泄。《明

---

① 小便：本卷“痢”篇同，此条抄自未经宋人校本《备急千金要方》。宋校本作“小腹”。

② 髀：原作“髎”，据《铜人腧穴针灸图经》卷中改。

下》云：洞泄不禁。 阴陵泉、隐白主胸中热，暴泄。 大肠俞主肠鸣，腹䐜肿，暴泄。 三焦俞、小肠俞、下髎、意舍、章门主肠鸣腹胀欲泄注。 会阳主腹中有寒泄注，肠澼便血。 束骨主肠澼泄。天枢主冬月重感于寒则泄，当脐痛，肠胃间游气切痛。

若心腹痛而后泄，此寒气客于肠间云云，灸关元百壮，服当归缩砂汤《指》。

泄泻宜先灸脐中，次灸关元等穴。

飧泄

中髎主腹胀飧泄。 下廉治小腹痛，飧泄，次指间痛，唇干，涎出不觉，不得汗出，毛发焦，脱肉少气，胃中热，不嗜食。 上廉见胁痛治飧泄。

阴陵泉主妇人飧泄见疝瘕。

《素问》言：春伤于风，夏必飧泄，苟知伤于风而得之，则药自可治，虽不著艾，未为害也。

《本事方》云：飧泄者，食谷不化也。春时木旺，肝生风邪，淫于脾经，至夏引冷当风，故多飧泄，宜芎䓖元。芎䓖、神曲、白术、附子等分，细末，糊圆梧子大，每服三五十元，米饮下。治脾湿而泄者，万无不中。其用芎除湿有理，故载于此。

溏泄

三阴交治溏泄食不化《铜》见腹胀。 地机见水肿治溏泄。

地机主溏瘕，腹痛，脏痹《千》。 太冲等主溏泄见痢。

予尝患痹疼，既愈而溏利者久之。因灸脐中，遂不登溷，连三日灸之，三夕不登溷。若灸溏泄，脐中第一，三阴交等穴乃其次也。

《本事方》云：一亲每五更初必溏痢一次者数月。有人云此名肾泄，肾感阴气而然。服五味子散愈五味子二两，吴茱萸半两，细粒绿色者，并炒香熟为末，每服二钱，陈米饮下。其论溏利有理，故附载之。

予旧患溏利，每天晓必如厕。人教赎豆附元，服即愈。其方不可得也，它年再患此，只用姜煎附子加豆蔻服，愈。

痢 余见泻

《素问》言泄痢有五种：一曰胃泄，饮食不化而色黄，胃与脾合故黄也；二曰脾泄，腹胀而注泄无休，又上逆呕，此为寒热之患也；三曰大肠泄，食毕肠鸣切痛，而痢白色，大肠与肺合故白也；四曰小肠泄，身瘦而便脓血，小肠与心合，心主血也；五曰大瘕泄，里急后重，数至圊不能便，茎中痛，此肾泄也。诸家方有二十余种，此唯言五种。盖举其纲也。《必用方》亦有赤白痞蛊之别。其大概则脏腑寒也，廪丘公所谓诸下悉寒是也。数予治人痢，惟与以镇灵丹，无有不效。或未效，更加丸数，则效矣。若蛊利，则用柏叶黄连煎服见《既效》。诸痢惟《耆域方》用厚朴、樱粟壳末最佳。后人又加木香、黄连、陈皮等分，甘草拌之，黄谷叶数片，姜枣、乌梅水煎。予尝用之验，故载于此。然痢本无恶证，而有患此而死者，或者世医以痢为热病，多服冷药故也。若其急难，亦当灼艾，不可专用药云。

【点评】王执中于卷二第一篇“针灸须药”，强调临床治病应根据病种、病情，当药则药治之，当针灸而针灸治之，针药合用，各用其宜。故王氏在《针灸资生经》卷三至卷七病症治疗中，除了辑录针灸方外，也从《既效方》《集效方》《苏沈良方》《陆氏续集验方》《普济本事方》《耆域方》《单方歌》《录验方》《梅师方》

《肘后方》《海上方》《外台秘要方》等方书中辑录有效药方。充分体现了王氏针药合用的思想以及丰富的方药应用的经验。

复溜主肠澼，便脓血，泄痢后重，腹痛如痓状《千》。 交信主泄痢赤白《铜》同①，漏血。 太冲、曲泉主溏泄，痢注下血。 小肠俞主泄痢脓血五色，重下肿痛。 丹田主泄痢不禁，小便绞痛。 关元、太溪主泄痢不止。 脾俞主泄痢不食，食不生肌。 五枢主妇人赤白，里急，瘛疭。

曲泉治泄水，下利脓血《铜》，见风劳。 中膂俞治肠冷，赤白痢《明》同。

膀胱俞疗泄痢，腹痛《明》。 脊俞疗温病，积聚下痢《铜》作下利。关元疗泄痢见便不禁。 小儿痢下赤白，秋末脱肛，每厕腹痛不可忍，灸十二椎下节间，名接脊穴一壮。 黄帝疗小儿疳痢脱肛，体瘦渴饮，形容瘦悴，诸药不瘥，灸尾翠骨上三寸骨陷间三壮。 岐伯云：三伏内用桃水浴孩子，午正时当日灸之，用青帛拭，似见疳虫随汗出，神效。 小儿秋深冷痢不止，灸脐下二寸三寸间动脉中三壮。

妇人水泄痢，灸气海百壮。 泄痢食不消，不作肌肤，灸脾俞随年壮《千》。 泄注五利便脓，重下腹痛，灸小肠俞百壮。 泄痢不禁，小腹绞痛，灸石门百壮三报。久痢百治不瘥，灸足阳明下一寸高骨上陷中，去大指歧三寸，随年。又脐中二三百壮，又关元三百十日灸。 赤白下，灸穷骨，多为佳。四肢不举，多汗洞痢，灸大横随年余见《千金》。

痢暴下如水云云，气海百壮《指》。

便血 余见痢 肠风

复溜、太冲等并见痢、会阳见泻主便血《千》。 下廉、幽门《明》同、

① 赤白《铜》同：底本残欠，后人补“赤白及”三字，今据四库本、日宽文本补。

太白见吐泻治泄利脓血《铜》。　太白治吐泄脓血见腹胀。　小肠俞治大便脓血出《明》同。　下髎治大便下血。　腹哀治大便脓血见腹痛。《千》又云：寒中，食不化，腹痛。　劳宫见伤寒治大小便血。

《陆氏续集验方》治下血不止：量脐心与脊骨，平于脊骨上灸七壮即止。如再发，即再灸七壮，永除根本。目睹数人有效。予尝用此灸人肠风，皆除根本，神效无比。然亦须按其骨突处酸疼方灸之，不疼则不灸也。但便血本因于肠风，肠风即肠痔，不可分而为三，或分为三而治之，非也。

【点评】按压酸疼处取穴是王执中临床特别强调的一点。王氏临床常用此法施灸发针，并于卷二设专篇“针灸受病处”阐述。

痔 瘘漏　余见疡瘘

长强治肠风下血，五种痔，疳蚀下部䘌，此痔根本是冷，谨冷食房劳《铜》，与《明》同。《明下》云：疗久痔。　会阴治谷道瘙扰，久痔相通者死《千》云：主痔与阴相通者死。　会阳治久痔。　小肠俞治五痔疼《明》同。　秩边治五痔发肿。　复溜治血痔，泄后肿。　飞扬治野鸡痔。承山治久痔肿痛。　扶承治久痔，尻脽肿，大便难，阴胞有寒，小便不利。《千》云：疗五种痔，泻鲜血，尻脽中肿，大便难，小便不利。

【点评】“《千》云：疗五种痔，泻鲜血，尻脽中肿，大便难，小便不利”，今检此条文字出自《太平圣惠方》卷一百，故“千云”应作“下云”。

气海俞疗痔病泻血《明》。

飞扬主痔篡伤痛。　商丘、复溜主痔血泄后重。　劳宫主热痔。承筋、承扶、委中、阳谷主痔痛掖下肿。　商丘主痔骨蚀《铜》云：痔疾，骨疽蚀。　支沟、章门主马刀肿瘘。　绝骨主瘘，马刀腋肿。　侠溪、阳辅《铜》同、太冲主腋下肿，马刀瘘《铜》云：太冲、临泣治马刀疡瘘。　天突、章门、天池、支沟主漏。　天突、天窗主漏颈痛。　长强疗下漏《明》，见痔。《千》用葶苈子、豉作饼灸漏。《外台》云：不可灸头疮，葶苈气入脑杀人。

灸痔法：疾若未深，尾闾骨下近谷道灸一穴，便可除去。如《传信方》先以经年槐枝煎汤洗，后灸其上七壮，大称其验。如《本草》只以马蓝菜根一握，水三碗，煎碗半，乘热以小口瓦器中熏洗，令肿退，于元生鼠奶根上灸即不可灸尖头，恐效迟。如患深，用汤洗未退，易汤洗令消。然后灸，觉火气通至胸乃效。病虽深，至二十余壮，永绝根本。以竹片护四边肉，仍于天色寒凉时灸，忌毒物《集效》。

《千金》灸漏，更有数穴。

肠风

脊端穷骨脊骨尽处，一名龟尾，当中灸三壮，治肠风泻血即愈。须颠倒身方灸得。　久冷五痔便血，脊中百壮《千翼》。

何教授《汤簿》有此疾积年，皆一灸除根。《汤簿》因传此法。后观《灸经》，此穴疗小儿脱肛泻血，盖岐伯灸小儿法也。后人因之，以灸大人肠风泻血尔。盖大人、小儿之病，初不异故也。

五痔便血失屎，回气百壮，在脊穷骨上。赤白下，灸穷骨，惟多为佳。

【点评】“久冷五痔”条应接王氏按语后，回行顶格排，“五痔便血”以下文字属正文，应接在“千翼”条下；“回气百壮，在脊穷骨上。赤白下”原作小字，今据《千金翼方》卷二十七改作大字；“赤白下”后脱“灸穷骨，惟多为佳”七字。可见，此节文字既有错简，又有脱文，还有体例上的错乱。

长强治肠风下血《铜》，见痔。

肠风药甚众，多不作效，何也？《本草衍义》曰：肠风乃肠痔，苟知其为痔而治之，无不效矣。若灸肠风，长强为要穴云。近李仓肠风，市医以杖量脐中于脊骨当脐处灸，即愈。予因此为人灸肠风，皆除根。陆氏方治下血除根。

肠澼

复溜见痢、束骨、会阳见泻主肠澼《千》。

中都治肠澼，㿗疝，小腹痛《铜》。　四满治肠澼切痛见积聚。

结积留饮澼囊，胸满饮食不消，灸通谷五十壮《千》。　大肠俞主风，腹中雷鸣，大肠灌沸，肠澼泄痢，食不消化，小腹绞痛，腰脊疼强，大小便难，不能饮食，灸百壮，三报之。诸结积留饮澼囊，胸满饮食不消，通谷五十壮，又胃管三百，三报之。第十五椎名下极俞，主腹中疾，腰痛，膀胱寒澼，饮注下，随年壮《千翼》。　会阳主腹中有寒泄注，肠澼便血。　束骨主肠澼泄。　膺窗主肠鸣泄注。　阳纲主大便不节，小便赤黄，肠鸣泄注。　三焦俞、小肠俞、下髎、意舍、章门主肠鸣腹胀，欲泄注《千》。

【点评】“结积留饮澼囊，胸满饮食不消，灸通谷五十壮《千》”，据此方主治病症，应是腹部“通谷”，《医心方》卷九引此方下注曰“在幽门下一寸”，极是。“第十五椎名下极俞，主腹中疾，腰痛，膀胱寒澼，饮注下，随年壮《千翼》”，此条主治引自《扁鹊针灸经》，其“下极俞”乃背俞穴，在《华佗针灸经》又名“气海俞”，今人不察皆误解为背正中线督脉奇穴，非也。

肠痛 余见肠澼

太白主肠痛《甲》，见肠鸣。　陷谷等主肠痛《千》，见肠鸣。

商曲治肠切痛《铜》，见积聚。

建里疗肠中疼，呕逆上气，心痛身肿《明》。

气冲治肠中大[①]热《铜》，见上气。

肠痛亦多端。若疼甚者，乃肠痈，急宜服内补十全散等药，其它宜随证灸之。有老妪大肠中常若里急后重，甚苦之，自言人必无老。新妇此奇疾也，为按其大肠俞疼甚，令归灸之而愈。

肠痈为病，小肠重，小便数似淋，或绕脐生疮，或脓从脐出，大便出脓血，屈两肘正灸头锐骨各百壮，则下脓止，止瘥。

【点评】此灸肠痈方出自《备急千金要方》卷二十三，方后当标注“《千》”。

胡权内补十全散治肠痈神效。

肠鸣 腹鸣

不容治腹虚鸣《铜》，见痃癖。

三间主胸满肠鸣《千》。　胃俞主腹满而鸣《明下》云：腹中鸣。　脐中主肠中常鸣，上冲于心。　天枢主腹胀肠鸣，气上冲胸又主妇人。　阴都主心满，气逆，肠鸣。　太白、公孙、大肠俞、三焦俞等见泻主肠鸣。　阴交主肠鸣濯濯，有如水声。　上廉主肠鸣相追逐。　漏谷主

① 大：原作“之”，据卷四“咳逆上气”篇改，与《铜人腧穴针灸图经》合。

肠鸣，强欠，心悲气逆。　膺窗主肠鸣泄注。　陷谷、温溜、漏谷、复溜、阳纲主肠鸣而痛。　下髎主妇人肠鸣注泄。　胸胁胀，肠鸣切痛，太白主之《甲》。

三里见胃、三间、京门见泻、关门见积气、三阴交见腹胀、陷谷、水分、神阙并见水肿、承满、温溜、三焦俞、大肠俞、胃俞腹胀、天枢月事治肠鸣《铜》。　章门治肠鸣盈盈然《千》同，食不化，胁痛不得卧，烦热口干，不嗜食，胸胁支满，喘息心痛，腰《下经》有背胁痛不得转侧。上廉治肠鸣，气走疰痛。　商丘治腹胀肠鸣不便，脾虚令人不乐，身寒善太息，心悲气逆。　复溜治腹雷鸣见鼓胀。

督俞疗腹痛雷鸣《明》，见腹痛。　承满疗肠鸣腹胀，上喘气逆《下》。阳纲疗食饮不下，腹中雷鸣，腹满䐜胀，大便泄，消渴，身热面目黄，不嗜食，怠惰《下》。《千》云：主肠鸣见大便不禁。　三焦俞疗腹胀肠鸣。

肠中雷鸣相逐，痢下，灸承满五十壮《千》。　天枢主腹胀肠鸣，气上冲胸，不能久立，腹痛濯濯，冬日重感于寒则泄见泄泻，食不化，嗜食身肿，夹脐急。　腹中雷鸣，灸太冲，无限壮数《千》，见上气。

脱肛

百会疗脱肛《明》。《下》云：疗大人、小儿脱肛。《铜》云：治小儿脱肛，久不瘥。　岐伯疗小儿脱肛泻血，秋深不较，灸龟尾一壮，脊端穷骨也。　黄帝灸小儿疳痢脱肛。　小儿痢下脱肛并见痢。

小儿脱肛，灸顶上旋毛中三壮即入《千》。或尾翠骨三壮，或脐中随年。

寒冷脱肛，灸翠骨七壮立愈，神。又脐中随年[1]《千翼》。　横骨百

---

① 灸翠骨……随年：原作小字，今据《千金翼方》改作大字正文。

壮，或龟尾七壮穷骨。

人有小女患痢脱肛，予传得一方，用草茶叶一握，姜七片，令煎服而愈。然不知其方所自来也，后阅坡文，始知生姜㕮咀煎茶，乃东坡治文潞公痢之方也。故附于此。

霍乱转筋 筋缓急 余见手足挛

凡霍乱，头痛，胸满，呼吸喘鸣，穷窘不得息，人迎主之《千》。巨阙《明》云：疗霍乱不识人、关冲、支沟、公孙、阴陵泉主霍乱。 太阴、大都、金门、仆参主厥逆霍乱。 太白主霍乱逆气。 鱼际主胃逆霍乱。 承筋主霍乱胫不仁。

承筋、仆参见尸厥、解溪、阴陵泉见疝治霍乱。

金门、仆参、承山、承筋主①转筋霍乱《千》。

承山治霍乱转筋，大便难《铜》。 金门治霍乱转筋。 曲泉见疝、悬钟见膝挛、阳辅见膝痛、京骨见足麻、胃俞治筋挛见腹胀。 仆参见足痛、窍阴见无子、至阴见头痛、解溪见风、丘墟见腋肿治转筋。 髀关治筋络急《铜》，见膝痛。 浮郄治小肠热，大肠结，股外经筋急，髀枢不仁。曲池治筋缓，捉物不得，挽弓不开，屈伸难，风臂肘细无力。 中渎治寒气客于分肉间，痛攻上下，筋痹不仁。 承筋治寒搏转筋支肿，大便难，脚腨酸重，引小腹痛。

委中见脚弱、附阳、承山见腰脚疗筋急《明下》。 张仲文灸脚筋急见腰脚。 岐伯疗脚转筋发不可忍者，灸脚踝上一壮。内筋急灸内，外筋急灸外。

解溪主膝重，脚转筋，湿痹《千》。 窍阴主四肢转筋。 太渊主眼青，转筋，乍寒乍热，缺盆中相引痛。 丘墟主脚急肿痛，战掉不

---

① 主：原无，据《备急千金要方》卷三十补。

能久立，蹘筋足挛。　委中、委阳主筋急身热。　肝俞主筋寒热痉，筋急手相引。　心俞、肝俞主筋急手相引。转筋入腹，痛欲死者，使四人捉手足，灸脐左边二寸十四壮《备急》。《千》云：脐上一寸十四壮。转筋灸涌泉六七壮《千》。转筋四厥，灸乳根黑白际一壮。若手足厥冷，三阴交二七壮。　霍乱已死有暖气者，承筋七壮，起死人。　又盐纳脐中，灸二七壮。　腰背不便，转筋急痹筋挛，二十一椎随年。转筋在两臂及胸中，灸手掌白肉际七壮。又灸膻中、中府、巨阙、胃管、尺泽，并治筋拘头足，皆愈。　腹胀转筋，脐上一寸二七壮。

人有身屈不可行，亦有膝上肿疼动不得。予为灸阳陵泉皆愈。已救百余人矣。神效无比有吐泻转筋者，予教灸水分即止。　转筋十指挛急，不得屈伸，灸脚外踝骨上七壮余见《千金》。

霍乱吐泻 余见转筋

凡霍乱泄出不自知，先取太溪，后取太仓之原《千》。　三里主霍乱，遗矢失气。　期门主霍乱泄注。　尺泽主呕泄上下出，胁下痛。太白主腹胀食不化，喜呕，泄有脓血。

关冲治霍乱胸中气噎，不嗜食，臂肘痛不举《铜》。　人迎治吐逆霍乱，胸满，喘呼不得息。　期门治胸中烦热，贲豚上下，目青而呕，霍乱泄利。腹坚硬，大喘不得卧，胁下积气。　上脘治霍乱吐利，身热汗不出。　隐白治吐泄见腹胀。　中脘治霍乱，出泄不自知。支沟、天枢治呕吐霍乱见脐痛。　太白治气逆霍乱腹痛，又吐泄脓血见腹胀。　阴郄治心痛霍乱，胸满。

上管治霍乱心痛，不可卧，吐利《明》。　巨阙疗胸胁满，霍乱吐利不止，困顿不知人《下》。

【点评】据全书引文出处标注通例，凡引自《太平圣惠方》者皆作“疗”，故“上管治霍乱心痛，不可卧，吐利《明》”条文的标注当作“上管疗霍乱心痛，不可卧，吐利《明》”。

吐逆霍乱，吐血，灸手心主五十壮《千》。凡霍乱先心痛及先吐，灸巨阙七壮。若先腹痛，太仓二七壮。若先下利，灸大肠募脐旁二寸，男左女右。若吐下不禁，两手脉疾数，灸崴骨下三寸，又脐下三寸，各七十壮。若下不止，大都七壮。若泄利伤烦欲死，慈宫二七壮。

霍乱吐泻，尤当速治，宜服来复丹、镇灵丹等药，以多为贵。尤宜灸上管、中脘、神阙、关元等穴。若水分穴，尤不可缓。盖水谷不分而后泄泻，此穴一名分水，能分水谷故也。或兼灸中管穴，须先中管而后水分可也。

呕吐 又见喘嗽

胃俞主呕吐，筋挛，食不下《千》。商丘主脾虚，令人病寒不乐，好太息，多寒热，喜呕。 商丘、幽门、通谷主喜呕。 阳陵泉主呕宿汁，心下澹澹。 天容主咳逆呕沫。 曲泽主逆气呕涎。 维道主呕逆不止。 大钟、太溪主烦心满呕。 绝骨主病热欲呕。 俞府《明下》云：不下食、灵墟、巨阙、率谷、神藏主呕吐胸满。 胃俞、肾俞、石门、中庭等见反胃、少商、劳宫主呕吐。 隐白主膈中呕吐，不欲食。魂门、阳关主呕吐不住，多涎。 巨阙、胸堂主吐食。 膈俞主吐食，又灸章门、胃管。

鱼际疗膈虚食饮呕，身热汗出，唾呕，吐血唾血《明》。 中庭见反胃疗呕吐《明》。云门见上气疗呕逆。

神藏、灵墟治呕吐胸满《铜》，见胸胁满。 承光见头痛、大都见腹满治呕吐。 太冲治呕逆发寒见疝。 大钟治呕逆多寒见淋。 劳宫见伤寒治气逆呕哕。 维道治呕逆不止，三焦不调，水肿不嗜食。 上髎治呕逆。　膈关治呕哕多涎唾见背痛。　率谷治呕吐不止见痰。　肺俞治上气呕吐见上气。　玉堂治呕吐，寒痰上气。　心俞治呕吐，不下食见狂走。　中庭见胸满、腧府见喘、意舍见腹胀治呕吐。　膈俞治咳逆呕逆，膈胃《明》作上寒痰，食饮不下，胸满支肿，胁痛腹胀，胃脘暴痛。　胆俞治呕则食无所出见腹胀。　魄户治呕吐烦满见上气。　膻中治吐涎。太溪治呕吐，口中如胶，善噫。　颅囟治小儿呕吐涎沫。　瘈脉治小儿呕吐泄利并见小儿瘛疭。　筑宾见狂、少海治呕吐涎沫。

廉泉疗喘息呕沫《明》，见少气。　筑宾疗呕吐不止。　幽门疗善吐，食饮不下，兼唾多吐涎，干哕呕沫《下》。　上管疗呕吐食不下，腹胀气满，心忪惊悸，时吐呕血，腹疞痛，痰多吐涎。　小儿吐奶，灸中庭一壮。

粥食汤药皆吐不停，灸间使《千》，见干呕。　吐逆呕不得食，灸心俞百壮，或胸堂百壮，或巨阙五十。呕吐宿汁，吞酸，灸日月百壮，三报。或盐半斤炒，故帛裹就热熨痛处，主呕吐。

若心腹痛而呕，此寒热客于肠胃云云，灸中脘《指》。

三焦俞主饮食吐逆《千》，见劳。

隐白疗呕吐《明》。

太白治呕吐。　三焦俞治吐逆并见腹胀。

干呕

极泉、侠白治心痛，干呕烦满《铜》。

通谷疗干呕无所出，又治劳食饮膈结《明》。　胆俞疗胸胁支满，呕无所出，口舌干，饮食不下。　幽门疗干哕《下》，见吐。

干呕不止，粥食汤药皆吐不停，灸手间使三十壮。若四厥脉沉绝不至，灸便通，此起死法《千》。　干呕灸心主，尺泽亦佳，又灸乳下一寸三十壮。　霍乱干呕，间使七壮，不瘥，更灸。

《千金》言生姜乃呕家圣药。有此疾者，早上宜多用生姜泡汤服，或煨，或生嚼，或取自然汁入酒服，皆效。

隐白主腹满喜呕《千》。

干呕灸心主、尺泽佳，又乳下一寸三十壮。凡哕，令人惋恨，承浆七壮如麦大，又脐下四指七壮。卒哕，膻中、中府、胃管各数十壮，尺泽、巨阙七壮。

【点评】此节灸方录自《千金翼方》针灸篇，此篇实汇辑自《备急千金要方》各篇所载针灸方，并增补少量唐代针灸文献而成，王执中不明源流，于本篇前文已录《备急千金要方》灸干呕方，此又录《千金翼方》灸方，故见大量重复之方。这是王执中引用文献中的一个严重失误。正确的做法应当是，凡见《备急千金要方》的针灸方皆据《备急千金要方》引录，只有不见于《备急千金要方》的少量针灸方可据《千金翼方》引录。

噫

蠡沟主数噫，恐悸，气不足《千》。　陷谷主腹大满，喜噫。　鸠尾主噫喘，胸满咳呕。　少海主气逆呼吸噫，哕呕。　劳宫主气逆，噫不止。　咳唾噫善咳，气无所出，先取三里，后取太白、章门。大敦主哕噫，又灸石关。

太溪见吐治善噫《铜》。　蠡沟治数噫见疝。　神门治数噫，恐悸见心烦。　陷谷见水肿、期门治产后善噫见心痛。　太渊治噫气哕逆。　少商治烦心善哕，心下满，汗出而寒，咳逆。　太渊治善哕呕见胸痹。温溜治伤寒哕逆。

噫哕，膈中气闭塞，灸腋下聚毛下附肋宛宛中五十壮《千》。噫哕呕逆，灸石关百壮。

伤寒呕哕 诸哕

巨阙主伤寒烦心喜呕《千》。《甲》云：主心腹胀噫，烦热善呕，膈中不利。 间使主热病，烦心喜哕，胸中澹澹。 温溜主伤寒，寒热头痛，哕衄。 百会主汗出而呕痉。 商丘主寒热好呕。大椎主伤寒，热盛烦呕。 肾俞主头身热赤欲呕并《千》。 劳宫主热病烦满，欲呕哕《甲》。 曲泽主伤寒逆气呕唾《千》。

《必用方》论哕者，俗云咳逆[1]也，针灸者当以此求之。

【点评】宋臣校《备急千金要方·新校备急千金要方例》曰："又如肠风、脏毒、咳逆、慢惊，遍稽方论，无此名称，深穷其状，肠风乃肠痔下血，脏毒乃痢之蛊毒，咳逆者哕逆之名，慢惊者阴痫之病。若不知古知今，何以为人司命。"可知唐宋之间以"咳逆"为"哕"之一名。又金·成无己《伤寒明理论》曰"哕者，俗谓之咳逆是也"，则金元之间也有此俗称。

若气自腹中起，上筑咽喉，逆气连属不能出，或至数十声上下不得喘息，此由寒伤胃脘，肾气先虚，逆气上乘于胃，与气相并不止者，难治。谓之哕，宜茱萸丸，灸中脘、关元百壮。未止，肾俞百壮《指》。

唾

中府治咳唾浊涕《铜》，见肺气。 库房治多唾浊沫脓血。 周荣治咳唾稠脓并见胸胁满。 少商治腹满唾沫见疟。 百会见痫治唾沫。

---

① 咳逆：原作"克逆"，据明抄本《普济方》卷一六一改。下同。

石关疗多唾呕沫《明下》。

库房治肺寒咳嗽唾脓见逆气。　幽门见同治呕沫吐涎，喜唾《铜》。石关治脊强不开，多唾。　日月治多唾见悲愁。　天井治心胸痛，咳嗽上气，吐脓，不嗜食。

紫宫治吐血及唾如白胶《明》。

【点评】据全书引文出处标注体例，凡引自《太平圣惠方》的腧穴主治皆标以“疗”字，故此条主治之“治”当改作“疗”。

曲泽主伤寒逆气呕唾《千》。

《名医贾祐录》云：“积主脏病，聚主腑病。积者，是饮食包结不消；聚者，是伏痰结而不化。痰伏在上膈，主头目眩痛，多自涎唾，或致潮热。用平胃散、乌金散治之。”其论有理，故载之。

胃痛 寒热

鱼际疗胃气逆《明》。　分水治胃胀不调见腹痛。《铜》云：胃虚胀不嗜食。

膈俞治胃脘暴痛《铜》，见呕吐。

下管治腹胃不调，腹痛《明》，见腹坚。

【点评】据全书引文出处标注通例，凡引自《太平圣惠方》的腧穴主治皆标作“疗”，故以上腧穴主治条文之“治”字皆当改作“疗”字。

肾俞主胃寒胀《千》，见食多。

胃俞治胃中寒《铜》，见腹胀。　水分治胃虚胀见水肿。　三里治胃中寒，心腹胀满，胃气不足，恶闻食臭，肠鸣腹痛，食不化《明下》同。下廉见飧泄、悬钟治胃热不嗜食。

心俞疗胃中弱，食不下《明下》。　太渊《千》见心痛疗胃气上逆，唾血。

治胃补胃，胃俞百壮，主[①]胃寒不能食，食多身瘦，肠鸣腹满，胃胀。　胃热，三里三十壮。反胃，食即吐，上气，灸两乳下各一寸以瘥为期，又脐上一寸二十壮；又内踝下三指稍斜向前穴三壮《外台》云一指。《千翼》。

【点评】此灸反胃方先见于《备急千金要方》，曰“又灸内踝下三指稍斜向前有穴三壮《外台秘要》云：三指作一指也”，后《千金翼方》针灸篇辑录此方作“又灸内踝下三指稍斜向前有穴，三壮。《外台秘要》云一指”；《外台秘要》引《备急千金要方》作“灸内踝下三指，稍邪向前有穴，三壮，即瘥”。

反胃

凡食饮不化，入腹还出，先取下管，后取三里泻之。　章门主食饮不化，入腹还出见不嗜食。　中庭、中府主膈寒食不下，呕吐还出。又主呕逆吐食不得出。

中庭疗胸胁支满，心下满《铜》，《明下》同[②]，食不下呕逆吐食还出。三里疗胃气不足，反胃。　胃俞见不能食疗吐食。　意舍疗吐食不留住《下》，见背痛。

吐逆食不住，胃管百壮《千》。　吐呕逆不得下食，今日食、明日吐，灸膈俞百壮。

有人久患反胃，予与镇灵丹服，更令服七气汤，逐能立食。若加以著艾，尤为佳也。有老妇人患反胃，饮食至晚即吐出，见其气绕脐

---

① 主：原无，据《千金翼方》卷二十七补。

② 《明下》同：原作“明同下”，今据文义改正。

而转。予为点水分、气海，并夹脐边两穴。他归，只灸水分、气海即愈，神效。

食不下 不化

魂门治饮食不下，腹中雷鸣《铜》。　三焦俞治吐逆饮食不下见腹胀。　胃仓、意舍见腹胀、膈关治食饮不下见背痛。

胃俞主呕吐筋挛，食不下《千》。　大肠俞、周荣主食不下，喜饮。中庭、中府主膈寒，食不下见反胃。　阳纲、期门、少商、劳宫主饮食不下。　三焦俞主伤寒头痛，食不下。

心俞疗胃弱，食饮不下《明下》。

膈俞治膈寒，食饮不下，腹胁满，胃弱，食少嗜卧怠惰，不欲动，身温不能食。《千》云：主吐食见呕。

阳纲疗食不下，腹中雷鸣，大小便不节，黄水《明》。

紫宫见烦心、中庭见反胃、胆俞见呕治饮食不下①。　三里见胃痛②、大肠俞、三阴交并见腹胀、下脘见腹痛、三焦俞、悬枢见泻、梁门见积气治谷不化。　天枢见泻、志室见脊痛、肾俞见劳治食不化。　腹哀治寒中食不化。

三焦俞治水谷不消，腹胀腰痛，吐逆《明》。

【点评】据全书引文标注通例，此条主治“治”字当改作“疗”。

腹哀《铜》同、太白见泻主食不化《千》。　凡食饮不化，入腹还出，先取下管，后取三里泻之。　石门主不欲食，谷入不化。　天枢、厉兑、内庭主食不化，不嗜食，夹脐痛。　章门主食饮不化见不嗜食。上

---

① 下：原作“小”，后人描改作“消”，今据四库本改，与《铜人腧穴针灸图经》合。

② 痛：原脱，今检此条全文见“胃痛”篇，据补“痛”字。

管、中管主寒中伤饱，食饮不化。

中庭治胸胁满，食不下见反胃。

胃管、三焦俞主小腹积聚，坚大如盘，胃胀食不消《千》。

志室《明》，见腹痛疗食不下。

太白、公孙见腹胀主食不化。

中府、胃仓、承满见腹胀、鱼际见腹痛、周荣见胸满治食不下。 中管腹胀、三阴交见腹胀治食不化。

不能食

然谷治脑痛，不能食《铜》，见痰。

丰隆主不能食。 中极主饥不能食。 胃俞主呕吐筋挛，食不下，不能食。 维道主三焦有水气，不能食。 膈俞主伤寒嗜卧，怠惰不欲动，身湿不能食《铜》同。 石门主不欲食，谷入不化。 率谷主醉酒，风热发，不能饮食，呕吐《甲》。

少商疗不能食，腹中气满，吃食无味《明》。 分水见腹痛疗不能食。 胃俞疗烦满吐食，腹胀不能食。《下》云：疗胃中寒气不能食，胸胁满，身瘦。

不能食，胸满，膈上逆气闷热，灸大肠俞二七壮，小儿减之《千》。

三里疗腹满不能食，胃气不足，反胃《明》。

不能饮食见肠澼，脏腑积聚及饮食不消见寒热。

涌泉主心痛不嗜食，咽中痛不可纳食见虚劳。

脾俞、胃俞治不嗜食①。

---

① 不能饮食……胃俞治不嗜食：此段原文原作小字注文，今据文义改作正文。

不嗜食

凡不嗜食，刺然谷多见血，使人立饥《千》。 隐白见吐、然谷、脾俞、内庭主不嗜食。 天枢、厉兑、内庭主食不化，不嗜食，夹脐急。 中封主身黄有微热，不嗜食。 章门主食饮不化，入腹还出，热中不嗜食，苦吞而闻食臭伤饱，身黄，酸疼羸瘦。

肺俞治上气呕吐，支满不嗜食《铜》。 胃俞、脾俞治腹痛不嗜食见腹胀。 地机、阴陵泉、水分并见水肿、幽门见胸痛、小肠俞见脚气治不嗜食。 下脘治六腑气寒不嗜食见腹痛。 下廉见飧泄、悬钟治胃热不嗜食见膝挛。

阴跷疗病饥不欲食《明》。 悬钟疗腹满，中焦客热不嗜食《明下》。又云：心腹胀满，胃热不嗜食。阳纲见肠鸣疗不嗜食。

分水治胃虚胀不嗜食《铜》。

不嗜食有数端，有三焦客热不嗜食，有胃热不嗜食，有胃寒不嗜食，有六腑气寒不嗜食。固当随证用药治之，而针灸者亦当知补泻之法可也。《史记》阳虚侯病甚，众医皆以为蹶。太仓公诊脉以为痹，根在右胁下，大如覆杯，令人喘，逆气，不能食，病得之内。即以火齐粥且饮六日，气下即令更服圆药，出入六日，病已。然则人之不能食，亦有患痹而得者。概曰胃有寒热，则不可也。

扁鹊曰：凡人心风，灸心俞、肝俞，主心风，腹胀满，食不消化，四肢羸露不欲食见中风。 曲泉主不嗜食见无子。

食气 无味

三里治食气，恶闻食臭见胃痛。 大杼见劳治食气。

百会见风痫、少商见不能食疗吃食无味《明》。

凡身重不得食，食无味，心下虚满，时时欲下，喜卧，皆针胃管、太仓，服建中汤及平胃元。

有钻胃元温中开胃，病人觑饮食不得，三五服即思食。破故纸半两、肉豆蔻四枚，为末，蒸枣肉，元梧子大，空心米饮三十元。

食多

脾俞治食饮多身瘦《铜》，见腹胀。

肾俞疗食多身瘦《明下》，见劳。

胃俞、肾俞主胃中寒胀，食多身瘦。 脾俞、大肠俞主食多身瘦见腹胀。

舍侄偶食罢即饥，再食又饥，自碎生姜，浓泡二碗，服愈。

疟 脾寒①

《千金》云：夫疟皆生于风，夏伤于暑，秋为痟痎同疟。《素问》云：痎，犹老也，亦瘦也，杨上善云：二日一发为痎疟。其说与《素问》《千金》异。疟有数名，先寒后热曰寒疟，先热后寒曰温疟，热而不寒曰瘅疟，多寒曰牡疟，久不瘥曰劳疟久不断曰老疟，时行后变成疟曰瘴疟，病结为癥瘕曰疟母，以至肝、肺、脾、肾、心、胃亦皆有疟。或每日发，或间日发，或作稍益晏，或作日益早。《素问》《千金》等方论之详矣。治疟之方甚多，惟小金丹惟最佳。予尝以予人，皆效。然人岂得皆有此药哉？此灸之所以不可废也。乡居人用旱莲草椎碎，置在手掌上一夫四

① 脾寒：原作大字，今据目录改为小字。

指量也，当两筋中，以古文钱压之，击之以故帛，未久即起小泡，谓之天灸，尚能愈疟。况于灸乎？故详著之。

【点评】“《素问》云：痎，犹老也，亦瘦也”，此引自《素问·疟论》王冰注，非《素问》原文。

譩譆治温疟，寒疟，《明下》云：疗疟久不愈。　腰俞、中管治温疟痎疟。

膈俞见痎、命门见头疼、太溪见咳逆疗痎疟。

阴跷治暴疟。　上廉治寒疟。　三间治疟寒热，唇口干，身热喘，目急痛。　至阴治疟发寒热，头重烦心《下》。　液门、合谷、陷谷、天池治寒热痎疟。　偏历治发寒热，疟久不愈，目视䀮䀮。　大椎治痎疟久不愈。　少府治痎疟久不愈者，烦满少气，悲恐畏人，臂酸掌热，手握不伸。　陶道治痎疟寒热洒淅。　命门治寒热痎疟，腰腹相引痛。

足临泣治疟日西发《千》同，《铜》云治疟日发。　疗小儿疟久不愈，灸足大指次指外间陷中各一壮并《下》。

【点评】“足临泣治疟日西发”引自《太平圣惠方》，据全书引文通例，此条主治之“治”字当改作“疗”字。

太溪见心痛、照海、中渚治久疟。　丘墟治久疟振寒《千》同。　陷谷治疟。　中封治痎疟，色苍苍《千》云大息，振寒，小腹肿，食怏怏绕脐痛，足逆冷，不嗜食，身体不仁。　液门治痎疟寒热，目眩头痛，暴得耳聋。腕骨治痎疟，头痛烦闷。　商阳治寒热痎疟，口干。《明下》云：治疟口干。　譩譆见肩背痛、中脘、白环俞治温疟见腰脊。上髎、偏历治寒热疟。　三间治寒疟，唇焦口干，气喘。　脾俞治痎疟，寒热。

有人患久疟，诸药不效，或教之以灸脾俞，即愈。更一人亦久患疟，闻之，亦灸此穴而愈。盖疟多因饮食得之，故灸脾俞作效。

内庭、厉兑面肿、公孙治寒疟不嗜食。　京骨治疟寒热，喜惊，不欲食《明下》同。　神门治疟，心烦甚，欲得饮冷，恶寒则欲处温中，咽干不嗜食。　合谷、阳溪、后溪、阳池、阴都治身寒热疟《明下》云：痎疟，病心下烦满气逆。　天枢治寒疟。　列缺治寒疟呕沫，善笑纵唇口《明下》云：痎疟面色不定。　少商治痎疟振寒，腹满《明下》有烦心善哕唾沫唇干，引饮不下膨膨，手挛指痛，寒栗鼓颔，喉鸣。　经渠治疟寒热，胸背拘急，胸满膨膨《明》同。　大椎、腰俞治温疟痎疟《明》同。

大杼疗疟，颈项强，不可俯仰，头痛振寒。

前谷、风池、神道见头痛、百会治痎疟。上星治痎疟振寒热汗不出。

偏历主风疟汗不出《千》。　少泽《明》云头痛，《铜》云寒热、复溜、昆仑主疟寒，汗不出。　冲阳主疟先寒洗淅，甚久而热，热去汗出。　然谷、昆仑主疟多汗。《甲》云：主疟多汗，腰痛不可俯仰，目如脱，项如拔。　列缺、后溪、少泽、前谷主疟寒热。　太泉、太溪、经渠主疟咳逆，心闷不得卧，寒热。　大陵、腕骨、阳谷、少冲主乍寒乍热疟。　天枢主疟振寒，热盛狂言。　大钟主疟多寒少热。《甲》云：疟闷呕甚，热多寒少，欲闭户而处，寒厥足热。　商丘主寒疟腹痛。少海主疟皆振寒。《甲》云：项痛引肘掖，腰痛引少腹，四肢不举。阳溪主疟甚苦寒咳呕沫。　厉兑、内庭主疟不嗜食，恶寒。　少商主疟，振栗鼓颔。　商丘、神庭、上星、百会、完骨、风池、神道、液门、前谷、光明、至阴、大杼主痎疟热。　阴都、少海、商阳、三间、中渚主疟身热。　列缺主疟甚热。　阳谷主疟，胁痛不得息。侠溪主疟足痛。　冲阳、束骨主疟从脚胻起。　阳谷主疟，胁痛不得息。　飞扬主狂疟，头眩痛，痓反折。　温溜主疟面赤肿。　天井主疟食时发，心痛，悲伤不乐。　天府主疟病。　谚语、支正、小海主风疟。三里、陷谷、侠溪、飞扬主痎疟少气。

大附子一枚炮末，姜两半取自然汁，元如小豆大。每十五元空心热酒吞下，老少加减，川客治疟，只二三服皆愈。云兼治脾胃，愈于姜附汤。故附此。

脾疼 余见心腹痛

府舍治疝癖，脾中急痛，循胁上下抢心，腹满积聚，厥气两乳《铜》。 商丘治脾虚令人不乐见肠鸣，《千》见吐。 三阴交治脾病身重见腹胀。

予尝久患脾疼，服治脾药，反膨胀不得已，依《耆域方》用面裹火炮蓬莪茂末，水与酒醋煎服，立愈。已而告人，人亦云高良姜末米饮调眼，亦作效。后郑教授传一方云：草果、延胡索、灵脂并没药，酒调三两钱，一似手拈却。草果子、五灵脂四味等分为末。此亦平稳药也，有此疾者宜服之。或不吐不泻，心中疼甚，日轻夜甚者，用干盐梅并茶煎服，神效。若灸者，宜上管、中管、下管、脾俞、三阴交等穴。

针灸资生经第四

心痛

凡心实者，则心中暴痛，虚则心烦惕然不能动，失智，内关主之《千》。凡卒心痛，汗出，刺大敦出血，立已。　心俞、膻中、通谷、巨阙、太仓、神府、郄门、曲泽、大陵主心痛。　期门、长强、天突、侠白、中冲主心痛短气。　尺泽主心痛彭彭然，心烦乱闷，少气不足息。　然谷主心如悬，少气不足以息。心闷痛，上气牵引小肠，灸巨阙二七壮。　肾俞、复溜、大陵、云门主心痛如悬。间使主心悬如饥。　支沟、太溪、然谷主心痛如锥刺，甚者手足寒至节者死。行间主心痛，色苍苍然如死灰状，终日不得太息《铜》同①。　鸠尾主心寒胀满不得食，息贲唾血，厥心痛，善哕，心疝，太息。中管主心痛，难俯仰《甲》云：身寒心疝冲冒，死不知人。　临泣主胸痹心痛，不得反侧《甲》云：不得息，痛无常处。　腹结见脐、行间见腹痛主痛抢心。　通里主卒痛烦心，心中懊侬，数欠频伸，心下悸悲《千》，与《铜》同。　灵道主心痛，悲恐相引，瘛疭。　建里主心痛上抢心，不欲食《明》云：心痛身肿。　章门主心痛而呕。　太泉主心痛肺胀，胃气上逆。　鸠尾主心寒胀满，不得食。　大都、太白主暴泄心痛，腹胀，心痛尤甚。　上管主心痛，有三虫，多涎，不得反侧。　不容、期门主心切痛，喜噫酸。　少冲主心痛而寒。　商丘主心下有寒痛。　胸痹心痛，天井、临泣主之，或灸膻中百壮见胸痹。　膻中、天井主胸心痛。　心腹诸病，心痛灸太仓、肝俞见心满。心腹胸满痞痛，灸肝俞见胸胁胀。

---

① 《铜》同：原作一大字“铜”，与原文出处不符，今据文例改。

【点评】“太泉主心痛肺胀，胃气上逆”，此条中之“太泉”即手太阴经“太渊”，此乃唐人避唐高祖李渊名讳而改也。

中管治心痛《铜》，见心满。

建里疗心痛《明》，见上气。

膈俞治心痛周痹见痃癖。　足临泣治心痛周痹，痛无常处见月事。

鱼际疗心痹《明》，见气逆。

荆妇旧侍亲疾，累日不食，因得心脾疼。发则攻心腹，后心痛亦应之，至不可忍，则与儿女别。以药饮之，疼反甚，若灸，则遍身不胜灸矣。不免令儿女各以火针微刺之，不拘心腹，须臾，痛定即欲起矣，神哉。

治心腹冷痛，玉抱肚法：针砂四两，炒似烟出，入白矾半两、硇砂、粉霜各半钱，新水拌匀，微湿，以皮纸贴安怀中。候热发，置脐中、气海、石门、关元穴，大补本元。或置其他冷处，汗出立瘥予自用验。此药燥则不热，再以新水拌，再热。可用十余次。如药力尽，却曝干，再入矾等，依旧热。舍弟叔浩传一方，只用针砂、泥矾，功效亦同。岂以硇砂、粉霜价不廉而不用耶？

予旧患心痹，发则疼不可忍，急用瓦片置炭火中，烧令通红，取出投米醋中，漉出，以纸三二重裹之，置疼处，稍止，冷即再易。耆旧所传也。后阅《千金方》有云：凡心腹冷痛，熬盐一半熨，或熬蚕沙、烧砖石、蒸熨，取其里温暖止。或蒸土亦大佳。始知予家所用，盖出《千金方》也。它日心疼甚，急灸中管数壮，觉小腹两边有冷气自下而上，至灸处即散。此灸之功也。《本事方》载王思和论心忪，非心忪也。胃之大络，名曰建里，络胸膈及两乳间，虚而有痰则动，更须臾发一阵热，是其证也。审若是，又当灸建里矣。但不若中管为要穴云。

灵道治心痛悲恐，相引瘛疭，肘挛，暴喑不能言。　侠白治心痛，干呕烦满。　极泉治心痛干呕。太渊治心痛唾血，振寒咽干，狂言口僻。 阴郄见霍乱、中冲治心痛烦满，舌强。 厥阴俞见咳逆、神门见烦心、临泣治心痛见月事。 龈交治面赤心烦痛。 天井治心胸痛见上气。 下管治心痛不可忍。 外陵治心如悬下痛见腹痛。 大陵、上管治心痛不可忍《明》云：不可卧。 章门治喘息心痛见肠鸣。 涌泉、建里治心下痛，不欲食许云：心疼是有涎，宜针建里。 幽门治女子心痛，逆气善吐，食不下。 期门治产余疾，食不下，胸胁满，心切痛，善噫。

巨阙疗凡心痛有数种，冷痛、蛔虫心痛、蛊毒、霍乱不识人《明》。《铜》云：治蛔虫心痛，蛊毒。中管治心匿不能食，反胃，霍乱心痛。曲泽见唾血、督俞见腹痛、膈俞见痰饮疗心痛。 涌泉疗心痛，不嗜食。少冲疗卒心痛。 心俞疗寒热心痛，背相引痛，胸满闷，咳嗽不得息，烦心多涎。 巨阙疗心痛不可忍，呕血烦心《下》。 张仲文疗卒心痛不可忍，吐冷酸水，及元脏气，灸足大指、次指内横纹中各一壮，炷如小麦。立愈。

【点评】据全书引文标注通例，“中管治心匿不能食，反胃，霍乱心痛”条之“治”字当改作“疗”。

心懊侬侬，微痛烦逆，灸心俞百壮《千》。 心痛如锥刀刺，气结，灸膈俞七壮。 心痛冷气上，灸龙颔百壮，在鸠尾头上行一寸半，不可刺。 心痛恶气上胁急痛，灸通谷五十壮，在乳下二寸。 心痛暴绞，急绝欲死，灸神府百壮，在鸠尾正心，有忌。 心痛暴恶风，灸巨阙百壮。 心痛坚烦气结，灸太仓百壮。 心痛，灸臂腕横纹三七壮，又灸两虎口白肉际七壮《千》。 肾心痛，先取京骨、昆仑，发针不已，取然谷。 胃心痛，取大都、太白。 脾心痛，取然谷、太溪。 肝心痛，取行间、太冲。 肺心痛，取鱼际、太渊。 心痛不可按，烦心，巨阙主之。 心痛有三虫，多涎，不得反侧，上管主之。 心痛身寒，难以俯仰，心疝冲冒，死不知人，中管主之。 心痛如针锥刺，然谷及太溪主之。 心腹中卒痛，石门主之。行间、阴郄主心痛见惊。

间使治卒心痛，多惊，喑不得语，咽中如鲠《铜》。　曲泽治心痛善惊。　郄门治心痛衄血，呕哕，惊恐畏人，神气不足。　天泉治心病，胸胁支满咳逆，膺背胛臂内廉痛。　太溪治久疟咳逆，心痛如锥刺，手足寒至节，喘息者死。

心痛有九种，乃心脾疼，而非真心痛。真心痛则朝发夕死，夕发朝死。如《难经疏》所载是已。然此疾亦有所自。《产论》尝谓产后心痛，若误以为有所伤疗之，则虚极而心络寒甚，传心之正经，则变为真心痛。此一说也。巫臣以夏姬之故，怨子反曰：余必使汝疲于奔命以死。子反于是一岁七奔命，遂遇心疾而卒。则又因用心而成疾矣，然则如之何？平居当养其心，使之和平，疾自不作。其次，则当服镇心丹之类，以补养之可也。若疾将作而针灸，抑亦可以为次矣。

心恍惚 余见肺中风

心俞、天井、神道《明》上、下同治悲愁恍惚《千》，见悲愁。狂惊恍惚，灸足阳明。　狂癫恍惚，灸脑户等。　狂言恍惚，灸天枢并见狂。卒中邪魅恍惚见邪痛，左手关后尺中阴实者，肾实也。若恍惚健忘，目视䀮䀮。耳聋怅怅善鸣，刺足少阴治阴。

【点评】据全书引文标注通例，“心俞、天井、神道《明》上、下同治悲愁恍惚《千》，见悲愁”条中“治”字当改作“主”。

巨阙治恍惚不知人《铜》，见痰。

百会疗少心力，忘前失后，心神恍惚《明下》。　阴都疗心恍惚《千》①。

---

① 阴都疗心恍惚《千》：此条实抄自《太平圣惠方》卷一百，故条末应注《明》，或《下》。

心惊恐

曲泽治心痛善惊《铜》。 灵道治悲恐见心痛。 下廉治暴惊。 鱼际治心痹悲恐。 少冲治悲恐善惊见伤寒。 上管治心风惊悸《明》同，作心忪。 少府治悲恐畏人见忧悲。 神门见心烦、蠡沟见疝、巨阙治惊悸少气见狂。 梁丘治大惊乳痛。 阴郄、间使见心痛、二间、厉兑治多惊。《明下》云：间使疗惊悸见伤寒无汗。 五里治惊恐见风劳。 京骨见疟、大钟见淋、大陵治喜惊恐。 百会见风痫、神道见头痛、天井见风痹、液门见狂治惊悸。 通谷见目眩、章门治善恐见水肿。 天冲治癫疾风痉[1]，牙肿，善惊恐。 支正治风虚惊恐狂惕。《明下》云：疗惊恐悲愁。 郄门治惊恐畏人见心痛。 神庭治惊悸不得安寝。 脑空治脑风头痛，目瞑心悸。

三间、合谷、厉兑主吐舌，戾颈，喜惊《千》。 曲泽、大陵主心下澹澹喜惊《甲》作内关。 通里主心下悸。《明下》云：疗悲恐畏人。 然谷《铜》同、阳陵泉《明》同主心下惕恐，如人将捕之。 大钟、郄门主惊恐畏人，神气不足。 气海、阴交、大巨主惊不得卧。 大巨主善惊。 厉兑主多卧好惊《明》同。 液门主喜惊，妄言面赤。 少府主数噫，恐悸，气不足。 神门主数噫，恐悸不足。 巨阙主惊悸少气。 阴跷主卧惊视如见鬼。 解溪主瘛疭而惊。 少冲主太息烦满，少气悲惊。 行间主心痛数惊，心悲不乐。 手少阴、阴郄主气惊心痛。

少冲疗悲恐畏人，善惊。 神庭疗惊不安寝《明》，见癫痫。 曲泽疗喜惊。 梁丘见足寒疗大惊。 瘈脉疗小儿惊恐见瘛疭。 阴跷疗妇人惊悲不乐见月事。又疗大风，卧惊视如见星。 风府疗多悲恐惊悸

---

① 痉：原作“痓”，据本卷“风痉”篇改，与《铜人腧穴针灸图经》合。

《下》。 鸠尾疗心惊悸，神气耗散。儿睡中惊，目不合，灸屈肘横纹中上三分，各一壮。 儿睡中惊掣，灸足大指次指端，去爪甲如韭叶，各一壮。

然谷主儿善惊《千》。 惊怖心忪少力，灸大横五十壮。

上管疗惊悸《明》，见心烦。 天井疗惊悸《明下》，见悲。 厉兑疗善惊见卧。

彧中等主悸坐不安席《千》，见上气。 长强主小儿惊恐失精见惊痫。

心喜笑 怒骂①

神门、阳谷主笑若狂《千》。 劳宫、大陵主喜笑不止见癫狂。 列缺主喜笑见四肢厥。

劳宫治悲笑《铜》，见中风。 大陵治善笑不休见伤寒无汗。 阳溪治狂言喜笑见鬼。 水沟见癫痫，《铜》同，失笑无时节《明》。 复溜见脊、劳宫治善怒《铜》，见中风。

【点评】据《针灸资生经》引文出处标识体例，可知此节腧穴主治皆录自《铜人腧穴针灸图经》，则“水沟见癫痫，《铜》同，失笑无时节《明》”条中的文献出处标注“《铜》同”及“《明》”显然有误。今检“癫痫”篇原文作“水沟治失笑无时，癫痫，语不识尊卑《下经》同”，正是录自《铜人腧穴针灸图经》，则本篇此条文字当作“水沟见癫痫，《明》同治失笑无时节《铜》”。

鱼际疗心痹悲怒《明》，见气逆。 肝俞疗多怒《下》，见目翳。

身柱主怒欲杀人《千》，见瘛疭，《明》《铜》同。 狂风骂挝斫人，名热阳风，灸口两吻边燕口处赤白际，各一壮，又阴囊缝三十壮《千》。

---

① 骂：原脱，据目录补。

心气 健忘 无心力 失志

心俞疗心气乱《明》，见痫。 百会《下》同治无心力，忘前失后见风痫。

【点评】据全书引文标注通例，“百会《下》同治无心力，忘前失后”条中“治”字当改作“疗”。

百会治中风心烦，惊悸健忘《铜》。 神道见头痛、幽门见胸痛、列缺、膏肓俞治健忘见劳瘵。

百会、天府、曲池、列缺主恶风邪气，泣出喜忘《千》。 健忘，刺足少阴见恍惚。 心忪少力，灸大横五十见惊。

百会见风痫、巨阙见惊痫疗无心力《明》。 上管疗心中闷《明》，见心烦。

委阳见尸厥治失志《铜》。

秦承祖云：中冲疗神气不足失志《明下》。

内关主失志《千》，见心痛。 通谷主心中愦愦见癫。

鸠尾疗心中气闷，不喜闻人语《明》，见惊痫。 心俞疗小儿心气不足，不语见口哑。

予旧患心气，凡思虑过多，心下怔忪，或至自悲感慨，必灸百会。则以百会有治无心力，忘前失后证故也。兼服镇心丹。

心忧悲 哭泣 小儿啼① 余见癫邪

漏谷主心悲《千》，见肠鸣。 商丘见肠鸣治心悲《铜》。 灵道治悲恐

① 小儿啼：原脱，据目录补。

见心痛。　神道治恍惚悲愁见头痛。

天井、心俞《明下》同、神道主悲愁恍惚，悲伤不乐。天井主大风默默，不知所痛，悲伤不乐。《明下》云：疗惊悸悲伤。

大横治大风逆气，多寒善悲《铜》。　照海见咽干治善悲不乐。　日月治太息善悲，小腹热欲走，多唾，言语不正，四肢不收《明下》同①。少冲治悲恐善惊见伤寒。　少府治烦满少气，悲恐畏人，掌热《明下》同，股腋②挛急，胸痛，手卷不伸。

支正疗惊恐悲愁《明下》。

劳宫治悲笑《铜》，见中风。　心俞见癫痫、神门见心烦、解溪见癫、大陵见伤寒无汗治喜悲泣。

小儿夜啼，上灯啼，鸡鸣止者，灸中指甲后一分，中冲穴一壮。新生儿不吮奶，多啼见口噤，先灸承浆七壮，次灸颊车各七壮，炷如雀屎。

间使主善悲《千》，见癫狂。　通里见心痛主悸悲。　行间见惊主心悲。劳宫等主心悲见癫狂。　百会等主泣出见健忘。

阴跷疗妇人惊悲《明》，见惊。　忧主心，灸绝骨见上气。　百会疗小儿惊啼见痫，又疗多哭。

水沟治乍哭《铜》，见癫痫。

执中母氏久病，忽泣涕不可禁，知是心病也，灸百会而愈。执中凡遇忧愁凄怆，亦必灸此。有此疾者，不可不之信也。

叹息 太息

少冲主太息烦满，少气悲惊《千》。　行间主不得太息见心痛。　凡好太息，不嗜食，多寒热汗出，病至则喜呕，呕已乃衰，即取公孙及井俞。实则肠中切痛，厥，头面肿起，烦心狂，多饮不嗜卧；虚则鼓

---

① 同：原脱，据文义补。

② 股腋：卷五“腋痛”篇同。现行各本《铜人腧穴针灸图经》及《圣济总录》均作“肘腋”。

胀，腹中气满热痛，不嗜食，霍乱，公孙主之。

商丘见肠鸣、日月治太息善悲《铜》，见悲愁。 行间治太息见口㖞。

丘墟疗胸胁痛，善太息，胸满膨膨《明下》。

心烦闷 心痹 胆风热 余见心气

神门治疟，心烦甚，欲得饮冷，恶寒则欲处温中，咽干不嗜食，心痛数噫，恐悸，少气不足，手臂寒，喘逆身热，狂悲哭，呕血遗溺《铜》。上管治心中热烦。 阴都见疟、巨阙治心中烦满。 玉堂治烦心见胸痛。 鱼际、少商见善噫、公孙见狂言、解溪见癫、至阴见头痛、完骨治头痛烦心。 阳溪治热病烦心。 百会见风、强间、承光治烦心见头痛。 曲差治心中烦满，汗不出。

完骨主风，头耳后痛，烦心《千》。 关冲主舌卷口干，心烦闷。

幽门治心烦闷见胸痛。

少冲疗烦心上气《明》。 紫宫疗胸胁支满，痹痛骨疼，食不下，呕逆，上气烦心。 玉堂疗胸满，不得喘息，膺痛骨疼，呕逆上气，烦心。

公孙主烦心《千》，见叹息。 尺泽、少泽主心烦见胁痛。 凡心虚则心烦，内关主之见心痛。 通里主烦心《千》，见心痛。 巨阙、心俞疗烦心《明》，见心痛。 太一治心烦《铜》，见癫狂。 上管疗心风惊悸《铜》同，不能食，心中闷发哕。 百会疗心热闷，心烦见风痫。 巨阙疗心中烦闷见风痫。 中脘疗心闷见奔豚气①。 紫宫等主心烦见上气。 曲泽疗心痛出血，则心下澹澹，喜惊，身热烦心，口干，逆气唾血，肘瘛疭，喜摇头，清汗出不过肩《明》。 曲差疗心烦《明》，见颈项。 心闷痛灸巨阙二七壮《千》，见心痛。

---

① 气：原作“事”，据本卷篇名改。

百会治心热闷见风痫。　绝骨治风心烦并见中风。　鱼际疗心痹《明①》，见上气。　临泣月事、膈俞治心痛周痹《铜》，见痃癖。

胆虚 胆热

中府治胆热，呕逆上气《铜》，见肺气。　胆虚灸三阴交各二十壮。

嗜卧

囟会见头痛，《铜》同、百会见痫疗多睡《明》。　阴跷见小腹痛、膈俞见食不下疗嗜卧。　肾俞疗好独卧见劳。　二间《下》同、三间疗多卧喜睡。厉兑疗多睡善惊《千》同。　脾俞疗四肢烦热，嗜卧怠惰，四肢不欲动《下》。　三阳络疗嗜卧，身不欲动。

五里见风劳、太溪见伤寒无汗、大钟、照海并见淋②、二间治嗜卧《铜》。

膈俞主伤寒嗜卧《千》。

三阳络治嗜卧，身体不欲动。　厉兑、大敦治喜寐见小腹痛。

天井主嗜卧《千》，见四肢厥。

《千金》云：食多身瘦，名曰食晦，先取脾俞，后取季胁。又云：凡身重不得食无味，喜卧，皆针胃管太仓，服建中汤，平胃元。今人嗜卧与夫食罢则脾困欲卧，纵不能针，岂可不灸，予与人灸中管、膏肓，遂皆不困，故既言之。

---

① 明：原作“铜”，据“咳嗽上气”篇改。

② 大钟、照海并见淋：“淋”原作“林”，据四库本改。又“照海”主治条文实见于“癫疝”篇。

不卧

神庭治惊悸不得安寝《铜》。 气冲见上气、章门治不得卧见肠鸣。期门治大喘不得卧见霍乱。 太渊治咳嗽，烦怒，不得卧见胸痹。 白环俞治腰脊冷疼，不得久卧《明》云：不识眠睡。 隐白见腹胀、天府见中恶、阴陵泉见水肿治不得卧。

神庭疗风痫惊悸，不得安寝《明》，见癫痫。 太渊、肺俞见肺、上管见霍乱、条口见足麻、隐白见腹胀疗不可卧。 譩譆见劳、环跳，岐伯云：疗卧伸缩回转不得。 大椎疗卧不安《下》，见瘛疭。

气海、阴交、大巨主惊不得卧《千》。 公孙主不嗜卧见叹息。 攒竹等主不得卧见癫狂。

人不得卧，亦有因心气使然，宜服俞山人镇心丹。此丹以酸枣仁微炒过，则令人得睡故也。《指迷》云：若头痛，筋挛，惊不嗜卧，谓之肾厥头疼，宜灸关元百壮，服玉真元。

梦魇 杂梦

商丘治魇梦《铜》。《千》云：主喜魇梦。

天牖疗夜梦颠倒，面青黄无颜色《明》。

右手关后尺中阴绝者，无肾脉也。若足逆冷，上抢胸痛，梦入水，见鬼，善魇寐，黑色物来掩人上，刺足太阳治阳《千》。

凡魇死，不得着灯火照，亦不得近前急唤，多杀人，但痛咬其足跟及足拇指[①]边并多唾其面即活，又灸足大指聚毛中三七壮《集效》。魇

① 指：此下底本空缺一字，四库本作“两”。当据《肘后方》卷上作“甲”。

不觉，两足大指聚毛中三十壮①《千翼》。

有妇人夜多魇，盖因少年侍亲疾，用心所致也。后服定志元，遂不常魇。灸固不可废，药亦不可不服也。

癫邪 鬼邪 扁鹊针邪病十三穴见《千金》

黄帝灸身邪鬼魅《明下》，见狂言。 岐伯疗鬼神邪，灸间使。 攒竹疗神邪鬼魅见狂。秦承祖灸狐魅神邪，及癫狂病，医治不瘥者，并两手大指，用软丝绳急缚，灸三壮。艾炷著四处，半在甲上，半在肉上。四处尽烧，一处不烧，其疾不愈。神效。小儿胎痫、奶痫、惊痫，依此灸一壮，炷如麦。

【点评】《太平圣惠方》卷一百载此秦承祖灸癫狂方，《千金翼方》针灸篇也载灸两足大趾。元《窦太师针经》以两手大指灸处名曰“手鬼眼”，以两足大趾灸处名曰“足鬼眼”，归于经外奇穴。

阳溪、仆参、温溜治狂言见鬼见狂言。

狂邪鬼语灸天窗九壮，或伏兔百壮《千》。 悲泣鬼语，灸天府五十。 悲泣邪语，鬼忙歌哭，灸慈门五十。 卒中邪魅，恍惚振噤，灸鼻下人中及两手足大指爪甲本节。令艾丸半在爪上，半在肉上，各七壮，不止，十四壮，炷如雀屎。 风邪，灸间使随年壮，又承浆七壮，又心俞七壮，又三里七壮。鬼魅，灸入发一寸，百壮，又灸间使、手心各五十壮。 狐魅，合手大指缚指灸合间三七壮，当狐鸣即瘥。 风府主邪病，卧瞑瞑不自知。 囟上主邪病鬼癫。 尺泽主邪病，四肢肿痛。诸杂候，狂痫哭泣，灸手逆注三

---

① 大指聚毛中三十壮：原作小字，据文义改为大字。

十。扁鹊针邪病十三穴，见《千金》。

【点评】“狂邪鬼语灸天窗九壮”，此灸方中之“天窗”为“囟会”穴别名。据笔者考察，《备急千金要方》《千金翼方》针灸方中“天窗”穴凡可确认者，均指“囟会”穴，而不是手太阳经穴“天窗”。另，“手逆注”即温溜穴。

癫狂 狂走　狂言

温溜、液门、京骨主狂仆《千》。　神门、阳谷主笑若狂。　劳宫、大陵主风热善怒，心中悲喜，思慕歔欷，喜笑不止。　飞扬、太一、滑肉门①主癫狂吐舌。　温溜、仆参主癫疾，吐舌鼓颔，狂言见鬼。　长强主癫发如狂，面皮敦敦者，不治。《明下》云：疗癫狂。风府《铜》云：治狂走，目妄视②、肺俞主狂走，欲自杀。　筋缩、曲骨、阴谷、行间主惊痫，狂走，癫疾。　络却、听会、身柱主狂走，瘛疭，恍惚不乐。　攒竹、小海、后顶、强间主癫发瘛疭，狂走不得卧。冲阳、丰隆主狂妄行，登高而歌，弃衣而走。　天柱、临泣主狂易，多言不休，目上反。　支正、鱼际、合谷、少海、曲池、腕骨主狂言。　下廉、丘墟主狂言非常。　巨阙、筑宾主狂易，妄言怒骂。阳溪、阳谷主吐舌戾颈妄言。　间使主惊狂善悲，面赤目黄，喑不言并《千》。

筋缩《下》同疗惊痫，狂走癫疾，脊急强，目转上垂《明》。　阳谷、身柱见瘛疭、脑空、京骨见膝挛③疗癫疾狂④走。　风府疗狂走，欲自

① 肉门：原倒，据明抄本《普济方》卷一六一乙正，与《备急千金要方》卷三十合。
② 妄视：原作“注视”，据《铜人腧穴针灸图经》改。
③ 见膝挛：此条原文实见于“脚膝痛”篇。
④ 狂：原作“强”，据“脚膝痛”篇改。

杀，目反妄视《下》同。　束骨疗癫狂见惊痫。　攒竹，但是尸厥，癫邪，神狂鬼魅，皆疗之。　秦承祖灸神邪癫狂见鬼邪。

冲阳治久狂登高而歌，弃衣而走《铜》。　光明治卒狂见热病无汗。间使治卒强，胸中澹澹，恶风寒，呕吐，怵惕，寒中少气，掌热腋肿，肘挛。《明下》云：疗卒狂惊悸。　日月治小腹热欲走见悲①愁。丝竹空治发狂吐涎沫见目眩。　太一治癫疾狂走，心烦吐舌《铜》。阳谷治癫疾狂走。　心俞治心中风，狂走发痫，语悲泣，心胸闷乱，烦满，汗不出，结积，寒热呕吐，不下食，咳唾血《明》同。　腕骨治狂惕。　巨阙治发狂不识人，惊悸少气。　曲泉、膏肓俞治发狂见劳瘵。　神门治身热狂悲哭。　阳交治寒厥惊狂。　少海治目眩发狂，呕吐涎沫，项不得顾。　支正治风虚狂惕见惊恐。　大陵治狂言不乐见伤寒无汗。　阳谷治妄言，左右顾，瘛疭目眩。　阳溪治狂言，喜笑见鬼《铜》。　仆参治癫痫，狂言见鬼。　偏历治癫疾多言《下》同。　温溜治癫疾吐涎，狂言见鬼，《明下》云：癫痫吐舌，鼓颔狂言。　下廉治狂言见惊。　筑宾治癫疾狂言。《明下》云：小儿癫病，吐舌。　公孙治卒面肿，烦心狂言。　太渊治狂言《明下》同，口僻见心痛。　液门治惊悸妄言。

阳谷疗吐舌戾颈妄言，不得左右顾，瘛疭，头眩目痛《明》。　筋缩疗痫病多言《下》。　鸠尾疗癫痫，狂歌，不择言。　黄帝疗鬼邪魅，及癫狂，语不择尊卑，灸上唇里面中央肉弦上一壮，炷如小麦，又用钢刀决断更佳。　《铜》云：水沟治语不识尊卑见痫。

液门主妄言《千》，见惊痫。　狂言恍惚，灸天枢百壮。　狂邪发无常，披头大唤，欲杀人，不避水火，及狂言妄语，灸间使三十壮亦灸惊恐歌哭。　狂癫鬼语，灸足太阳四十壮。狂癫惊走风恍惚，嗔喜骂笑，歌哭鬼语，悉灸脑户、风池、手阳明、太阳、太阴、足阳明、阳跷、少阳、太阴、阴跷、足跟，皆随年壮。　狂走刺人，或欲自死，

---

① 悲：原作“门”，据四库本改。今检此条文字见“心忧悲”篇。

骂詈不息，称神鬼语，灸口吻头赤白际一壮，又两肘内屈中五壮，又背胛中间三壮，报灸之。仓公法神效。卒狂言鬼语，以甑带急合缚两手大指，便灸左右胁下对屈肋头，两处火俱起，各七壮。须臾，鬼自道姓名乞去，徐徐问之，乃解其手。　卒狂鬼语，针其足大拇指爪甲下，入少许即止。　人中主邪病，语不止，及诸杂候。凡人中恶先掐鼻下是也。邪鬼妄语，灸悬命十四壮，穴在口唇里中央弦，用钢刀决断佳。　治肺中风狂言见中风。　狂邪鬼语，灸天窗、伏兔。悲泣鬼语，灸大府、慈门并见癫邪。

【点评】“狂癫鬼语，灸足太阳四十壮。狂癫惊走风恍惚，嗔喜骂笑，歌哭鬼语，悉灸脑户、风池、手阳明、太阳、太阴、足阳明、阳跷、少阳、太阴、阴跷、足跟，皆随年壮”，此二方中“足太阳”“手阳明”“太阳”“太阴”“足阳明”“阳跷”“少阳”“阴跷”皆为古穴名，切不可误读作经脉名。

有士人妄语异常，且欲打人，病数月矣。予意其是心疾，为灸百会。百会治心疾故也。又疑是鬼邪，用秦承祖灸鬼邪法，并两手大拇指，用软帛绳急缚定，当肉甲相接处灸七壮，四处皆著火，而后愈灸法见癫邪门。更有二贵人子，亦有此患，有医僧亦为灸此穴，愈。

狂走掣疭，灸玉枕上三寸。一法，项后一寸百壮《千》。　狂走癫疾，灸项后二寸十二壮。　狂走惊痫，灸河口五十壮，在腕后陷中动脉是。此与阳明同也。　狂走癫疾，灸大幽百壮。　狂走癫痫，灸季肋端三十。　狂走喜怒悲泣，灸巨觉一作巨搅随年壮，在背上胛内侧反手所不及者，骨芒穴上捻之痛者是。　狂走惊恍惚，灸足阳明三十壮。　狂走易骂，灸八会随年壮，在阳明下五分。　筋缩《铜》同等主狂走。三里主邪病大唤骂走远。　狂走癫厥如死人，灸足大指三毛中九壮《翼》云灸大敦。　狂走易气等，灸绝骨见上气。

鬼语狂走，当依法灸之。若伤寒鬼语癫狂，惟宜用四物汤加黄芪等分，七八钱重作一服，水一碗煎七分服。滓即用水一碗煎半碗连服，予屡用之神效，故附著于此。

癫痫瘛疭 小儿瘛疭

命门治瘛疭里急，腰腹相引痛《铜》。　大杼治瘛疭，气实胁满。屋翳治瘛疭不仁见身肿。　阳谷见狂言，《明》同治瘛疭。

曲泽疗肘瘛疭《明》，见唾血。　少泽疗瘛疭。

承筋主瘛疭脚酸《千》。　曲池、少泽主瘛疭癫疾。　身柱主癫疾瘛疭，怒欲杀人，身热狂走，谵言见鬼《明》上、下同。　商丘主痫瘛。攒竹、小海、后顶、强间主痫发瘛疭狂走。　昆仑主痫瘛口闭不开。阳溪、天井主惊疭。　解溪主瘛疭而惊。　上关主瘛疭沫出，寒热痉引骨痛。　巨阙、照海主瘛疭引脐腹，短气。　命门主瘛疭里急，腰腹相引痛《铜人》《明》同。　脑户、听会、听宫、风府、翳风主骨酸眩狂，瘛疭口噤，喉鸣沫出，喑不能言。　五处、身柱、委中、委阳、昆仑主脊强反折，瘛疭，癫疾头痛。　络却、听会、身柱主狂走瘛疭，恍惚不乐并《千》。

哑门治寒热风痉，脊强反折，瘛疭，癫疾头重《铜》。　五处治头风目眩，瘛疭，目戴上不识人。巨髎治瘛疭，口㖞《明》同。　上关治瘛疭口沫出，目眩，牙车不开，口噤。　少泽治臂痛瘛疭，咳嗽，颈项急，不可顾。　付阳见风痹、天井治瘛疭并见风痹。　腕骨治惊风瘛疭，五指掣。　带脉治妇人里急瘛疭见小腹病。

大椎疗癫病瘛疭，身热目眩，项急，卧不安《明下》。

颅囟治小儿发痫瘛疭，呕吐涎沫，惊恐失精[1]，瞻视不明《铜》。瘈脉治小儿惊痫瘛疭，呕吐，泄痢无时，惊恐眵瞢，目睛不明《明》同。前顶治小儿惊痫，风痫，瘛疭见惊痫。　昆仑治小儿发痫瘛疭。

---

① 失精：原作“失颊”，据《铜人腧穴针灸图经》改。

癫痫 痫附 余论见风痫

天柱主卒暴痫眩《千》。 攒竹、小海、后顶、强间主癫发瘛疭狂走。 商丘主痫瘛。 丝竹空、通谷主风痫癫疾，涎沫狂烦。 金门、仆参主癫疾马痫《千》。 天井、小海主癫疾，羊痫吐舌，羊鸣戾颈。 悬厘、束骨主癫疾互引[①]，善惊羊鸣。 筋缩、曲骨、阴谷、行间主惊痫狂走癫疾。 列缺主热痫惊而有听见。

水沟治失笑无时，癫痫，语不识尊卑《下经》同。 乍喜乍哭，牙关不开《铜》。 心俞治发痫悲泣见狂走。 筋缩治惊痫，狂走癫疾，脊急强，目转上垂。 仆参见狂言、金门见尸厥治癫痫。 脊中治风痫癫邪。 神门治大小人五痫。 金门治小儿发痫，张口摇项，身反折。

脊俞疗风痫癫邪《明》。 神庭疗肿气风痫，癫风不识人，羊鸣，角弓反张，披发而上歌下哭，多学人语，惊悸不安寝。 肺俞、仆参见尸厥疗癫痫。 少海疗癫痫吐舌，沫出羊鸣。

狂癫风痫，吐舌，灸胃管百壮，不针。仓公法：狂痫不识人，癫病眩乱，灸百会九壮。

《难经疏》云：狂病之候，不爱眠卧，不肯饮食，自言贤智，歌乐行走。此是阳气盛之所为，故经言：重阳者狂。今世以此为癫病，谬矣。癫病发即僵仆倒地，故有癫蹶之言。阴气太盛，故不得行立而倒也。今世以为痫病者，误也。其剖析癫狂之病，晓然如此，而人终不信。岂亦传习之误，难以改欤。重阴者癫。

【点评】颠疾，在传世本《黄帝内经》多写作“癫疾”，又作“巅疾”。《灵枢·癫狂》对此病症状描述极为详细，指癫痫之疾。在稍后的《黄帝明堂经》犹见“癫疾”常与“僵仆”“互引”连称作“癫

① 引：原脱，据“癫疾”篇补，与《备急千金要方》卷三十合。

疾僵仆”或“癫疾互引”。而至隋唐之时，“癫疾”又转指心神颠倒(错乱)病；汉以前所谓狂者，本指一切心有所妄而神失其常之病症总名，实包括隋唐之后“癫”与“狂”两种精神疾病。

凡发狂则欲走，或自高贵称神圣，皆须备诸火灸之，乃得永瘥。悲泣呻吟，此则为邪，非狂也。自依邪方法治《千》。

癫疾 余论见风痫

解溪治癫疾，烦心悲泣《铜》。 哑门治癫疾头重。 完骨治癫疾，头面浮肿，齿龋。 天冲治头痛，癫疾风痉，牙龈肿，善惊。 筋缩治癫疾脊强见癫痫。 申脉、后溪、前谷治癫疾。 滑肉门治癫疾呕逆吐舌。 兑端《明下》同、本神治癫疾吐沫。 飞扬治癫疾寒痛。

承山、昆仑疗寒热癫疾。 尺泽疗癫病不可向，手臂不得上头《下》。

解溪、阳跷主癫疾《千》。 神庭、上星、百会、听会、听宫、偏历、攒竹、本神、筑宾、阳溪、后顶、强间、脑户、络却、玉枕主癫疾呕。 兑端、龈交、承浆、大迎、丝竹空、囟会、天柱、商丘主癫疾呕沫，寒热痉互引。 承浆、大迎主寒热凄厥鼓颔，癫痉口噤。 臑会、申脉主癫疾瘘气。 尺泽、然谷主癫疾手臂不得上头。 偏历主癫疾，多言，耳鸣口僻。 脑空、束骨主癫疾，大瘦头痛。悬厘、束骨主癫疾互引，善惊羊鸣。 天冲主头痛癫疾，互引数惊。 通谷主心中愦愦，数欠，癫，心下悸恐，咽中澹澹。 风池、听会、复溜主寒热癫仆。 完骨主癫疾僵。 曲池等主癫疾见瘛疭。 狂癫，灸胃管见癫痫，或灸巨阳见惊痫。

有人患痫疾，发则僵仆在地，久之方苏。予意其用心所致，为灸百会。又疑是痰厥致僵仆，为灸中管，其疾稍减，未除根也。后阅

《脉诀》后通真子有爱养小儿，谨护风池之说。人来觅灸痫疾，必为之按风池穴，皆应手酸疼，使灸之而愈。小儿痫，恐亦可灸此。

惊痫 小儿惊痫　急惊风　慢惊风

囟会治惊痫，戴目上不识人《铜》。

巨骨疗惊痫破心，吐血《明》。　鸠尾疗心惊痫发，状如鸟鸣，破心吐血，心中气闷，不喜闻人语，心痛腹胀。　少冲疗惊痫，吐舌沫出。　束骨疗惊痫癫狂，身寒热，头痛目眩《下》。　筋缩疗惊痫狂走，痫病多言，脊强，两目转上及目瞪。

【点评】“巨骨疗惊痫破心，吐血”录自《太平圣惠方》卷九十九，“巨骨”系奇穴名，位于鸠尾穴上五分，与肩部腧穴“巨骨”同名。高武编《针灸聚英》时将此二穴相混，明以后针灸书多承其误。

瘈脉、长强主小儿惊痫瘛疭，呕吐泄注，惊恐失精，瞻视不明《千》。　囟会、前顶、本神、天柱主小儿惊痫。　临泣主儿痫反视。囟会主儿痫，喘不得息。

前顶治小儿惊痫《明下》同。　风痫瘛疭，发即先时鼻多清涕，顶肿《铜》。　瘈脉、神道、颅囟治儿发痫瘛疭并见小儿瘛疭。

长强、身柱疗小儿惊痫。　小儿但是风病，灸率谷见风。　小儿先惊怖啼叫，后乃发惊痫，灸顶上旋毛中三壮，及耳后青络脉。　小儿惊痫，灸鬼录穴一壮，在上唇内中央弦上，用钢刀决断更佳。小儿急惊风，灸前顶三壮。若不愈，须灸两眉头及人中穴，秦承祖灸小儿惊痫等见鬼邪。　小儿缓惊风，灸尺泽各一壮。

狂邪惊痫病，灸承命三十壮，在内踝后上行三寸动脉上，亦灸惊狂走。　狂癫风惊，厥逆心烦，灸巨阳五十壮。　行间见癫狂主惊痫《千》。

【点评】“灸巨阳五十壮”，“巨阳”即“足太阳”穴，相当于昆仑穴处。

腕骨治惊风《铜》，见瘛疭。

筋缩疗惊痫《明》，见癫狂。

急、慢惊风，非风也，古人谓之阴阳痫，犹伤寒之有阴阳证也。阳痫如阳证，当治以凉药；阴痫如阴证，当治以温药。庸医不知此例，以风药治之，风药多凉，或是慢惊，未有不罹其害者，戒之戒之。若灸惊风，惟灸慢惊、慢脾风为稳当云。

风痫 五痫

神庭疗癫风不识人，羊鸣《明》，见癫痫。　百会疗风痫，青风心风，角弓反张，羊鸣，多哭，言语不择，发时即死，吐沫心热闷，头风，多睡心烦，惊悸无心力，忘前失后，食无味，头重饮酒面赤鼻塞。《明下》云：疗登高而歌，弃衣而走，角弓反张，羊痫吐舌。

百会治风痫，中风，角弓反张，或多哭，言语不择，发即无时，盛即吐沫，心烦惊悸《铜》。　神庭、丝竹空见目眩治风痫，目戴上不识人。

巨阙疗心中烦闷，热风，风痫，浪言或作鸟声，不能食，无心力。

会宗治肌肤痛，耳聋，风痫。　脊中见癫、涌泉治风痫。

前顶疗风痫《明》。　上管疗风痫热痫，可泻而后补。　脊俞疗风痫癫邪。　眉冲疗目五般痫，头痛鼻塞。　涌泉、神聪见头风、强间岐伯云疗风痫。　天井疗痫病，羊鸣吐舌。　痫病，小儿恶疾也，呼吸之间，不及求师，致困者不少《下》。　小儿食痫者，先寒热洒淅乃发，灸鸠尾上五分三壮。　小儿风痫者，先屈手指如数物，乃发也，灸鼻柱上发际宛中三壮。　小儿猪痫病，如尸厥，吐沫，灸巨阙三壮。　小儿鸡痫，善惊反折，手掣自摇，灸手少阴五壮，在掌后去腕半寸陷中。　小儿羊痫，目瞪吐舌羊鸣，灸九椎下节间三壮。　小儿牛痫，目直视，腹胀乃发，灸鸠尾三壮。　小儿马痫，张口摇头，身反折，马鸣，灸仆参各三壮。

马痫，张口摇头马鸣，欲反折，灸项风府、脐中三壮《千》：烧马蹄末服，良。　牛痫，目正直视，腹胀，灸鸠尾骨及大椎各三壮烧牛蹄末服，良。　羊痫，喜扬目吐舌，灸大椎上三壮。　猪痫，喜吐沫，灸完骨两旁各一寸，七壮。　犬痫，手屈拳挛，灸两手心、足太阳、肋户各一壮。　鸡痫，摇头反折，喜惊自摇，灸足诸阳各三壮。

神庭、脊俞疗风痫见惊痫。

前顶治小儿惊痫风痫《铜》，见癫痫。

小儿发逆上，啼笑，面暗色不变，是痫候。或鼻口青，时小惊，或目闭青时小惊，或身热头常汗出，或身热吐哯而喘，或身热目时直视，或卧惕惕而惊，手足振摇，或卧梦笑，手足动摇，或意气下而妄怒，或咽乳不利，或目瞳子卒大黑于常，或喜欠、目上视，或身热小便难，或身热目视不精，或吐痢不止，厥痛时起，或弄舌摇头。诸候二十条，皆痫之初也。见其候，便爪其阳脉所应灸，爪之皆重手，令儿骤啼，及足绝脉，亦依方与汤，直视瞳子动，腹满转鸣下血，身热，口噤不得乳，反张脊强，汗出发热，为卧不悟，手足掣疭，喜惊。凡八条，痫之剧者也。如有此，非复汤爪所能救，当时而灸之。

徐嗣[1]曰：风眩之病，起于心气不足，胸上蓄热实，痰热相感而动风，风心相乱则闷瞀，故谓之风眩瞀。大人曰癫，小儿为痫。此方为治，万无不愈。困急时但度灸穴，使大针针之，无不瘥者。初得针竟便灸最良。余业之以来三十余年，所救活者，数千百人。病此而死，不逢嗣故也。续命汤主眩发顿闷无知，口沫出，四体角弓，目反上，口噤不得言，

① 徐嗣：当据《备急千金要方》卷十四作“徐嗣伯”。下同。

竹沥一升二合、生地黄汁一升、龙齿末、生姜、防风、麻黄去节，各四两，防已、附子炮，各三两，石膏十两、桂二两，右十味，水一斗煮取三升，分三服。有气，加附子一两①，紫苏五合，橘皮半两。其论风眩癫痫，甚有理，故并其方附于此更有奔豚汤，详见《千金》。但小儿痫非心气不足尔。《千金》有风、食、惊痫三种，《本事》有阴、阳痫、慢脾风三证慢脾即食痫，宜醒脾元、人参散。右方有三痫元，治小儿百二十种惊痫荆芥穗二两，矾一两，半生半枯，为末，面糊元，黍米大，朱砂衣，姜汤下二十丸。吾谓慢惊用来复丹，急惊三痫元，食痫醒脾元可也。

风劳 余见劳

大杼治风劳气咳嗽《明》有气急字，胸中郁郁，身热目眩《铜》。 大椎治风劳食气。 风门治风劳呕逆上气，胸背痛，喘气，卧《明》作短不安。 膀胱俞治风劳腰脊痛。 附分治风劳臂肘不仁。 五里治风劳惊恐，吐血，肘臂痛，嗜卧，四肢不得动。 曲泉治风劳失精，身体极痛，泄水下利脓血，阴肿胻痛。

关元俞、膀胱俞疗风劳腰痛《明》。 伏兔疗风劳痹逆，狂邪，膝冷，手节挛缩，身瘾疹，腹胀少气。

头重，风劳，脑户五壮，针三分补之《千翼》。

灸风劳发背痈疽，用麻绳一条蜡过，从手中指第二节，量至心坎骨截断须直伸臂，折过，自前项下取中，缠至后心相对令齐，闭口量两吻阔狭，以此为则，对灸七壮。鄞州井司法马司法云神效。

风痓 角弓反张

颅囟治风痓《铜》。 大迎治风痓口噤，牙疼颊肿，恶寒，舌强不

---

① 加附子一两：《备急千金要方》原文作“加附子成一两”，即由原“三分”增至“一两”。

能言。　哑门治寒热风痉，脊强反折，瘛疭。　天冲治癫疾风痉，牙龈肿，善惊。

脾俞、膀胱俞主热痉引骨痛《千》。　上关主瘛疭，沫出，寒热痉引骨痛。　肾俞、中膂俞、长强主寒热痉反折。　肝俞主筋寒热痉，筋急手相引。　鱼际主痉上气，失喑不能言。　腰俞主反折见月事。

小儿身强，角弓反张，灸鼻上入发际三分，三壮，次大椎下节间三壮《明下》。

百会治角弓反张《铜》，见中风。

上髎见绝子、腰俞主脊强反折《千》。

《产论》云：痉者，口噤不开，背强而直，如发痫状，摇头马鸣，身反折，宜速灌小续命汤，是也此见二十论。又云：产后中风，如角弓状，无治法见十八章。后人惟用荆芥穗末，酒服二钱匕立效。若是，则灸未必如药之速见效也。

风眩　余见头目眩　余论见风痫

完骨疗风眩项痛，头强寒热《明》。　当阳、临泣疗卒不识人，风眩鼻塞。　后顶见头风、玉枕见目痛、颔厌见偏头痛疗风眩《千》。

【点评】今检卷六“目痛”“头痛”“头风”三篇，后顶、玉枕、颔厌穴主治风眩条文均抄自《明》，而不是《千》。故此处“千”当作“千同”。

阳谷主风眩惊手卷《甲乙》手卷作手腕痛，泄风汗出，腰项急。

承光治风眩头痛，呕吐心烦。　申脉治坐如在舟车中见腰脚。

神庭、上星、囟会主风头眩《千》。　天牖等、前顶等主风眩见头风。

攒竹疗头目风眩见目眩。

《千金方》载徐嗣之言曰：风眩之病，起于心气不足，胸上蓄热实，痰热相感而动风，风心相乱则闷瞀，故谓之风眩瞀。大人曰癫，小儿曰痫，则是风眩、癫、痫本一疾也，不知后人何为析而三之。予因分为三门，且从为之辞，以释世医之疑云。

风痹 余见肩髃穴

天井治惊悸瘛疭，风痹，臂肘痛，捉物不得《铜》。　肩贞治风痹，手臂不举，肩中热痛。　尺泽治风痹肘挛，手臂不举。　消泺治寒热风痹，项痛肩背急《明》云：头痛项背急。　膝关治风痹膝内痛引膑，不可屈伸，喉咽痛。　付阳治痿厥风痹，头重頔痛，髀枢股胻痛，瘛疭，风痹不仁，时有寒热，四肢不举。　阴辅见膝痛、阳关并见膝痛治风痹不仁。　委中见腰脊治风痹。

少海见瘰疬疗风痹《明》。　委中见脚弱、下廉疗风湿痹见身寒痹。

环跳治冷风湿痹见膝痛，治卒病肉痹不知人见中风。

【点评】“环跳治冷风湿痹见膝痛”，今检此条实见“偏风”篇。

岐伯曰：中风大法有四，四曰风痹。巢氏曰：风、寒、湿三气合而为痹。风多者为风痹，风痹之状，肌肤尽痛，而复手足不随也。医者当以此求之，速与续命汤，依俞穴灸之云详见《千金》。

中风 中风寒热　余论见偏风

小儿但是风病，诸般医治不瘥，灸率谷《明下》。　黄帝疗中风，眼戴上，及不能语者，灸第二椎、第五椎上各十壮，齐下火，炷如半枣核大，立瘥。　黄帝问岐伯曰：中风半身不遂，如何灸？答曰：凡人未中风一两月前，或三五月前，非时足胫上忽酸重顽痹，良久方解。此将中风之候，急灸三里、绝骨四处三壮，后用葱、薄荷、桃柳叶煎汤淋洗，驱逐风气于疮口出。灸疮春较秋灸，秋较春灸，常令两脚有疮为妙。凡人不信此法，饮食不节，酒色过度，忽中此风，言语謇涩，半身不遂。宜七处齐下火，各三壮。风在左灸右，右灸左。　百会、耳前发际、肩井、风市、三里、绝骨、曲池七穴，神效不能具录，依法灸无不愈。

【点评】古代多用直接灸，灸后若得发灸疮则疗效明显而持久，故古人探索出多种发灸疮的有效方法，《太平圣惠方》卷一百开篇明言“凡著灸疗病，历春夏冬不较者，灸炷虽然数足，得疮发脓坏，所患即瘥；如不得疮发脓坏，其疾不愈。《甲乙经》云：灸疮不发者，用故履底炙令热熨之，三日即发，脓出自然愈疾。今用赤皮葱三五茎，去其葱青，于煻灰火中煨熟拍破，热熨灸疮十余遍，其疮三日自发，立坏脓出，疾愈”，并详细记载了“淋洗灸疮法”，可参看。

“灸疮春较秋灸，秋较春灸”句，《太平圣惠方》原方作“灸疮若春较秋更灸，秋较春更灸”，义长。

灸风中腑，手足不随，其状觉手足或麻或痛，良久乃已。此将中腑之候，病左灸右，病右灸左。因循失灸废者，灸疮春较秋灸，秋较春灸，取尽风气《集效》。

百会、曲鬓、肩髃、曲池、风市、足三里、绝骨共十三穴，灸风中脏，气塞涎上，不语，极危者，下火立效。其状觉心中愦乱，神思不怡，或手足麻，此将中脏之候。不问风与气，但依次自上及下，各灸五壮，日别灸随年壮。凡遇春秋，常灸以泄风气。素有风人，可保无虞。此能灸暴卒，百会、风池、大椎、肩井、曲池、间使、足三里，共十二穴。

《集效方》云：治风莫如续命、防风、排风汤之类，此可扶助疾病。若救危急，必火艾为良。此论亦当。

范子默自壬午五月间口眼㖞斜，灸听会等三穴即正。右手足麻无力，灸百会、发际等七穴得愈。未年八月间，气塞涎上，不能语，金虎丹加腻粉服至四丸半。气不通，涎不下，药从鼻中出，魂魄飞扬，如坠江湖中，顷欲绝，灸百会、风池等左右共十二穴。气遂通，吐几一碗许。继又下十余行，伏枕半月余遂平。尔后少觉意思少异于常，心中愦乱，即便灸百会、风池等穴立效。《本事方》云：十二穴者，谓听会、颊车、地仓、百会、肩髃、曲池、风市、足三里、绝骨、发际、大椎、风池也。依而用之，立效。

气塞涎上，不能语，心中风候也。巢氏《病源》常论之。古方虽谓但得偃卧，闷绝汗出者，心中风之候，恐未尽也。范公灸得气通，盖灸百会之力。其吐几一碗下十行者，岂服金虎丹加腻粉所致耶？《必用方》戒人服金虎等丹。

风池疗大患风者，先补后泻，小可患，以经取之《明》。　肝俞疗中风支满，短气不食，食不消，吐血，目不明，闭塞。　阴跷疗偏枯不能行，大风暴不知人，卧惊视如见星。

临泣治卒中风不识人《铜》。　解溪治风面浮肿，颜黑，厥气上冲，腹胀，大便下重，瘛惊，膝股胻肿转筋，目眩头痛。　劳宫治中风善怒，悲笑不休，手痹。　内关治中风肘挛，实则心暴痛，虚则心烦惕惕。

风头耳后痛，烦心，足不收失履，口㖞僻，头项瘛痛，牙车急，完骨主之《甲》。

【点评】“内关治中风肘挛，实则心暴痛，虚则心烦惕惕。风头耳后痛，烦心，足不收失履，口㖞僻，头项瘛痛，牙车急，完骨主之《甲》”，今检此条原文，“风头耳后痛”以前文字采自《铜人腧穴针灸图经》，其后文字系录自《备急千金要方》，其中“足不收”以下文字系宋臣注文。这里王氏不仅将两条原文混成一条，而且引文的格式及出处均有误。此条原文的正确格式应如下：“内关治中风，肘挛，实则心暴痛，虚则心烦惕惕。完骨主风头耳后痛，烦心《甲乙》云：足不收，失履，口㖞僻，头项瘛痛，牙车急。《千》。”

心俞治心中风，语悲泣《铜》，见狂走。　百会治风痫中风，角弓反张，或多哭，言语不择，发即无时。盛即吐沫，心惊烦健忘《铜》。

昆仑主狂易大风《千》。　阴跷主风暴不知人，偏枯不能行。　照海主大风默默不知所痛，视如见星。　天井主大风默默不知所痛，悲伤不乐。

百会疗青风心风见风痫。　肩髃治偏风热风见中风不语。

岐伯曰：中风大法有四，一曰偏枯，二曰风痱，三曰风懿，四曰风痹。夫诸急卒病多是风，初得轻微，人所不悟，宜速与续命汤，依俞穴灸之。夫风者，百病之长。岐伯所言四者，说其最重也。凡风多从背五脏俞入。诸脏受病，肺病最急。肺主气息，又冒诸脏故也。肺中风者，其人偃卧而胸满，短气冒闷，汗出者，肺风之证。视目下鼻上两边下行至口，色白者，尚可治，急灸肺俞百壮，服续命汤，小儿减之。若急黄者，此为肺已伤，化为血，不可复治。若为急风邪所中，便迷漠恍惚，妄言狂语，或少气惙惙，不能复言。若不求师即治，宿昔而死。即觉，便灸肺俞及膈俞、肝俞数十壮，急服续命汤可救。若涎唾出不收者，既灸，当立与汤也。诸阳受风，亦恍惚妄语，与肺病相似。然著缓可经久而死。　肝中风者，其人但踞坐不得低头，绕两目连额上，色微有青者，肝风之证。若唇色青面黄尚可治，急灸肝俞百壮，服续命汤。　心中风者，其人但得偃卧，不得倾侧，闷乱冒绝，汗出者。心风之证，若唇正赤，尚可治，急灸心俞百壮，服续命汤。　脾中风者，其人但踞坐而腹满，身通黄，吐咸汁出者，尚可治，急灸脾俞百壮，服续命汤。　肾中风者，其人踞坐而腰痛，视胁左右未有黄色如饼粢大者，尚可治，急灸肾俞百壮，服续命汤。大肠中风者，卧而肠鸣不止，灸大肠俞百壮，可服续命汤。

乡里有人忽觉心腹中热甚，急投药铺说其状，铺家以为此中风之候，与治风药，而风不作。予中心脏之。至夷陵，见一太守中夏忽患热甚，不免以水洒地，设簟卧其上，令人扇之。次日，忽中风数日而殂。人皆咎其卧水簟上而用扇也。暨到澧阳，见一老妇人夏中亦患热，夜出卧厅上，次日中风。偶其子预合得小续命汤服，更召医调理，数日愈。始知人之中风，心腹中多大热而后作，而小续命汤不可不服也。王令患风，医以青州白员子排风汤、续命汤、四物汤、黄芪建中汤、术附汤、嘉禾散各为一处，同和分数服，每服水一碗、枣三枚、生姜五片，同煎至七分，去滓温服。自后与人服皆效。周户传三汤四散子，用四君子排风续命汤、嘉禾急风正气匀气散，一切风疾无不瘥。

肝风占候，其口不能言，当灸鼻下人中，次灸大椎，次肝俞五十壮，余处随年壮。眼暗人灸之得明，二三百壮良。　凡心风寒，灸心俞各五十壮。　扁鹊曰：凡人心风，灸心俞两边各一寸二分，各五七壮。对心是肝俞二穴，主心风腹胀满，食不消化，吐血酸痛，四肢羸露，不欲食饮，鼻血。目眴肮肮不明，肩头胁下痛，小便急，灸二三百壮瘥，即止。　扁鹊云：治卒中恶风，心闷烦毒欲死，急灸足大指下横纹随年壮，立愈。　若筋急不能行者，内踝筋急，灸内踝上四十壮；外踝筋急，灸外踝上三十壮，立愈。　若眼戴精上插，灸目两眦后二七壮。　若不能语，灸第三椎上百壮。　若不识人，灸季肋头七壮。　若眼反口噤，腹中切痛，灸阴囊下第一横理十四壮，灸卒死亦良。　治大风、卒风、缓急诸风，卒发动，不自觉知，或心腹胀满，或半身不随，或口噤不言，涎唾自出，目闭耳聋，或举身冷直，或烦闷恍惚，喜怒无节，或唇青口白，戴眼，角弓反张。始觉发动，即灸神庭七壮，次灸曲差，次上关，次下关，次颊车，次廉泉，次囟会，次百会，次本神，次天柱，次陶道，次风门，次心俞，次肝俞，次肾俞，次膀胱俞，次曲池，次肩髃，次支沟，次合谷，次间使，次阳陵泉，次阳辅，次昆仑，以上各七壮。　治风灸上星二百壮，前顶二百四十壮，百会二百壮，脑户、风府各三百壮。　治大风，灸百会七百壮。　治百种风，灸脑后项大椎平处，两箱量二寸三分。须取病人指寸量两箱各灸百壮，得瘥。治风耳鸣，从耳后量八分半，里许有孔，灸一切风，得瘥。狂者亦瘥，两耳门前后各百壮。　治卒病恶风欲死，不能语，及肉痹不知人，灸第五椎，名曰脏俞，百五十壮、三百壮便愈。　大肠俞治风，腹中雷鸣，肠澼泄利，食不消化，小腹绞痛，腰脊疼强，或大小便难，不能饮食，灸百壮，三日一报①。

液门灸五十壮，主风。　绝骨灸百壮，治风身重心烦，足胫疼。百会、天府、曲池、列缺主恶风邪气，泣出喜忘。　涌泉主风入腹中。　商阳主耳中风生。　临泣主大风目痛《甲》云：目外眦痛。　关冲主面黑湿风，解溪主风从头至足，面目赤。

解益以医风名。其进沉香半夏汤方云：夫人中风，心肾俱虚，百脉皆乱，气散血凝。若使便服金银、朱砂、脑麝凉药，则手足不举，经络遂死。便服生附子，则益发虚热，转不能语，或下鲜血，故成废疾。善治风者，当先主气益心，去痰醒脾，然后疗风，十愈八九。用炮附子一支、沉香等分、人参半两、半夏二钱、南星一钱，各汤洗七次，为粗末每服二大钱，水二盏，姜十片，煎至一盏，空心稍热服，神效。其论治风有理，故附于此。

液门主风寒热《千》。　内关主手中风热。　间使主头身风热。后溪主风身寒。　侠溪主胸中寒如风状。　肺寒灸肺俞百壮。　肾寒灸肾俞百壮。

大横治大风逆气多寒《铜》。

凡中风用续命汤、排风等汤，神精丹、茵芋酒，更加灸，必愈《本事》。

中风不语　中风口噤　中风口㖞②　附余见口哑　口眼㖞

脾风占候，声不出，或上下手，当灸手十指头，次灸人中，次

① 此段文字均录自《千金翼方》卷二十六，此处当注“千翼”二字。

② 中风口㖞：原脱，据目录补。

大椎，次两耳门前脉去耳门上下行一寸是，次两大指节上下，各七壮。治脾风，灸脾俞脊两边各五十壮。凡人脾俞无定所，随四季月应，病即灸脏俞是脾穴。此法甚妙。脾风者总呼为八风，猥腿风，半身不遂，失音不语者，灸百会，次本神，次承浆，次风府，次肩髃，次心俞，次手五册，次手髓孔，次手少阳，次足五册，次足髓孔，次足阳明，各五百壮。中风失暗，不能言语，缓纵不随，先灸天窗五十壮，息火，仍移灸百会五十壮毕，还灸天窗五十壮。若发先灸百会，则风气不得泄，内攻五脏，喜闭伏，仍失音也。所以先灸天窗，次百会佳。一灸五十壮，悉泄火势。复灸之，视病轻重，重者一处三百壮，大较。凡中风服药益剧者，但是风穴，悉皆灸三壮，无不愈，神良。决定勿疑，不至心者，勿浪为灸。又灸风痱不能语，手足不遂详见《千金》，治卒病欲死，不能语。治肺中风不能言并见中风。

【点评】此灸方中之“手五册”为奇穴名，约在肘横纹两端各一穴；“足五册”也为奇穴名，约在腘窝横纹两端各一穴，左右共四穴；“天窗”为督脉“囟会”穴别名，与小肠经穴“天窗”同名异穴。

巢氏云：脾脉络胃夹咽，连舌本，散舌下。心之别脉，系舌本。心脾受风邪，故舌强不语三阳之筋，并络入颔颊，夹于口。诸阳为风寒所客，则筋急，故口噤不开。

卒中风，口噤不得开，灸机关《千金翼》名颊车二穴，穴在耳下八分小近前，灸五壮即得语，又灸随年壮。僻者逐僻左右灸《千》。　治卒中风口喎，苇筒长五寸，以一头刺耳孔中，四畔以面密塞勿令泄气，一头纳大豆一颗，并艾烧令燃，灸七壮瘥。右灸左，左灸右。千金不传，耳病亦灸之。　中风口喎，灸手交脉三壮，左灸右，右灸左，炷如鼠屎形，横安两头下火。　口喎刺承泣见目瞤。

偏风 偏枯　半身不遂

岐伯答黄帝灸中风半身不遂《明下》，见中风。

列缺治偏风口㖞，手腕无力《明下》作腕劳，半身不随《明》同，咳嗽，掌中热，口噤不开《铜》。　下关治偏风，口目㖞，牙车脱臼。　上关治偏风口眼㖞《明》云：眼㖞通睛，耳中如蝉声《明》同。　完骨治偏风，口面㖞。颈项痛不得顾，小便赤黄，喉痹颊肿。　承浆治偏风口㖞面肿《明》同。　冲阳见口㖞、地仓治偏风口㖞见口㖞。　迎香治偏风口㖞，面痒浮肿，风动叶叶，状如虫行，或唇肿痛《明》同。　环跳治冷风湿痹，风疹，偏风半身不遂，腰胯痛不得转《明下》同。　肩髃治偏风，半身不遂，热风瘾疹，手臂挛急《明》云：手不得向头，捉物不得，挽弓不开，臂细无力，筋骨酸疼。若灸偏风，可七七壮，不宜多。曲池疗偏风，半身不遂，刺风疹疼痛冷缓，捉物不得，挽弓不开，屈身难隐，脉风，臂肘细无力。

阳陵泉、环跳并见膝痛、曲池治偏风半身不遂《明下》同。　照海治大风偏枯，半身不遂《明》同。　上廉治偏风，腰腿手足不仁并《铜》，《明下》同。

下昆仑见腰脚、委中疗半身不遂《明》。　地仓见口㖞、承山见脚弱、上廉见脚气、下廉见湿痹疗偏风。　阴跷疗手足偏枯见月水。

猥腿风，半身不遂，失音，灸百会《千》，见中风失音。

半身不遂，男女皆有此患，但男尤忌左，女尤忌右尔。若得此疾后，风药不宜暂阙。常令身上有灸疮可也，最忌房室。或能如道释修养，方能保其无它。若灸则当先百会、囟会，次风池、肩髃、曲池、合谷、环跳、风市、三里、绝骨，不必拘旧经病左灸右，病右灸左之说，但按酸疼处灸之。若两边灸亦佳，但当自上而下灸之。

痰涎 痰饮　吐沫　余见唾

巨阙治热病，胸中痰饮，腹胀暴痛，恍惚不知人《铜》。　通谷治结积，留饮，胸满，食不化。　不容治痰癖见痃癖。　少冲治痰冷见伤寒。　率谷治膈胃寒痰，伤酒风发，脑两角强痛，不能饮食，烦满，吐不止。　浮白治痰沫，胸中满，不得喘息。　本神治癫疾吐涎沫。　丝竹空见目眩治涎沫。　然谷、复溜见脊治涎出。　阴谷见膝痛治涎下。

膈俞疗痰饮吐逆，汗出，寒热骨痛，虚胀，舌满痰疟《明》。　胆俞疗痰闷见心胀。　上管疗痰多吐涎《下》，见吐。

结积留饮灸通谷《千》，见肠澼。

下廉治涎出不觉《铜》，见飧泄。　少海《明》同、兑端《下》同、本神治吐沫见癫狂。

丝竹空、通谷、商丘主呕沫《千》，见痫癫。　兑端等主呕沫见风痫。

温溜治吐涎《铜》，见癫狂。　上关治沫出见瘛疭。　颅囟治小儿吐沫见瘛疭。

彧中、云门等主涎出多唾《千》。　库房等主多唾浊沫并见上气。

廉泉治呕沫《铜》，见上气。《明》云：疗喘息呕沫见少气。

痰涎等证，不一而足。惟劳瘵有痰为难治，最宜灸膏肓穴，壮数既多，当有所下，砻砻然如流水之状，盖痰下也，余当随证治之。凡人患水疟，口中涌水，《经》谓之肺来乘肾，食后吐水，可灸肺俞，又灸三阴交、期门，泻肺补肾也，各随年壮。然则痰涎有类此者，又当如此法灸之。

唾血 呕血　吐血　余见唾

凡内损又作伤，唾血不足，外无膏泽，地五会《铜》同主之，刺入三分，特忌灸《千》。　凡唾血，泻鱼际、补尺泽。　然谷主咳唾有血。　太渊《明下》见胃痛①、神门主唾血振寒，呕血上气。　胸堂、手心、脾俞、间使、胃管、天枢、肝俞、鱼际、劳宫、肩俞、太溪主唾血吐血。　心俞、肝俞、缺盆、巨阙、鸠尾主咳唾血。　库房、中府、周荣、尺泽主咳逆上气，呼吸多唾浊沫脓血。　上管《明下》同、不容、大陵主呕血。　郄门主呕血衄血。　行间主短气，呕血胸背痛。　太冲主面唇色白，时时呕血，女子漏血。　手少阴郄主吐血。　三里主胸中瘀血，支满胁膈痛，不能久立，膝痿寒。　上管主心膈下呕血。　不容主呕血，肩胁痛，口干，心痛与背相引，不可咳，咳引肾痛。　太渊主唾血振寒，嗌干。　大陵及郄门主呕血。　神门主呕血上气。　虚劳吐血，灸胃管三百壮，亦主劳呕逆，吐血，少食，多饱多唾一作多睡百病。　吐血，胸堂百壮，不针。　吐血腹痛雷鸣，天枢百壮。　吐血唾血，上气咳逆，肺俞随年壮。　吐血酸削，肝俞百壮。　吐血呕逆，灸手心主五十壮《千金翼》云大陵，是。　凡口鼻出血不止，名脑衄，上星五十壮。

膻中治唾脓《铜》，见肺气。　肝俞见咳逆、承满腹胀、肩中俞见嗽治唾血。　大钟见淋、然谷、心俞狂走治咳唾血。　天突治②咯唾脓血见肺③。　库房治多唾浊沫脓血见胸胁满。　屋翳治多浊沫脓血见痰。　巨阙治息贲，时唾血《明下》云：疗呕血烦心。　太渊见心痛、神门心烦、行间、太冲、鱼际治呕血。　曲泉治逆气呕血。　五里治吐血风劳。　太溪

---

① 痛：原脱，今检《明下》太渊穴疗病条文见“胃痛”篇，故补“痛”字。

② 治：原脱，据“肺气”篇补。

③ 今检此条文字见“肺气”篇。

治咽肿唾血并《铜》，《明下》疗唾血及衄血不止①。

【点评】“胸堂”在两乳间，相当于膻中穴；“手心”《备急千金要方》卷三十作“手心主”，相当于大陵穴；“手少阴郄”即阴郄穴。

巨骨疗惊痫，破心吐血《明》。

鱼际疗吐血唾血。　肝俞见中风、紫宫见唾、石门见咳逆疗吐血。　孔最疗吐血失音肿痛②。　曲泽疗心痛出血呕血③见心烦。　肺俞见肺疗唾血《千》。　承满疗膈气吐血。

【点评】“肺俞见肺疗唾血《千》”，此条主治引自《太平圣惠方》卷一百，故引文出处标注“《千》”当改作“《下》”。

喘 余见咳嗽

昆仑主腹痛喘暴满《千》。

昆仑《千》同治咳喘暴满《铜》。　三间治气喘见疟。　神门见心烦、譩譆治喘逆见肩背痛。　不容治喘咳见痃癖。　商阳治喘咳支肿见胸满。《明下》云：胸膈气满喘急。　大钟治胸胀喘息见淋。　期门治大喘不得卧见吐泻。　俞府治咳逆上喘承满④同，见腹胀，呕吐胸满，不得食《明》同。　彧中治咳逆《明下》作嗽，喘不能食见胸胁满。　天府治逆气，喘不得息。　云门见胸满、人迎见吐泻、神藏《明》同治咳逆，喘不得息。　气户治喘逆上气。　步郎治喘息不得举臂并见胸胁满。　足临泣见月事治喘。

---

① 止：原作“血”，据《太平圣惠方》卷一百改。
② 疗吐血失音肿痛：原作小字注文，据文义改作大字。
③ 疗心痛出血呕血：原作小字注文，据文义改作大字。
④ 满：原作“言”，据“腹胀”篇改。

魄户、中府主喘气相追逐《千》。 天突、华盖主喘暴。 俞府、神藏主喘不得息。 天容等主喘息呕沫。 曲泽主咳喘并见上气。

颅息疗小儿痫，喘不得息，耳聋《明》。 魄户疗咳逆上喘见背痛。浮白疗不得喘息见咳逆。 经渠疗掌中热生，嗽逆上气，喘数，久热病，汗不出，暴痹喘逆，心痛欲呕。 中府见肺气、魄户见背、胁堂疗喘逆《下》。 璇玑疗咳逆上喘，喉鸣。 三间疗伤寒气热，身热喘。天突疗咳逆气喘《下》。 肺俞见肺疗肺喘。 解溪疗喘息急。 鱼际见寒热疗咳喘《明》。

膻中治咳嗽上喘《铜》，见肺。 水突治喘息不得。 扶突治喘息如水鸡鸣并见上气。

头维主喘逆烦满，呕沫流汗《千》。 肺俞《明下》见肺、肾俞主喘咳，少气百病。 俞府、神藏见上气、天府主上气喘不得息。 扶突主咽中鸣喘。 天突、华盖主喘暴并见上气。 经渠主咳逆上气喘，掌中热。 少商、大陵主咳逆喘。 天突、华盖主喘暴。 太泉主咳逆胸满，喘不得息。 期门主喘逆，卧不安席，咳，胁下积聚。 咳喘，曲泽出血立已。彧中等主呼吸喘。 气逆喘鸣，取天容并见上气。

上廉治喘息不能行《铜》，见胁痛。

经渠主喘见上气。 大陵等主喘。 天府主喘不得息。

廉泉治喘息并见咳逆。

鱼际疗喘见寒热。

有贵人久患喘，夜卧不得而起行，夏月亦衣夹背心。予知是膏肓病也，令灸膏肓而愈。亦有暴喘者，予知是痰为梗，令细剉厚朴七八钱重，以姜七片，水小碗煎七分服，滓再煎服，不过数服愈，若不因痰而喘者，当灸肺俞。凡有喘与哮者，为按肺俞，无不酸疼，皆为谬刺肺俞，令灸而愈，亦有只谬刺不灸而愈，此病有浅深也。舍弟登山，为雨所搏。一夕气闷几不救，见昆季[1]必泣，有欲别之意。予疑

---

① 昆季：指兄弟。

其心悲，为刺百会不效，按其肺俞，云其疼如锥刺。以火针微刺之即愈。因此与人治哮喘，只谬肺俞，不谬他穴。惟按肺俞不疼酸者，然后点其它穴云。

【点评】王氏临证取穴很注重选取疾病反应点(即所谓“受病处”)，其在卷二辑有“针灸受病处”一篇，专门论述这一点，可惜，现行本该篇全部脱落，但在其他卷的王氏按语中仍可看到其对此法的具体论述，此即一例。又卷五“足麻痹不仁”篇王氏按曰：“足之不能行，盖肾有病也，当灸肾俞，或一再灸而不效，宜灸环跳、风市、犊鼻、膝关、阳陵泉、阴陵泉、三里、绝骨等穴。但按略酸疼，即是受病处，灸之无不效也。”此外，咳嗽在膻中穴处有压痛，肠痈在大肠俞穴处有压痛，妇人带下在带脉穴处有压痛等，均于压痛处刺灸而愈。这些经验对于现代针灸临床，仍有借鉴意义。

肺气 肺风

肺胀，气抢胁下热痛，灸阴都随年壮。 肺胀胁满，呕吐上气等病，灸大椎并两乳上第三肋间，各止七壮。肺与大肠俱实。 中府主肺寒热见上气。

【点评】“肺与大肠俱实”此乃《备急千金要方》卷十六“肺脏篇”的篇目名，王执中误抄于此方下。

膻中治肺气咳嗽，上喘唾脓，不得下食，胸中如塞《铜》。 天突治肺壅，咯唾脓血，咽干，舌下急，喉生疮。 中府治肺系急，胸痛悚悚，胆热，呕逆上气，咳唾浊涕，肩背痛，风汗出，腹胀食不下。《明下》云：肺急胸满，喘逆唾浊，善噎皮痛。 太渊治肺胀满膨膨。

《明下》云：疗胸中气满不得卧，肺胀满膨膨。

肺俞疗肺寒热，肺痿，上喘咳嗽，嗽血，胸胁气满，不得卧，不嗜食，汗不出，及背急强《明下》。

凡肺风气痿绝，四肢满胀，喘逆胸满，灸肺俞各二壮。

水沟疗面肿唇动，叶叶肺风，状如虫行《明》。 风池见面肿疗肺风。

咳嗽 余见咳逆

三里主咳嗽多唾《千》。 缺盆、膻中、巨阙主咳嗽。

鱼际疗咳嗽喘见寒热，又疗肺心痛，咳引尻溺出《明》。 肺俞疗肺嗽见传尸。 少泽、心俞见心痛、库房见逆气疗咳嗽。 天突疗咳嗽，上气噎，胸中气，喉内如水声。 廉泉疗咳嗽少气见少气。 膻中见肺痈疗咳嗽上气。《下》云：疗咳嗽气短。 经渠见喘疗嗽逆上气。 天池疗上气咳嗽，胸中气满，喉鸣，四肢不举，腋下肿《下》。 解溪疗上气咳嗽，喘息急，腹中积气上下行。

鱼际、列缺、少泽见瘛疭、缺盆治咳嗽《铜》。 尺泽治咳嗽唾浊见喉痹。 肩中俞治咳嗽上气唾血。 大杼治风劳气咳嗽见风劳。 风门治喘气卧不安见风劳。 肺俞治肺痿咳嗽见劳瘵。 膻中治肺气咳嗽见肺气。 涌泉治妇人无子，咳嗽身热《明下》咳嗽气短。 前谷治咳嗽衄血，项颈痛。 太溪治痃僻咳嗽，不嗜食。

上气咳嗽，灸肺募五十壮《千》，见上气。 嗽，灸手屈臂中有横纹外骨捻头得痛处，十四壮良。 嗽，灸两乳下黑白际，各百壮，即瘥。又以蒲当乳头周匝围身，令前后正平，当脊骨解中，灸十壮云云。

廉泉、天井并见上气、太渊治咳嗽《铜》，见不卧。

久嗽最宜灸膏肓穴，其次则宜灸肺俞等穴。各随证治之，若暴嗽则不必灸也。有男子忽气出不绝声，病数日矣。以手按其膻中穴而应，微以冷针频频刺之而愈。初不之灸，何其神也。

《千翼》十二种风，风入肺，则咳逆短气。又肝咳刺足太冲，心咳刺神门，脾咳刺太白，肺咳刺太泉，肾咳[1]刺太溪，胆咳刺阳陵泉。又第五节下第六节上穴中间，随年，并主上气。

咳逆 余见咳逆上气　喘　伤寒呕哕

然谷、天泉、陷谷、胸堂、章门、曲泉、天突、云门、肺俞、临泣、肩井、风门、行间主咳逆《千》。维道主咳逆不止。　大陵主咳逆，寒热发。　大陵、少商主咳逆喘。　太泉主咳逆胸满，喘不得息《明下》同。　三里主咳逆多吐。　中府主肺系急，咳辄胸痛。　前谷主咳而胸满。　经渠、行间主喜咳。侠白主咳，干呕烦满。　支沟主咳，面赤而热。　咳唾，噫，善咳，气无所出，先取三里，后取太白、章门并《千》。

孔最、天泉见心痛、太溪见心痛、行间、俞府见喘、神封见胸满、腹结见脐痛、少商见善噫、浮白治咳逆《铜》。　肝俞治咳引两胁急痛，不得息，转侧难，撅胁下与脊相引而反折，目上视，目眩，循眉头痛，惊狂衄衄，起则目䀮䀮，目生白翳，咳引胸中痛，寒疝小腹痛，唾血短气，《明下》云：疗咳逆，两胁满闷。　鱼际治咳引尻痛。　窍阴治胁痛，咳逆不得息。

浮白疗咳逆，疝积胸满，不得喘息，胸痛[2]《明》。　太渊疗咳逆烦心，不得卧《下》。

灸咳逆法：乳下一指许，正与乳相直骨间陷中，妇人即屈乳头度之，乳头齐处是穴，炷如小豆许，灸三壮，男左女右，只一处火到

① 咳：原作“次”，据四库本改。
② 痛：原作“疗”，据《太平圣惠方》卷九十九改。

肌，即瘥。《良方》云：族中有霍乱吐痢垂困，忽发咳逆，遂至危殆。与鄜延陈中裕病伤寒咳逆甚，气已不属，皆一灸而愈云。凡伤寒及久病，得咳逆，皆为恶候，投药不效者，灸之必瘥，若不瘥，则多不救。《必用方》云：哕者咳逆也，见呕哕。

【点评】“陈中裕病伤寒”，病伤寒者实系张平序，王执中未明原书之义，引文多误。详见《苏沈良方》。

咳病有十，曰：风咳、寒咳、支咳、胆咳、厥阴咳与五脏咳。《千金》载其刺法详矣。而伤寒咳为恶证，施秘监尊人患伤寒咳甚，医告技穷，施检《灸经》，于结喉下灸三壮，即瘥。盖天突穴也，神哉神哉。

咳逆上气 上气　又见咳逆

魄户、气舍、譩譆《甲乙》、期门、右手屈臂中横纹外骨上，主咳逆上气《千》。　天容等主咳逆上气，喘息呕沫见齿噤。　魄户、中府主肺寒热，呼吸不得卧，咳逆上气，呕沫，喘气相追逐。　天突、华盖《明》云喘不能言主咳逆上气，喘暴。　俞府《明下》同、神藏主咳逆上气，喘不得息。　经渠主咳逆上气喘，掌中热。　扶突主咳逆上气，咽中鸣喘。　咳喘，曲泽出血立已，又主卒咳逆，逆气。　紫宫、玉堂、太溪主咳逆上气，心烦《明》云：紫宫、玉堂主咳逆。　彧中、石门主咳逆上气，涎出多唾。　彧中、云门主咳逆上气，涎出多唾，呼吸喘悸，坐不安席。　库房、中府、周荣、尺泽主咳逆上气，呼吸多唾，浊沫脓血。

气舍治咳逆上气，瘤瘿，喉痹咽肿，颈项强《铜》。　水突治咳逆上气，咽喉壅肿，呼吸短气，喘息不得。　厥阴俞治逆气呕吐，心痛留结，胸中烦闷。　扶突治咳多唾，上气，咽引喘息，喉如水鸡鸣。

魄户治背膊痛，咳逆上气，呕吐烦满。　库房见胸胁满、屋翳见唾血、膏肓俞治上气咳逆见劳瘵。　天突治咳逆上气，胸中气噎，喉中如水鸡声，《下》云：胸中气鲠鲠。　太溪见胸痛、中府治吐逆上气见肺气。气海治一切气见少气，《明下》云：疗五脏气逆上攻。　经渠治咳嗽上气，数欠。　幽门治逆气数咳，女子逆气。

鱼际疗短气心痹，悲怒逆气，狂惕，胃气逆《明》。　建里疗呕吐上气，心痛身肿。　厥阴俞疗逆气呕逆，牙痛，留结胸满。　石门疗身寒热，咳逆上气，呕吐血《下》。

库房治胸胁满，咳逆上气，呼吸不至息。　建里治呕逆上气。气户治喘逆上气见嗽。

凡上气多有服吐药得瘥，亦有针灸得除者，宜深体悟之《千》。上气咳嗽，短气，气满食不下，灸肺募五十壮。　上气咳逆，短气，风劳百病，肩井二百壮。　上气短气，咳逆，胸背痛，风门热府百壮。　上气咳逆，短气胸满，多唾恶冷痰，肺俞五十壮。　上气气闭，咳逆咽冷，声破，喉猜猜，天瞿五十壮。　上气胸满，短气咳逆，云门五十壮。　上气咳逆，胸痹背痛，胸堂百壮，不针。　上气咳逆，膻中五十壮。　上气咳逆，胸满短气，牵背痛，巨阙、期门各五十壮。　逆气虚劳，寒损忧恚，筋骨挛痛，心中咳逆，泄注腹满，喉痹，颈项强，肠痔逆气，痔血阴急，鼻衄，骨痛，大小便涩，鼻中干，烦满狂走易气。凡二十二病，皆灸绝骨五十壮。　凡上气冷发，腹中雷鸣转叫，呕逆不食，灸太冲不限壮数，从痛至不痛，从不痛至痛止。　上气厥逆，灸胸堂百壮，穴在两乳间。　呕吐上气，灸尺泽，不三则七壮。　肩俞主上气。　天府主上气，喘不得息。　天池主上气喉鸣。　阳气大逆，上满于胸中，愤䐜肩息，大气逆上喘鸣，坐伏不得息，取之天容。上气胸痛，取之廉泉《甲乙》。

【点评】此组灸方“风门热府”即风门穴；“天瞿”见《曹氏灸经》，即天突穴别名；“胸堂”位于两乳之间，相当于膻中穴；

“肩俞”即肩中俞。又“阳气大逆……取之廉泉”此节文字抄自《备急千金要方》卷三十注文，条末不可径注“甲乙”二字。

天井治咳嗽上气《铜》。 廉泉治咳嗽上气，喘息呕沫。 风门治呕逆上气见风劳。 肺俞治上气呕吐，支满《明》有脊强寒热字，不嗜食，汗不出。 玉堂治上气见胸满。 云门治气上冲心见胸满。 气冲治肠中大热，不得安卧，腹有逆气上攻，心腹胀满淫泺。

云门疗呕逆气上，胸胁彻背痛《明》。 天突、膻中、天池、解溪《下》、肩中俞疗咳嗽上气并见咳嗽。

少气 短气 乏气 结气

然谷治喘呼少气《铜》。 上廉治脏气《明》云大肠气不足。 三里治胃气不足。 气海治脏气虚惫，真气不足，一切气疾久不瘥者，皆灸之。 少府见忧悲、膀胱俞[①]见便赤、少冲见伤寒、步郎见胸胁满、间使见狂、肾俞见劳瘵、大钟见淋治少气。 至阴治少气难言见寒热。 神门治少气不足见烦心。 小肠俞见脚气、鱼际、大陵见伤寒无汗、肝俞见咳逆治短气。 膺窗治胸满短气。 行间治癫疾短气。

【点评】“少府见忧悲、膀胱俞见便赤”，今本《针灸资生经》凡注曰“见便赤”者均见于“小便五色”篇。

凡胸满短气，不得汗，皆针补手太阴以出汗《千》。 涌泉主短气见无子。 膻中、华盖主短气不得息，不能言。 步郎、安都[②]主膈上不通，呼吸少气，喘息。 大包主大气不得息。

廉泉疗咳嗽少气，喘息，呕沫，噤龂。 风门疗气短不安见风劳。

---

① 俞：原作“气”，据“小便五色”篇改。

② 安都：《备急千金要方》卷三十同，疑为“阴都”之误。

肝俞见中风疗短气下食。　伏兔疗腹胀少气。　肝俞《明下》疗气短。

短气，灸肩井二百壮《千》，见上气。　短气不得语，灸天井百壮，或大椎随年壮，或肺俞，或肝俞，或尺泽，各百壮，或小指第四指间交脉上七壮，或手十指头合十壮。　少年房多短气，灸鸠尾头五十壮，又盐灸脐孔中二七壮。　乏气，灸第五椎下，随年壮。　短气，灸巨阙等见上气。　云门、风门热府①、肺募见上气、巨阙等见瘛疭、期门等主短气见心痛。　巨阙、解溪并见惊、然谷、尺泽主②少气并见心③痛。

巨阙见惊治少气《铜》。

胆俞疗心胀满，吐逆短气，痰闷，食难下不消《明》。

心痛如锥刀刺，气结，灸膈俞七壮《千》。　气结，灸太仓百壮见心痛。　通谷治结积留饮《铜》，见痰。心腹诸病，坚满烦痛，忧恚结气，寒冷霍乱，心痛吐下，食不消，肠鸣泄利，灸太仓百壮。　结气囊里，针药所不及，灸肓募随年壮并《千》。

中脘治寒癖结气《铜》，隔结见呕。

贲豚气 伏梁气　息贲

凡卒厥逆上气，气攻两胁，心下痛满，奄奄欲绝，此为贲豚气。即急作汤，以浸两手足，数数易之《千》。　贲豚腹肿，灸章门百壮。贲豚，灸气海百壮，或期门或关元百壮。　贲豚抢心不得息，灸中极五十壮。　贲豚上下，腹中与腰相引痛，灸中府百壮。　贲豚上下，

① 风门热府：原误作二穴名，据“咳嗽上气”篇改。
② 主：原作“七”，据四库本改。
③ 心：原作“立”，据四库本改。

灸四满二七壮[1]。期门见产、阴交、石门主贲豚见无子。 贲豚腹肿，章门[2]主之。 贲豚气上，腹䐜痛，茎肿，先引腰、后引小腹腰髋小痛、坚痛，下引阴中，不得小便，两丸骞，石门主之。 贲豚气上，腹䐜坚痛、引阴中，不得小便，两丸骞，阴交主之并《甲》。 章门《铜》同、石门《明下》同、阴交主贲豚上气。 期门主贲豚上下《铜》同，见霍乱。中极主贲豚上抢心，甚则不得息。 天枢主贲豚胀疝。 归来主贲豚卵上入，引茎痛。 天枢主气疝，烦呕面肿贲豚《甲》。 关元、中极主妇人贲豚抢心。

【点评】"阴交主之并《甲》"，以上三条文字均抄自《备急千金要方》卷三十注，原书附于下"章门、石门、阴交主贲豚上气"条之下；"天枢主气疝……《甲》"，此条也抄自《备急千金要方》卷三十注，原书注于上条"天枢主贲豚胀疝"之下。今王执中改编移于此处，误也。

上管疗心中烦，贲豚气，胀满不能食《明》。

巨阙治贲豚气胀不能食《铜》。 中脘治因读书得贲豚气上攻，伏梁心下，状如覆杯，寒癖结气《明》云：贲豚气如闷，伏梁气如覆杯。 归来治小腹贲豚。《千》云：主贲豚并见阴痛。 中极治贲豚抢心，甚则不得息，恍惚尸蹶。

关元疗奔豚，寒气入小腹《千》同，时欲呕，溺血，小便黄，腹泄不止《明下》。 气海疗奔豚腹坚见劳。

期门主奔豚见产后。

气穴治贲气上下引脊痛见月事。

关元、中极、阴交、石门、四满《千》，并见无子、期门见产后疾主妇人奔豚。

上管治伏梁气，状如覆杯《铜》，与《明》同。 中管治伏梁气见上。

---

① 二七壮：原作"一七壮"，据明抄本《普济方》卷，一六四改，与《备急千金要方》卷十七合。

② 章门：原作"意同"，据《备急千金要方》卷三十改。

期门、缺盆《千》，见胸满、鸠尾心痛主息贲肺之积曰息贲，在右胁下，大如杯。

痃癖

膈俞疗痃癖，气块膈痛《明》。

小儿癖，灸两乳下一寸，各三壮《千》。

三阴交治痃癖腹寒，膝股内痛，气逆，小便不利《铜》。　膈俞治热病汗不出，腹中积癖，默默嗜卧，四肢怠惰，不欲动，身常湿不能食，食则心痛，周痹，身皆痛。　脾俞治痃癖积聚见腹胀。　中脘治寒癖结气。　下脘治癖块见腹痛，《明》云：疗腹坚硬癖块，脉厥厥动。不容治腹满痃癖，不嗜食，腹虚鸣，呕吐，胸背相引痛，喘咳口干，痰癖，胁下痛重肋，疝瘕。　漏谷治痃癖冷气，心腹胀满，食饮不为肌肤。　三里、太溪见嗽治痃癖《明下》云癥癖。　府舍治疝癖见痹疼。灸小肠气、痃癖气，发时腹痛若刀刺不可忍者，并妇女本脏气血癖，走疰刺痛见肾虚。

癥瘕 余见疝瘕

癥瘕，灸内踝后宛中，随年壮，又气海百壮《千》。　久冷及妇人癥瘕，肠鸣泄利，绕脐绞痛，天枢百壮，三报之，勿针。　地机主溏瘕见溏泄。　阴陵泉、太溪、太阴郄[1]主疝瘕见疝瘕。

不容见痃癖、中极见疝治疝瘕。　关元见带下治妇人瘕聚《明》云：疗瘕聚诸病。　膀胱俞治女子瘕聚《明》同，脚膝无力。　曲泉漏谷同治女子血瘕，按之如汤沃股内《千》同，见无子。

---

① 太阴郄：指地机穴。

小腹坚大如盘，胸腹胀满，饮食下消，妇人瘕聚瘦瘠，三焦俞百壮三报，内踝后宛宛中，随年壮，又气海百壮。　久冷及妇人癥瘕，肠鸣泄痢，绕脐绞痛，天枢百壮三报，勿针。　治瘕癖患左灸左，患右灸右，第一屈肋头近第二肋下是灸处，第二肋头近第三肋头下向肉翅前，亦是灸处，初日灸三，次日五，后七，周而复始，至十止惟忌大蒜。又关元五十壮，脐上四指五十壮。积聚坚满痛，章门一百壮。

【点评】“小腹坚大如盘”以下至篇末灸方全部抄自《千金翼方》卷二十七，因王执中不明《千金翼方》针灸篇系辑录《备急千金要方》各篇针灸方而成，其篇首录自《备急千金要方》，此处又再从《千金翼方》辑录，故内容相重，这里王执中《针灸资生经》出现了明显失误。

积聚

冲门主腹中积聚疼痛《千》。　膈俞、阴谷见腹痛主积聚。　上管主心下坚，积聚冷胀。　悬枢主腹中积，上下行。　商曲主腹中积聚。太阴郄主腹满积聚。　膀胱俞主坚结积聚。　积聚坚满，灸脾募百壮，穴在章门季肋端。　心下坚，积聚冷胀，灸上管百壮，三报之。积聚坚大如盘，冷胀，灸胃管二百壮，三报之。

冲门见腹满、府舍见脾疼治腹满积聚《铜》。

膈俞、阴谷见腹痛主积聚《千》。

【点评】此条与上文重，当删。

悬枢治积聚上下行，水谷不化，下利腹中留积《铜》。《明下》云：积气上下行解溪同，腹中尽痛。　脾俞治积聚见痃癖。　商曲治腹中积聚《千》同，肠中切痛，不嗜食。　四满治脐下积聚，疝瘕，肠澼切痛，振寒，大腹有水。　通谷治结积留饮见痰。

章门疗积聚气《明》。　中极疗冷气积聚，时上冲心，饥不能食《下》。

脾俞治积聚《铜》，见腹胀。

中管主积聚《千》，见腹胀。　积聚，灸肺俞或三焦俞见腹胀。　脾俞疗黄疸积聚见黄疸。　脏腑积聚，灸三焦俞。　心腹积聚，灸肝俞并见腹胀。　期门主喘逆，卧不安席，咳，胁下积聚《千》。

积气

梁门治胁下积气期门同，见吐泻。　食饮不思，大肠滑泄，谷不化《铜》。　解溪见咳嗽、悬枢治积气上下行见积聚。　关门治积气，肠鸣卒痛，泄利，不欲食，腹中气游走，夹脐急。　气海治气结成块，状如覆杯见脐痛。

阴交疗气痛如刀搅，作块如覆杯《明》，见便赤。　章门疗积聚气见积聚。　膻中，岐伯云：疗积气成噎《下》。　三里见腹坚、不容疗积气见腹痛。　章门疗积气如石见鼓胀。

梁门主胸下积气。

腹痛 余见心痛

气海主小腹疝气，游行五脏，腹中切痛《千》。　膈俞、阴谷主腹胀，胃管暴痛及腹积聚，肌肉痛。高曲一名商曲腹中积聚，时切痛。冲门主寒气满，腹中积痛，癃淫泺。　四满主腹僻切痛。　天枢、外陵主腹中尽疼。　昆仑主腹痛，喘暴满。　复溜主腹厥痛。　巨阙、上管、石门、阴跷主腹中满，暴痛汗出。　太溪主腹中相引痛。　丰隆主胸痛如刺，腹若刀切痛《铜》同，《明》见厥逆。　鸠尾主腹皮痛搔痒。育俞主腹切痛。　气冲主身热腹痛。　中极主腹中热痛。　行间主腹痛而热上柱心，心下满。

分水疗腹肿不能食，肠坚腹痛，胃胀不调，坚硬《明》。　大杼疗腹痛。　肾俞疗寒热腹痛雷鸣，气逆心痛。　不容疗腹弦急，不得食，腹痛如刀刺，内胁积气膨膨《下》。　上管疗腹疞刺痛见吐。

【点评】“肾俞疗寒热腹痛雷鸣，气逆心痛”，今检此条主治症实系《太平圣惠方》卷九十九“督俞”穴所主，王执中误抄作“肾俞”。

太白见霍乱、温溜、三里见胃、陷谷见水肿治腹痛。　腹哀治大便脓血，寒中食不化，腹中痛《铜》。　鱼际治痛不下食。　育俞治大腹寒疝，大便燥，腹切痛。　地机见水肿治腹胁气胀。　外陵治腹痛心如悬，下引脐腹痛。　下脘治腹痛，六腑之气寒，谷不转，不嗜食，小便赤，腹坚硬，癖块，脐上厥气动，日渐瘦《铜》。　脾俞治腹痛不嗜食见痃癖。　三焦俞治腹痛欲泄见腹胀。　膀胱俞治腹痛《明下》同。　天枢治女人腹痛见月事。　石关治妇人恶血上冲，腹痛不可忍见无子。胃俞治腹痛见腹胀。

中管主腹中甚痛，作脓《千》，见腹胀。

小儿卒患肚皮青黑，不急治，须臾即死，酒和胡粉涂，干则再涂之，又灸脐四边各半寸，并鸠尾骨下一寸，各二壮《集效》。

腹满 心满胀

凡腹满痛不得息，正仰卧，屈一膝伸一脚，并气冲针入三寸，气至泻之《千》。　大钟主腹满便难。陷谷见噫、悬钟主腹满《千》云小儿腹满不食。　阴市主腹中满，痿厥少气。　太阴郄主腹满积聚。　冲门主寒气腹满，腹中积聚痛。　隐白主腹满喜呕。　三里、行间、曲泉主腹䐜满。　商丘主腹中满，响响然不便，心下有寒痛。　漏谷主肠鸣，强欠，心悲，气逆，腹䐜满急。　巨阙、上管、石门、阴跷主腹中满，暴痛汗出。　期门主伤食腹满见产。　通谷主结积留饮癖见肠澼。　石关主心坚满见大便不通。　阴都主心满气逆肠鸣。

听宫《明》同治心腹满《铜》。　冲门治腹寒气满见积聚。　大都治热病汗不出，手足逆冷，腹满善呕，烦热闷乱，吐逆目眩。　厉兑见尸厥、漏谷见痃癖治心腹胀满。

腹满，灸绝骨《千》，见上气。　巨阙等主腹满。　昆仑主腹暴满并见腹痛。　太白等主腹大满见腹胀。

譩譆在鼻衄门、三里疗腹满《明》，见腹大。

中管治心下胀满，伤饱，食不化，霍乱出泄不自知，心痛《铜》。

心腹诸病心痛，灸太仓《千》。　心腹疝痛，灸肝俞、胆俞，疗心胀满《明》，见上气。

府舍治腹满《铜》。　四满治大腹有水见水肿。　神堂治胸腹满见肩痛。　鱼际《铜》同等治腹满见伤寒。

石门主腹满疝积《千》，见无子。

分水疗腹肿不能食见腹痛。

意舍治腹满虚胀见腹胀。

人有心腹满胀者，予只多以厚朴与之，令每服细剉七八钱重幼小量减。用生姜七片，水小碗煎至七分服，滓再煎服，不过五六服胀满脱去。针灸之效未必如此速也，因识于此。

腹痛，按之痛，重按却不痛，此是气痛。重按愈痛而坚，有积也。气痛不可下，下之愈痛，虚寒证也，小建中汤治腹痛如神《良方》。

腹胀 胸胁胀　心胀①　附余见心腹满胀

膈俞等见腹痛主腹胀《千》。　脾俞、大肠俞主腹中气胀，引脊痛，食饮多而身羸瘦。　中极主寒中腹胀。　上管主心下坚，积聚冷胀。隐白主腹胀逆息，又主腹中寒冷气胀喘。　尺泽主腹胀喘振栗。　天枢主腹胀，气冲胸见肠鸣。　中管主腹胀不通疰，大便坚，忧思损伤，气积聚，腹中甚痛，作脓肿，往来上下。　太溪主腹中胀肿。　京门主寒热䐜胀。　三里、章门、京门、厉兑、内庭、阴谷、络却、昆仑、商丘、阴陵泉、曲泉主腹胀满不得息。　气冲主腹中大热不安，腹有大气，暴腹胀《明下》云又脐下坚满，癃淫泺。　期门主腹大坚不得息，胀痹满，小腹尤大。　巨阙、上管主腹胀，心腹满。　五里主心下胀满而痛，上气。　太白又见痢、公孙主腹胀食不化，鼓胀，腹中气大满。　阴陵泉主腹中胀，不嗜食，胁下满，腹中盛水，胀逆不得卧。　凡头目痈肿，胸胁支满，刺陷谷，出血立已。　大钟主胸喘息胀。　关元、期门、少商主胁下胀。

石门治腹胀坚硬，水肿支满《铜》。　解溪见中风、血海见漏下、商丘见肠鸣治腹胀。　胆俞治心腹胀满，呕则食无所出，口苦舌干，咽痛，食不下。　中膂俞见消渴、譩譆见肩背痛、膈俞治腹胀见呕吐。　脾②俞治腹胀引胸背痛，食饮倍多，身渐羸瘦《明下》同，黄疸善欠，胁满泄利，体重四肢不收，痃癖腹痛，不嗜食。　胃俞治胃寒腹胀，不嗜食《明》同，羸瘦，肠鸣腹痛，胸胁支满，脊痛筋挛。　三焦俞治肠鸣腹胀，水谷不化，腹痛欲泄注，目眩头痛，吐逆，饮食不下。　肾俞治心腹膨胀见劳瘵。　三里见胃、悬钟治心腹胀满见膝。　大肠俞治腹胀绕脐切痛，大小便不利，洞泄，食不化，脊强不得俯仰。　中髎治腹胀下

---

① 心胀：原在“附”后，今据目录移。

② 脾：原作“胛”，据明抄本《普济方》卷一六三改，与《铜人腧穴针灸图经》合。

利。 阳纲治腹满胀，大便泄利《明下》同，小便赤涩，身热目黄。 太白治身热烦满，腹胀，食不化，呕吐，泄脓血。 意舍治腹满虚胀，大便滑泄，背痛恶风寒，食饮不下，呕吐消渴，目黄。 胃仓治腹虚胀，水肿，食饮不下，恶寒，背脊不得俯仰。 中府治腹胀食不下见肺气。 中脘治伤寒饮水过多，腹胀气喘。 阴谷治腹胀满不得息，小便黄，男如蛊，女如妊娠。 承满治肠鸣腹胀，上喘气逆，食饮不下，肩息唾血。 大敦治腹胀满。 三阴交治脾病身重，四肢不举，腹胀，肠鸣溏泄，食不化。 隐白治腹胀喘满，不得卧，呕吐食不下[1]，暴泄。

隐白疗腹中有寒热起，气喘，衄血不止，腹中胀逆，胫寒热不得卧，气满胸中热，暴泄，膈中呕吐，不欲食《明下》。 上管见吐疗腹胀。

胪胀，胁腹满，灸膈俞百壮，三报《千》。 胸满，心腹积聚痞痛，灸肝俞百壮，三报。 胀满，水肿，脾俞，随年壮，三报。 腹中气胀，引脊痛，食饮多，身羸瘦，名曰食晦，先取脾俞，后取季肋。 脏腑积聚胀满，羸瘦，不能饮食，三焦俞随年壮。 胀满雷鸣，大肠俞百壮，三报。 胀满，气聚寒冷，胃管百壮，三报，在鸠尾下三寸。 腹胀满，绕脐结痛坚，不能食，中守百壮，在脐上一寸，一名水分。 胀满瘕聚，滞下疼，气海百壮，忌针。 胀满气如水肿状，小腹坚如石，膀胱募百壮，在中极，脐下四寸。 胀满肾冷，瘕聚泄利，天枢百壮。

心腹坚大 余论见腹满

下管疗腹胃不调，腹痛不能食，小便赤，腹坚硬癖块，脉厥厥动《明》。

---

① 食不下：原作“食下”，据《铜人腧穴针灸图经》改。

冲阳治腹坚大，不嗜食，振寒《铜》。 期门治腹坚硬见霍乱。 次髎治心下坚胀。 石门治腹《明》有痛字坚硬见腹胀。 肓门治心下肓大坚。 水分治腹坚如鼓见水肿。 志室治腹坚急。 阴陵泉、地机并见水肿、下脘治腹坚硬见腹痛。 膀胱俞主坚结积聚《千》。 上管主心下坚，积聚冷胀。 肓门主心下大坚。 丘墟主大疝腹坚。 期门主腹大坚见腹胀。 冲阳主腹大，不嗜食。 解溪主腹大下重，又主厥气上柱腹大。

三里疗腹满坚块，不能食，胃气不足，反胃，胸胁腹积气《明》。天枢疗腹大坚《下》，见漏下。 小儿腹大，灸分水见水肿。 分水疗腹痛，胃胀坚硬《明》，见腹痛。 石关主心坚满《千》，见大便不通，积如盘积聚。

【点评】“石关主心坚满《千》，见大便不通，积如盘积聚”，据全书通例，“积聚”当作“见积聚”。

鼓胀 余见腹胀

水分治腹坚如鼓，水肿腹《明》作肠鸣，胃虚胀不嗜食，绕脐痛，冲胸不息《铜》。 神阙见水肿、公孙治腹虚胀如鼓。 水分治腹坚如鼓。《明下》云：疗鼓胀见水肿。 复溜治腹中雷鸣，腹胀如鼓，四肢肿，十水病《明下》同。

章门疗身黄羸瘦，四肢怠惰，腹胀如鼓，两胁积气如卵石《明下》。

中封、四满主鼓胀《千》，见阴缩。 太白、公孙主腹鼓胀，腹中气大满见腹胀。 三阴交、石门主水胀，小腹皮敦敦然见水肿。 甄权云：分水主鼓胀肠鸣水肿。鼓胀，中封二百壮。 奔豚冷气，心间伏梁，状如覆杯，冷结诸气，针中管八分，留七呼，泻五吸，疾出针，须灸，日二七壮至四百止，忌房室。 心腹诸病坚满烦痛，忧思结气，寒冷霍乱，心痛吐下，食不消，肠鸣泻利，太仓中管[①]百壮。 心下坚，积聚冷热，腹胀，上管百壮[②]《千翼》。

水肿 杂肿 四肢肿 石水

水通身肿，灸足第二指上一寸随年壮，又灸两手大指缝头七壮《千》。 虚劳浮肿，灸太冲百壮，又灸肾俞。 凡头目痈肿，留饮胸胁支满，刺陷谷，出血立已。 陷谷、列缺主面目痈肿。 阳陵泉、公孙主头面肿。 完骨、巨髎主头面气，胕肿。 天枢、丰隆、厉兑、陷谷、冲阳主面浮肿。 中府、间使、合谷主面腹肿。 解溪主风水，面胕肿，颜黑。 气舍主肩肿不得顾。 三里主水腹胀，皮肿。曲泉主腹肿。 阴谷主寒热，腹偏肿。 大敦主大腹肿胀，脐腹邑邑。 阴交、石门主水胀，水气行皮中，小腹皮敦敦然，小便黄，气满。 屋翳主身肿，皮痛不可近衣。 关门主身肿身重。 天府主身胀，逆息不得卧，风汗身肿，喘息多唾。

上星治头风，面虚肿《铜》。 囟会治目眩面肿。 前顶治目眩，面赤肿，小儿顶肿。 脑户治目黄头肿。 水沟治水气遍身肿。《明》云：若是水气，唯得针此，若针余穴，水尽即死。 胃仓治水肿见腹胀。 缺盆治水气见瘰疬。 屋翳治身体肿，皮肤痛不可近，及淫泺瘛疭不仁。 肾俞治身肿见劳瘵。 建里治腹胀身肿。 神阙治水肿鼓胀，肠鸣如流水声。 中极、石门治水肿见腹胀。 四满治大腹有水见积聚。 章门治腹肿，脊强，四肢伤惰。 涌泉治男子如蛊，女子如妊娠，五指端尽痛，足不得践地阴谷同上。 三里治水气《明》同。 复溜治十水[③]病

---

① 中管：即“太仓”穴。原作大字，今检《备急千金要方》卷十七、《千金翼方》卷二十七均无此二字，当是注文，故改作小字。

② 上管百壮：原为小字注文，据文义改为大字正文。

③ 十水：原作“十分”，据“鼓胀”篇改，与《铜人腧穴针灸图经》合。

见鼓胀。 维道治水肿，不嗜食见呕吐。 地机治丈夫溏泄，腹胁胀，水肿腹坚，不嗜食，小便不利。 阴陵泉治腹中寒，不嗜食，膈下满，水胀腹坚，喘逆不得卧，腰痛难俯仰。 陷谷治面目浮肿，及水病善噫，肠鸣腹痛。

分水疗腹肿不能食，若是水病，灸大良。《明下》云：疗水病腹肿，绕脐痛，冲胸不得息。甄权云：主水气浮肿，鼓胀，肠鸣如雷声，时上冲心《铜》，见鼓胀。 曲骨疗水病胀满《下》。 小儿水气，四肢尽肿，及腹大，灸分水三壮。

【点评】“《明下》云：疗水病腹肿……《铜》，见鼓胀”，今检此条文字抄自《太平圣惠方》卷一百，故“铜”当作“下”。又“鼓胀”篇相应条文反不及此条完整，且互见出处注明“水肿”二字，则此处“见鼓胀”三字当删。

胃仓主水肿胪胀，食饮不下，恶寒《千》。 水沟主水肿，人中满。关元主妇人小腹满，石水见无子。 章门主身润，石水身肿。 关元主小腹满石水。 四满、然谷主大腹石水。 气冲主大气石水。 丰隆主四肢肿，身湿《铜》同。 丰隆、复溜主风逆四肢肿。 列缺主汗出四肢肿。

复溜治四肢肿《铜》，见鼓胀。

水肿惟得针水沟，若针余穴，水尽即死。此《明堂》《铜人》所戒也，庸医多为人针水分，杀人多矣。若其它穴，亦有针得瘥者，特幸焉耳，不可为法也。或用药，则禹余粮元为第一见《既效方》。予屡见人服验，故书于此。然灸水分，则最为要穴也。有里医为李生治水肿，以药饮之，久之不效，以受其延待之勤。一日忽为灸水分与气海穴，翌早观面如削矣，信乎水分之能治水肿也。《明堂》固云：若是水病，灸大良。盖以此穴能分水，不使妄行云焉耳。但不知《明堂》又云针四分者，岂治其他病当针四分耶？

百病水肿，肾俞百壮，胃仓随年。 水肿，陷谷随年。 水肿上下，阴交百壮。水肿胀，曲骨百壮。大腹，阴市随年。人中满、唇肿，及水肿大水，脐中、石门百壮。风水，上廉随年。水肿不得卧，阴陵泉百壮。石水，灸然谷、气冲、四满、章门。水分主水肿，腹满不能食，坚硬，日七壮，至四百止，忌针，针水尽即死，水病灸至瘥止《千翼》。

针灸资生经第五

脐痛

中极疗脐下块如覆杯《明》，见淋。《铜》云：结如覆杯见淋。

关元治脐下疞痛，小便赤涩，不觉遗沥，小便处痛状如散火，溺血，暴疝痛，脐下结血，状如覆杯《明》同，转胞不得《铜》。　阴交治脐下疞痛，女子月事不绝，带下，产后恶露不止，绕脐冷痛。　中封见疟、水分见水肿、神阙见泻治绕脐痛。

曲泉主痛引脐中《千》，见疝。

予旧苦脐中疼，则欲溏泻，常以手中指按之，少止。或正泻下，亦按之，则不疼。它日灸脐中，遂不疼矣。后又尝溏利不已，灸之则止。凡脐疼者，宜灸神阙。

关门治气游走，夹脐疼见积气。　下脘治脐上厥气动见腹痛。　气海治脐下冷气上冲心，血结成块，状如覆杯，小便赤涩。　腹结治绕脐痛，上抢心《千》同，腹寒，泄利咳逆。　天枢治夹脐切痛，时上冲心，烦满，呕吐霍乱。《明下》云：冷气脐痛见冷气。《千》云：冬感寒脐痛见泻。

外陵主心如悬，下引脐腹痛《千》，见腹痛。

上廉治夹脐腹痛见胁痛。　四满治脐下切痛见积聚。

分水疗水肿绕脐痛《明下》。　小儿脐肿，灸腰后对脐骨节间，三壮。

然谷主儿脐风，口不开《铜》同，善惊。　绕脐绞痛，灸天枢百壮《千》，见癥瘕。　脐下绞痛，灸关元百壮见腹寒热。　脐中、石门等主疝绕脐。 脐中、石门、天枢主脐疝绕脐。 蠡沟疗脐中积气《千》，并见疝。

【点评】“蠡沟疗脐中积气《千》，并见疝”，此条原文出自《太平圣惠方》卷一百，故“《千》，并见疝”当注于上条末，此条末当注作“《明下》”。

膺痛

玉堂疗胸满膺痛见心烦。 玉堂治胸膺骨疼。 紫宫治胸膺骨疼。 天溪治乳肿贲膺并见胸胁痛。

胸满 胸胁满 龟胸

凡胸满短气不得汗，皆针补手太阴以出汗《千》，又见霍乱。 神堂主胸腹满。 三间主胸满肠鸣。 阳溪、天容主胸满不得息。 曲池、人迎、神道、章门、中府《明下》同、临泣、天池、璇玑、俞府主胸中满。 阳交主胸满肿。 鸠尾主胸满咳逆。 太泉主胸满嗷呼，胸膺痛。 巨阙、间使主胸中淡淡。 梁门主胸下积气。 期门、缺盆主胸中热，息贲，胁下气上。 云门主胸中暴逆。 心俞、大杼主胸中郁郁。 然谷主胸中寒，脉代，时不至寸口，小腹胀，上抢心。 胸胁满，灸期门见心痛。

玉堂见心烦疗胸满膺痛《明》。 三间疗胸满腹鸣。 膻中见肺痈疗胸中气满如塞。 乳根疗胸下满闷。

阳交见膝痛、临泣见腋肿治胸满。 委阳治胸满膨膨《铜》，见尸厥。璇玑治胸皮满痛《明》同。《下》云：胸胁支满。 俞府治胸满见喘。 商阳治胸中气满，喘咳支肿。　膈关治胸中噎闷见背痛。　阳溪、神封治胸满不得息，咳逆。　肺俞治胸中气满，背偻如龟，腰强头目眩，令人失颜色。　辄筋治胸中暴满，不得卧，喘息。　膈俞治胸满支肿见呕吐。　胃俞治胸胁支满见腹胀。　涌泉、神堂治胸腹满见肩痛。　中庭治胸胁支满，噎塞食不下，呕吐，食还出。　云门治喉痹，胸烦满，气上冲心，咳喘不得息，胸胁短气，肩痛，不得举臂。　天池治胸中有声见膈病。　曲池治胸中烦满。　胸乡治胸胁满，引胸背痛，不得《明下》有卧字转侧。　周荣治胸胁满，不得俯仰，食不下，咳唾稠脓《明下》同。　彧中治胸胁支满，咳逆喘，不能食《明》同。　神藏治胸胁支满，咳逆喘不得息，呕吐，胸满，不嗜食《明》同。　气户治胸胁支满，喘逆上气，胸背急，不得息，不知食味。　食窦治胸胁支满，膈间雷鸣，常有水声。　灵墟治胸胁支满，痛引胸不得息，咳逆呕吐，胸满不嗜食《明》同。　步郎治胸胁支满，鼻塞不通，呼吸少气，喘息，不得举臂《明》同。　章门治胸胁支满见肠鸣。　库房治胸胁支满，咳逆上气，多唾浊沫脓血。　期门治产后胸胁支满见心痛。　外丘治胸胁胀满。　侠溪治胸胁支满，寒热汗不出。

云门疗胸胁彻背痛见上气。　华盖疗胸胁满痛引胸《明》，见喘。

紫宫见心烦、中庭见反胃、涌泉治胸胁支满。

通谷、章门、曲泉、膈俞、期门、食窦《明下》同、陷谷、石门主胸胁支满《千》。　胃俞、三里、紫宫、华盖、中庭、神藏、灵墟、侠溪、步郎、商阳、上廉、气户、周荣、上管、劳官、涌泉、阳陵泉主胸胁柱满。　胆俞《明下》同、章门主胁痛不得卧，胸满，呕无所出。　前谷主咳而胸满。　阳气逆上满胸，取天容见上气。　肺俞、巨阙主胸满见上气。

天泉治胸胁支满《铜》，见心痛。　天髎治胸中烦闷见肩背。

肝俞疗两胁满《明》，见咳。　浮白疗胸满。　库房疗胸腹两胁满见咳。

天池治寒热胸膈烦满，头痛，四肢不举，腋下肿，上气，胸中有声，喉鸣。　膺窗治胸满短气。

魂门疗胸背痛见尸厥，小儿龟胸，缘胎热胀满，攻胸膈所生，又缘乳母食热面五辛，胸转起高，灸两乳前各寸半上两行三骨罅间，六处各三壮。春夏从下灸上，秋冬从上灸下，若不依此法灸，十不愈一二。

胸胁痛 胸痹痛　余见胸满

本神、颅息主胸胁相引，不得倾侧《千》。　太白主胸胁胀切痛。阳辅主胸胁痛。　环跳、至阴主胸胁痛无常处，腰胁相引急痛。　大包主胸胁中痛。　丰隆又见腹痛、丘墟主胸痛如刺。　胸胁满心痛，灸期门随年壮①。　乳根主胸下满痛。　膻中百壮、天井主胸痹心痛。太泉主胸膺痛。　肺俞、云门、中府、隐白、期门、魂门、大陵主胸中痛。　少冲主胸痛，口热。胸中痛引腰背，心下呕逆，面无滋润，灸上门随年壮，穴在夹巨阙两边相去各半寸一云一寸。　经渠、丘墟主胸背急，胸中膨膨。

天溪治胸满痛，乳肿贲膺，咳逆上气，喉中作声《铜》。　肝俞治咳引胸痛见咳逆。　少冲见伤寒、中府治胸痛见肺急。　乳根治胸满痛。华盖治胸胁支满，痛引胸中，咳逆上气，喘不能言《明下》同。　紫宫治胸胁支满，胸膺骨疼，饮食不下，呕逆，上气烦心。　玉堂治胸满不得喘息，胸膺骨疼，呕吐寒痰，上气烦心。　幽门治胸中引痛，心下烦闷，逆气里急，支满不嗜食，数咳，健忘。　丰隆治厥逆，胸痛如刺，腹切痛。《明》云：气刺不可忍见四肢厥。　太渊治胸痹，逆气寒厥，善哕呕，饮水咳嗽，烦怒不得卧。

胸痹引背，时寒，间使主之《千》。　间使主胸痹背相引。　临泣

① 灸期门随年壮：原作小字，据《备急千金要方》卷十三改作大字。

主胸痹不得息。鱼际主痹走胸，不得息。

浮白疗胸满胸痛《明》，见咳逆。　俞府疗胸中痛《下》。

胸痹心痛不得息，痛无常处，临泣主之。　胸痹灸胸堂见上气。廉泉见上气、中府见咳主胸痛。

胆俞治胸胁不能转《铜》。《明》云：胸胁满见干呕。　丘墟治胸胁满痛，不得息。《明下》云：胸满见太息。　下廉治胸胁小腹痛。　大包治胸胁痛见上气。

肾俞主两胁引痛《千》。　肝俞、脾俞、志室主两胁急痛。　支沟主胁腋急痛。　中管、承满主胁下坚痛。　腕骨、阳谷主胁痛不得息。　胆俞、章门主胁痛不得卧。　窍阴主胁痛咳逆。　尺泽、少泽主短气，胁痛心烦。　关元、期门、少商主胁下胀。

极泉治胁下满痛《铜》。　膈俞见呕吐、中膂俞见消渴、窍阴见咳逆、阳谷、颅囟治胁痛见寒热。　肝俞治两胁急痛见咳逆。　腕骨治胁下痛，不得息。　肾俞治胁满引小腹痛见劳瘵。　上廉治飧泄，腹胁痛满，狂走，夹脐腹痛，食下化，喘息不能行。　太溪治腹胁痛连脊，手足厥冷。

云门疗胸胁彻背痛。　华盖疗胸胁痛见胸满。

三里主胁膈痛。

膈痛　五噎　气哽

承满、乳根疗膈气《明》，见噎。　膻中疗胸膈闷，咳嗽气短，喉鸣《下》。　膈俞疗膈痛见痃癖。　商阳疗胸膈气满见喘。　足临泣疗胸膈满闷《下》，见颊痛。

胸中膈气聚痛，好吐，灸厥阴俞随年壮《千》。　隐白见呕吐、巨阙主膈中不利《明下》同。　食窦《铜》同主膈中雷鸣，察察隐隐，常有水声《明下》云：疗膈间鸣，滀陆常有水声。　胸膈中气，灸阙俞随年壮。

【点评】“阙俞”，《千金翼方》卷二十七作“巨阙俞”，即厥阴俞。将厥阴俞归入足太阳经，见于宋代《铜人腧穴针灸图经》，今人不详本穴源流，将“巨阙俞”归入奇穴类。

天池治胸膈烦满《铜》，见胸满。　膻中治膈气，呕吐涎沫。　率谷见痰、膈俞治膈胃寒痰见呕吐。　扶突等主气哽《千》，见喉鸣。

天突疗气鲠鲠《明下》，见头项肿。　章门疗噎见积气。

中庭治胸胁支满噎塞《铜》。　大钟治食噎不下见淋。　关冲见霍乱、天突治胸中气噎见咳逆上气。　膻中治胸中如塞《明下》并岐伯云：积气成干噎。天突见嗽、关冲见吐泻治气噎《铜①》。

乳根疗膈气，不下食，噎病。　譩譆疗久疟，背气满闷，胸中气噎《下》。　神堂见脊、中府见肺气疗善噎《下》。

背痛 胸背　背脊　余见肩背劳瘵

经渠、丘墟主胸背急《千》。　附分主背痛引头《明下》引颔。　膈关、秩边、京骨主背恶寒痛，脊强难俯仰。　昆仑主脊强，背尻骨重。

膈俞治背痛恶寒，脊强俯仰难，食饮不下，呕哕，多涎唾，胸噎闷《铜》。　意舍治《明下》有“胸胁胀满”背痛恶风寒，食不下，呕吐。　巨骨治背膊痛，胸中有瘀血，肩背不得屈伸而痛。　魄户治背膊痛见上气。　神堂治背脊强急见肩痛。　气户治胸背急见胸胁满。　大椎治气疰，背膊拘急。　承筋治腰背拘急。　不容治胸背相引痛见痃癖。经渠治胸背拘急，胸满膨膨见疟。　鱼际治痹走胸背痛见寒热。

魄户疗背胛闷《明》，见劳，《下》同。《下》云：疗肩膊间急痛，背气不能引顾，咳逆上喘。　胃俞疗背中气上下行，脊痛腹鸣《下》。　志室疗背痛俯仰不得。

---

① 铜：原作“明”，据“霍乱吐泻”篇改。

背痛灸巨阙等，或灸胸堂《千》，并上气。　肺俞治背偻如龟背。生时被客风拍著脊骨达于髓所致，灸肺俞、心俞、膈俞各三壮。譩譆疗温疟、寒疟、病疟，背闷气满，腹胀气眩《明》。

胸中痛引腰背《千》，见胸胁。　列缺主胸背寒栗见肩痹。

鱼际治痹走胸背痛《铜》，见寒热。

【点评】“鱼际治痹走胸背痛”，此与前文完全相重，当删。

云门疗胸胁彻背痛《明》，见上气。

背疼乃作劳所致。技艺之人，与士女刻苦者，多有此患士之书学，女之针指，皆刻苦而成背疼矣。色劳者亦患之，晋之景公是也。惟膏肓为要穴。予尝于膏肓之侧，去脊骨四寸半，隐隐微疼，按之则疼甚。谩以小艾灸三壮，即不疼。它日复连肩上疼，却灸肩疼处愈。方知《千金方》阿是穴犹信云。予①每遇热，膏肓穴所在多出冷汗，数年矣，因灸而愈。

肩背酸痛 肩膊　肩臂　余见背痛

浮白治肩背不举《铜》。　神堂疗肩背连胸痛，不可俯仰《明下》。

商阳治肩背急，引缺盆痛见颔肿。　譩譆治温疟，肩背痛见鼻衄。中府治肩背痛见肺气。　附分治肩背急见腠理。　神堂治肩痛，胸腹满，洒淅寒热，脊背急《明》同。　三焦俞治肩背急，腰脊强，不得俯仰。

涌泉主肩背颈项痛《千》。　天牖、缺盆、神道、大杼、天突、水道、巨骨主肩背痛。　膈俞、譩譆、京门、尺泽主肩背寒痓，肩胛内廉痛。

天柱治肩背痛欲折《铜》。

① 予：原作“十”，据明抄本《普济方》卷一六四改。

肝俞见腰痛疗肩疼《明》。

曲垣治肩痛，周痹《明》同气注，肩膊拘急疼闷《铜》。　肩外俞治肩痹热痛，而寒至肘《明》同。《下》云：疗肩痛，发寒热，引项强。　肩井治颈项不得顾，肩膊闷，两手不得向头，或因扑伤。　云门见胸满、秉风治肩痛不能举。　肩贞治肩中热痛见风痹。　天宗治肩胛痛。天窗《明下》同治肩痛，引项不得顾。

前谷疗膊胛小指痛。养老疗肩欲折《下》，见臂。　青灵疗肩不举，不能带衣。　肩髎疗肩重不举见臂。

养老、天柱主肩痛欲折。　天井主肩痛不可屈伸。　曲池、天髎主肩重痛不举。　巨骨主肩中痛，不能动摇《明下》同。　肩外俞主肩胛痛而寒至肘。　后溪主肩臑痛。　前腋[1]主肩腋前痛，与胸相引。

天髎治肩肘痛引颈项急，寒热缺盆中痛，汗不出，胸中烦闷《铜》。章门治厥逆，肩臂不举。　青灵治肩臂不举，不能带衣。　肩髎治肩重不能举臂肘。　巨骨治肩臂不得屈伸见背痛。　居髎治肩引胸臂急见手痛。　臑腧治寒热肩肿，引胛中痛，臂酸无力。

支沟疗肩臂酸重见腋。

关冲主肩臂酸重。　腕骨主肩臂疼。　天宗主肩重臂痛。

章门治厥逆，肩臂不举《铜》。　青灵治肩臂不举，不能带衣。肩髎治肩重不能举臂肘。巨骨治肩臂不得屈伸见背痛。　关冲主肩臂酸重。

支沟疗肩臂酸重《明下》，见腋。

【点评】从“章门治厥逆”以下六条与前文重，当删。

列缺主肩背寒栗，少气不足以息，寒厥交两手而惊[2]。凡实则肩背热，背汗出，四肢暴肿；虚则肩寒栗，气不足以息。

---

① 前腋：奇穴名。《外台秘要》卷三十九曰“在腋前两筋间”。

② 惊：《备急千金要方》卷三十作“瞀”。

天井疗颈项及肩背痛见肘痛。

腰背痛，灸三焦俞。

大椎治背膊急见劳。

下焦俞疗背痛身热。

肩背酸疼，诸家针灸之详矣，当随病证针灸之。或背上先疼，遂牵引肩上疼者，乃是膏肓为患。《千金》《外台》固云"按之，自觉牵引于肩中"是也。当灸膏肓俞，则肩背自不疼矣。予尝肩背痛，已灸膏肓，肩痛犹未已，遂灸肩井三壮而愈。以此知虽灸膏肓，而他处亦不可不灸云。

肩痹痛 不仁不举

天井主肩痛，痿痹不仁，不可屈伸，肩肉麻木。　曲垣主肩胛周痹。　肩贞、肩髃、关冲主肩中热，头不可顾。　曲池、天髎主肩重痛不举。　清冷泉《明》同、阳谷主肩不举，不得带衣。

天井疗肘痛引肩，不屈伸见肘。

肩外俞治肩痹。　曲垣治肩痛周痹并见肩背。

两肩头冷疼，尤不可忽。予屡见将中风人臂骨脱臼，不与肩相连接，多有治不愈者。要之才觉肩上冷疼，必先灸肩髃等穴，毋使至于此极可也。予中年每遇寒月，肩上多冷，常以手掌心抚摩之，夜卧则多以被拥之，仅能不冷。后灸肩髃方免此患。盖肩髃系两手之安否，环跳系两足之安否，不可不灸也。

【点评】中风后肩关节半脱位是中风早期的常见症状，单纯针灸治疗难收稳定疗效，早期预防确是最佳的防治策略，与王执中的观察经验相符。

臂痛 臂无力

曲池疗肘臂偏细《明下》，见肘。 肩髃疗臂细无力酸疼，臂冷而缓《明》。 臂臑、肩髃疗臂细无力，手不得向头。 少海见瘰疬、乳根、听宫疗臂疼。 中渚、支正、肘髎疗肘臂酸痛见肘痛。 间使疗臂肿痛，屈伸难《下》。 肩髎疗肩重不举，臂痛。 扁骨即肩髃疗肩中热，指臂痛。

乳根治臂肿《铜》。 太渊治臂内廉痛。 居髎治腰引小腹痛，肩引胸臂挛急，手臂不得举而至肩。臂臑见瘰疬、肘髎治臂痛不举见肘。听宫治臂痛。 孔最治臂厥痛，可针。 阳谷治臂腕外侧痛不举。液门见腋肿、前谷治臂不得举。 阳池治因折伤手腕，捉物不得，肩臂痛不举。 极泉治臂肘厥寒。 清冷渊治臑从肩臂不举，不得带衣。养老治肩欲折，臂如拔，臂《明下》作手痛不能自上下。 臑腧治臂酸无力见肩痛。 章门治厥逆，肩臂不举。 巨骨治肩臂不得屈伸而痛见肩痛。 臑会治臂痛不能举，气肿痓痛。 肩髃治手臂挛急见偏风。 尺泽、肩贞治风痹，手臂不举。 合谷治痿臂。 阳溪治臂不举见肘。天宗、五里等治臂痛。后溪治臂急。 窍阴等、腕骨治臂不伸。 附分治臂不仁并肘。

巨骨、前谷主臂不举。 尺泽、关冲[1]、外关、窍阴主臂不及头。 前腋主臂挛急，手不上举。神门、少海主臂挛。 颜色焦枯，劳气失精，肩臂痛不得上头，肩髃百壮。 液门主臂痛。 肩髃、天宗、阳谷主臂痛。 前谷、后溪、阳溪主臂重痛，肘挛。 太泉、经渠主臂内廉痛。 腕骨、曲池、前谷、阳谷主臂腕急，腕外侧痛脱如拔。 腕骨、天宗主肩臂痛见肩背痛。 列缺主手臂身热。 后溪、三里、曲池疗臂痛《明》，见肘痛。

---

① 关冲：原倒，据《备急千金要方》卷三十乙正。

腋痛 腋肿

足临泣治胸满，缺盆中及腋下肿《明下》同，马刀疡瘘，善啮唇，天牖中肿，淫泺胻酸，目眩，枕骨合颅痛，洒淅振寒《铜》。 丘墟治腋下肿，痿厥，坐不能起，髀枢中痛，目生翳膜，腿胻酸，转筋卒疝，小腹坚，寒热颈肿。 谚语治腋拘挛，暴脉急引胁痛。 少府治股腋[1]挛急见忧悲。 小海治肘腋肿，小腹痛。 少海治肘挛腋胁下痛，四肢不举。 支沟治肩臂酸重，胁腋痛，四肢不举。天池见膈痛、胆俞、委阳见尸厥、阳辅见膝痛治腋下肿。 间使治掌中热，腋肿肘挛见狂。

地五会、阳辅、申脉、委阳、天池、临泣、侠溪等见瘘主腋下肿。大陵主肘挛腋肿。 临泣主腋下肿，胸中满。 丘墟、阳跷主腋下肿，寒热颈肿。 少海疗腋下瘰疬见瘰疬。 承筋等主腋肿见痔[2]。

腋下肿痛，最不可忽。予屡见患疮疖人腋下或发疮，有至于不可救者，可不早治之乎？

【点评】患疮疖人腋下肿痛，多半是炎症感染的扩散所致。如果腋下肿发疮则有可能是躯干上部、乳腺、同侧胸壁肿瘤的转移所致，故“有至于不可救者”。

腕劳

曲池、腕骨等主腕急《千》，见臂痛。

① 股腋：卷四“心忧悲”篇同，当据《铜人腧穴针灸图经》作“肘腋”。
② 见痔：原作大字，据文例改。

阳溪疗臂腕外侧痛不举《明》。　列缺疗腕劳《上》同，臂肘痛。《铜》云：手腕无力《下》。　偏历疗臂膊肘腕酸痛，难伸屈。　外关疗肘腕酸重。　后溪疗肘臂腕重并见手掣。　通里疗肘腕酸重。

【点评】“阳溪疗臂腕外侧痛不举”，此条主症实为《太平圣惠方》卷九十九“阳谷”穴主治。王执中抄错穴名。

肘痛 肘挛　不仁

前谷、后溪、阳溪主肘挛。　鱼际、灵道主肘挛柱[1]满。　大陵主肘挛腋肿。　中膂俞、譩譆主腋挛。　曲池主肘中痛见臂。　曲池、腕骨、臑会、支沟、肘髎主肘节痹，臂酸重，腋急痛，肘难屈伸。中冲等主肘痛见臂痛。　关冲主肘疼，不能自带衣。　间使主肘内廉痛。　曲池、三里、关冲、中渚、阳谷、尺泽主肘痛时寒。　曲池主肘痛见四肢厥。肩外俞主肘寒见肩背痛。

天宗治臂肘外后廉痛《铜》。　天髎治肩肘痛见肩背痛。　肘髎治肘节风痹，臂痛不可举，屈伸挛急。《明下》云：肘臂酸重，麻痹不仁。鱼际治肘挛支满。　灵道见心痛、尺泽、少海见腋治肘挛见风痹。　支正、内关见中风、阳溪治惊掣，肘臂不举。　极泉治臂肘厥寒。　窍阴见喉痹、手三里治手臂肘挛不伸。　后溪治臂肘挛急。　附分治臂肘不仁见风劳。　腕骨治偏枯，臂肘不得屈伸。　五里见风劳、天井见风痹、下廉治臂肘痛。　冲阳见口㖞、曲池治肘中痛。

鱼际疗肘挛支满，喉中焦干渴，痓上气《明》。　偏历见腕、三里疗肘臂酸重，屈伸难《下》。　中渚疗肘臂酸痛见手掣。　太渊疗肘痛。曲池疗肘痛屈伸难，手不得举，偏风半身不遂，捉物不得，挽弓不开，肘臂偏细。　孔最疗肘臂厥痛，屈伸难，手不及头，不握。　支

---

① 柱：《针灸甲乙经》作“榰”，《外台秘要》作“支”，《备急千金要方》作“柱”，音义并同。

正疗肘臂挛，难屈伸，手不握，十指尽痛。 肘髎疗肘臂酸重，不可屈伸，麻痹不仁。 天井疗肘痛引肩，不可屈伸，颈项及肩背痛，臂痿不仁。 液门疗肘痛不能上下。 列缺主肘。

《甲乙经》云：五里在肘上三寸大脉中。《玉篇》说：肘云臂节也。此臂之下节也。宓子贱使书吏书而掣其肘，盖其臂节也。当以此求之。

【点评】“列缺主肘”，此下有脱文，从其引文标注“主”字，可知此段引自《备急千金要方》。今检该书卷三十“手病”篇列缺主治有以下两条：“列缺主手臂身热”“中冲、劳宫、少冲、太渊、经渠、列缺，主手掌热，肘中痛”。而从王执中的注文来看，脱文还不止一条，至少还有“五里”主治条文。

手麻痹不仁 不举

中封治身体不仁《铜》，见痹。

少商主手不仁《千》。 肩贞主手麻小不举。 内庭主四厥手足闷。列缺主四肢厥，喜笑。 曲池、支沟、臑会、腕骨、肘髎主节痹。曲池、天井、外关主臂痿不仁。

白环俞疗手足不仁《明下》，见脊。

曲池主手不举，又主手不可举重，腕急，肘中痛，难屈伸。 间使主手痛。 阳溪主臂腕外侧痛不举。 中冲、少冲《明》同、劳宫、太泉、经渠、列缺主手掌热，肘中痛。

劳宫疗手掌厚，疮痹《铜》云手痹，手皮白屑起《明》。

劳宫治手痹《铜》。 附分治肘臂不仁《铜》，见风劳。 上廉治手足不仁见偏风。

肘髎、天井疗肘臂不仁《明下》，见肘痛。

有贵人手中指挛，已而无名指小指亦挛。医为灸肩髃、曲池、支沟而愈。支沟在腕后三寸。或灸风疾，多有不灸支沟，只灸合谷云。

手指挛 手掣痛　余论见手麻

养老主手不得上下《千》。　阴交主手足拘挛。　大陵主手挛不伸。　心俞、肝俞主筋急手相引见转筋①。

少商治手挛指痛《铜》。　少府治掌中热，股腋挛急，胸中痛，手卷不伸。

少冲疗手卷不得伸《明堂上》云：治手挛不伸，引眼痛。　外关疗肘腕酸重，屈伸难，十指痛不得握《明下》。《铜人》云：治肘臂不得屈伸，五指痛，不能握物。　后溪疗肘臂腕重，难屈伸，五指尽痛，不可掣。　中渚疗肘臂酸痛，手五指不握，尽痛。《铜人》云：治咽肿，肘臂痛，五指不得屈伸。

腕骨、中渚主五指掣，不可屈伸。　大陵主手掣小偏。　尺泽主掣痛，手不可伸。　治手足指掣痛不可忍，灸指端七壮，立瘥。

腕骨治瘛疭，五指掣《铜》。

扁骨②疗指臂痛《明下》，见臂痛。

手热 手寒　手清　手心热

小儿食时头痛，及五心热，灸谚譆各一壮《明下》。　内关主手中风热《千》。　中冲、少冲、太泉《明下》同、劳宫、经渠、列缺主手掌热，肘痛。　太溪主手足寒至节。　曲泽主手清逆气。　巨阙主

---

① 转筋：原作“小筋”，而全书无“小筋”篇。今检此条文字实见于“霍乱转筋”篇，据改。

② 扁骨：即“肩髃”穴。

手清。

经渠、列缺见偏风、少冲见伤寒、中冲见心痛、间使见狂、太溪治掌中热。 间使治掌中热见狂。 中冲治掌热见伤寒无汗。 阳陵泉治脚冷见膝。 大都治手足逆冷见腹满。 少商治掌热见指挛。 丰隆治厥逆见尸厥。 内庭、章门治厥逆。 行间治四肢冷。 曲池等、肩外俞主肘寒《千》，见肘。

太溪治手足冷见腹胁痛。

五心之热，小儿伤食证也，大人亦然。若手足寒清过节，证恶可知，当早随证针灸之，毋使至于此极方可。清，犹寒也。《礼记》言冬温而夏清。是已。针灸法见"四肢厥"。

足麻痹 不仁

至阴主风寒从足小指起，脉痹上下《千》。 阴陵泉主足痹痛。中都主足湿痹不能行。 阳辅、阳交、阳陵泉主髀枢膝骨痹不仁。阳关、环跳、承筋主胫痹不仁。 腰俞、风府主足不仁。 膀胱俞、太溪、次髎主足清不仁。 太溪、次髎、膀胱俞主足清不仁。腰俞、风府《明》同主足不仁。 阳关主胫痹不仁见足杂病。

【点评】"太溪、次髎、膀胱俞主足清不仁。腰俞、风府《明》同主足不仁"，此二条主治与前文重，当删。

浮郄治髀枢不仁《铜》，见足杂病。 膀胱俞治脚足不仁见腰脚。

白环俞疗手足不仁《明下》，见脊。

上廉治手足不仁《铜》，见偏风。

犊鼻、髀关、阳陵泉主膝不仁《千》，见腰痛。

《列子》载偃师造偈云：废其肾则足不能行。是足之不能行，盖肾有病也，当灸肾俞。或一再灸而不效，宜灸环跳、风市、犊鼻、膝关、阳陵泉、阴陵泉、三里、绝骨等穴。但按略酸疼，即是受病处，灸之无不效也。

足不能行 不能立　不收

三阴交疗不能行《明下》。

上廉治喘息不能行见胁痛。　合阳见腰脊治履步难。　天柱、行间主足不任身《千》，与《铜》同。　京门主腰痛不能立。　然谷治胻酸不能久立《铜》，见失精。　承山治战栗不能立见腰脚。

漏谷疗不能立[①]《明下》，见足寒热。　飞扬疗体重起坐不能，步履不收，脚腨酸重战栗，不能久立坐。附阳疗不能久立，坐不能起见腰脚。申脉治胻寒不能久立，坐如在舟车中《铜》，见腰脚。

中都主不能行光明同立。三里主不能立并见足寒热。　浮白主足缓不收《千》。　三里、冲阳、仆参、飞扬、复溜、完骨主足痿失履不收。下廉主惊痹跗不收见乳痈。

丰隆见四肢厥、脾俞治四肢不收《铜》，见腹胀。　支沟等治四肢不举。

曲泉、大巨《铜》同等主四肢不收并见四肢厥。　三里主不能久立见唾血虚损。

足寒热 胫寒　又见足杂病

至阴主风寒从足小指起，脉痹上下。　肾俞、京骨、然谷主足寒。　阴市主膝上伏兔中寒。　行间主厥，足下热。　中都主足下热，胫寒不能久立，湿痹不能行。　三里、条口、承山、承筋主足下

① 疗不能立：原无“疗”和“立”，据四库本补。

热，不能久立。

委中治足热厥逆满，取其经血立愈《铜》。　涌泉治足下热，喘满，乃热厥也。齐王患此，针之愈。至阴治下热。　然谷治足一寒一热见不能立。　大都见腹满治手足逆冷。　隐白见尸厥、太冲治足寒见小便不利。中封治足逆冷见疟。　阳陵泉治足冷无血色见膝痛。

【点评】“齐王患此，针之愈”，据《史记·扁鹊仓公列传》，“齐王”当作“济北王母”。“然谷治足一寒一热见不能立”，今检“不能立”篇未载此条原文，而见于卷三“梦遗失精”篇。

复溜主胻寒，不能自温《千》。

漏谷疗足热腿冷疼，不能久立，麻痹不仁《明下》。

《史记》：济北王阿母足热而懑，太仓公曰：热蹶也。刺其足心各三所，案之无出血，病旋已。病得之饮酒大醉。

足杂病　跟股　胻胫　腨腿　髀枢　余见脚膝挛

仆参治足跟痛，不得履地，脚痿转筋《铜》。　浮郄治脚股筋急，髀枢不仁。　付阳治髀枢股胻痛见风痹。　飞扬治足指不屈伸见历节风。经渠治足心痛《铜》，见热病无汗。　筑宾治足腨痛。　承筋治脚腨酸见转筋。

涌泉疗心中结热，脚底白肉际不得履地，《明下》云：疗足指尽疼，不得践地；《千》云：涌泉、然谷主五指尽痛，足不履地。　三阴交疗不能行《下》。　三阴交疗足痿不能行见膝脚痛。　上廉疗脚重不得履地见脚气。　昆仑疗脚重不得履地。

昆仑治腨肿不得履地。　然谷治足跗肿，不得履地。

中都主胫寒见足寒热。　绝骨灸百壮，治风身重胫寒见中风。

条口太溪同疗胫寒《明》，见足麻。　梁丘疗大惊胫痛，冷痹膝痛，不屈伸。

《难经疏》云：足胫寒者，肾主骨，有病先胫冷也。当以此求之。

然谷主足不能安，胫酸不能久立《千》。　涌泉、太冲主胫酸。至阳主胫疼，四肢重，少气难言。承山、承筋又见转筋主脚胫酸，脚急跟痛，脚筋急痛。　环跳、内庭主胫痛，不可屈伸。　阳关主胫痹不仁。

至阳治[1]胫酸《铜》，见寒热。　膀胱俞治胫寒拘急，不得屈伸。

丘墟疗足腕不收，足胫偏细《明》。

复溜主胫寒《千》，见足寒。　环跳、束骨、交信、阴交、阴舍[2]主髀枢中痛不可举。　临泣、三阴交主髀中痛，不得行，足外皮痛。凡髀枢中痛不可举，以毫针寒而留之，以月生死为数，立已。　丘墟主髀枢脚痛。　阳辅等主髀枢不仁见足麻痹。

膝以上病，宜灸环跳、风市；膝及膝下病，宜灸犊鼻、膝关、三里、阳陵泉。足踝以上病，宜灸三阴交、绝骨、昆仑；足踝以下病，宜灸照海、申脉。然须按其穴，酸疼处灸之，方效。

脚气

世有勤工力学之士，一心注意于事，久坐行立于湿地，不时动转，冷风来击，入于经络，不觉成病。故风毒中人，或先中手足十指，因汗毛孔开，腠理疏通，风如击箭。或先中足心，或先中足趺，或先中膝以下腨胫表里者。若欲使人不成病者，初觉即灸所觉处三二十壮，因此即愈，不复发《千》。凡脚气初得，脚弱，便速灸之，并服竹沥汤。灸讫，可服八风散，无不瘥者。惟急速治之，若人但灸而不能服散，服散而不灸者，半瘥半死。虽得瘥者，或至一二年后更发

---

① 治：原作“主”，据全书通例改。

② 阴舍：宋校本《备急千金要方》同，未校本作“阴谷”，是。

动，觉得便依此法速灸之及服散者，治十十愈。此病轻者，登时虽不即恶，治之不当，根源不除，久久杀人，不可不以为意。　初灸风市，次灸伏兔，次犊鼻，次膝两眼一法忌灸，次三里，次上廉，次下廉，次绝骨。凡灸八处：一、风市百壮，多亦任人，轻者不可减百壮，重者乃至一处五六百壮，勿令顿灸，三报之佳。二、伏兔百壮，亦可五十壮。三、犊鼻五十壮，可至百壮。四、膝眼。五、三里百壮。六、上廉百壮。七、下廉百壮。八、绝骨。凡此诸穴，不必一顿灸尽壮数，可日日报灸之。三日之中，灸令尽壮数为佳。　凡病一脚则灸一脚，病两脚则灸两脚。凡脚弱病皆灸两脚。一方云：如觉脚恶，便灸三里及绝骨各一处。两脚恶者，合四处灸之，多少随病轻重。大要，虽轻不可减百壮，不瘥，速以次灸之，多多益佳。一说灸绝骨最要，人有患此脚弱不即治，及入腹，腹肿大上气。于是乃须大法灸，随诸俞及诸管关节腹背尽灸之，并服八风散，往往得瘥。觉病入腹，若病人不堪痛，不能尽作大灸，但灸胸中心腹诸穴，及两脚诸穴，亦有得好瘥者。亦依支法存旧法。梁丘、犊鼻、三里、上廉[①]、解溪、太冲、阳陵泉、绝骨、昆仑、阴陵泉、三阴交、足太阴、伏溜、然谷、涌泉、承山、束骨等凡十八穴。旧法多灸百会、风府、五脏六腑俞募。顷来[②]灸者，悉觉引气向上[③]，所以不取其法。气不上者可用之。其要病已成，恐不救者，悉须灸之其足十指去指奇一分，两足凡八穴，曹氏名曰八冲。极下气有效。其足十指端，名曰气端，日灸三壮，并大神要。其八冲可日灸七壮，气下即止，凡灸八冲，艾炷小作。病者非深相委悉勿为灸。

上廉疗偏风腲腿，脚不随重不得履地，脚气刺风痹风脚冷《明》。

肩井治脚气上攻《铜》。

《千金》云：脚气一病最宜针。若针而不灸，灸而不针，非良医

---

① 上廉：此下当据《备急千金要方》卷七补“下廉”一穴。

② 顷来：原作“须束”，据《普济方》卷四二三改，与《备急千金要方》卷七合。

③ 上：原作“下”，据改同上。

也；针灸而药，药不针灸，亦非良医也。此论甚当。

若始觉脚气，速灸风市、三里，各一二百壮，以泻风湿毒气，若觉闷热者，不得灸，以本有热，灸之则大助风生。食物大忌酒面海鲜，及忌房劳。不尔，服药无益《指迷》。

有同舍为予言，史载之谓脚气有风湿二种。宜泻不宜补。只宜以沉香汤泻见《既效方》，而不许其灸。《千金方》乃载灸法，如此其详，岂虚人患脚气方可灸耶。故《指迷方》云：若觉闷热不得灸，盖有所见也。凡灸脚气，三里、绝骨为要穴，而以爱护为第一。予旧有此疾，不履湿则数岁不作，若履湿则频作。自后常忌履湿，凡有水湿，不敢著鞋践之。或立润地，亦不敢久，须频移足而后无患，此亦爱护之第二义也。有达官久患脚气，多服八味元愈，亦以脚气冲心，惟此药能治之。

脚弱 脚痹

委中疗脚弱无力，风湿痹，筋急，半身不遂《明》。　三里疗脚弱。承山疗脚弱无力，脚重，偏风不遂。　委中疗脚弱无力，腰尻重，曲脷中筋急，半身不遂《下》。

有人旧患脚弱且瘦削，后灸三里、绝骨，而脚如故。益知黄君针灸图所谓绝骨治脚疾神效，犹信也。同官以脚肿灸承山一穴，疮即干。一穴数月不愈，不晓所谓，岂亦失之将摄耶？是未可知也。

《单方歌》云：风毒脚弱痹，肩井及大椎，风市与三里，百壮不须疑。

《千金》灸脚弱凡八穴，病一脚则灸一脚，两脚病则灸两脚。凡脚弱病，皆灸两脚见脚气。或未能尽灸，且先灸风市、犊鼻、三里、绝骨亦效。或不效，当如其法灸之。但肩井不可多灸尔。

脚肿

阳跷疗脚气肾气《明》。　上昆仑疗恶血风气肿痛，脚肿。

承山治脚气膝肿见腰脚。　小肠俞治脚肿，短气，不嗜食《明》云：不食烦热疞痛。　然谷治足跗肿，不得履地。

执中母氏常久病，夏中脚忽肿。旧传夏不理足，不敢着艾。谩以针置火中令热，于三里穴刺之，微见血。凡数次，其肿如失去。执中素患脚肿，见此奇效，亦以火针刺之。翌日，肿亦消。何其速也，后亦常灸之。凡治脚肿，当先三里而后阳跷等穴可也。又予患脚气指缝烂，每以茶末渗之愈。他日复烂而肿，用茶末不效，渐肿至脚背上。予以为脚气使然，窃忧之，策杖而后敢行。偶卖药僧者见之，云可取床荐下尘渗之。如其言渗之而愈，此物不值一钱，而能愈可忧之疾，其可忽哉？

四肢厥 手足不举　余见手足麻痹

内庭治四肢厥逆，腹胀，数欠《铜》。　至阳治四肢重《明下》同痛见寒热。　章门治厥逆，四肢惰见水肿。　膈俞治四肢怠惰见痃癖。　极泉、日月见悲愁、脾俞治四肢不收见腹胀。　支沟见腋痛、小海、付阳见风痹、天池见膈痛、三阴交治四肢不举见腹胀。　大巨治偏枯，四肢不举见小腹胀。　肾俞治腰中四肢淫泺见劳瘵。　尺泽治四肢暴肿，臂寒短气见喉痹。　三里治四肢肿满。

大都疗手足逆冷，四肢肿见伤寒无汗。　丰隆疗厥逆，胸痛气刺不可忍，腹中如刀疞，大小便难，四肢不收，身体怠惰，腿膝酸痹，屈伸难《明下》。

内庭主四厥手足闷《千》。　太溪主手足寒至节。　内庭主四肢厥，手足闷者，久持之，厥热脑痛，腹胀皮痛者，使人久持之。　列缺主四肢厥，喜笑。　章门主四肢懈惰，喜怒。　照海主四肢淫泺。　曲泉、付阳、天池、大巨、小海《明下》作少海、支沟、绝骨、前谷主四肢不举。　五里、二阳络、三间、厉兑、天井主嗜卧，四肢不欲动摇。

行间治四肢逆冷《铜》。　太溪治手足厥冷见腹胁痛。　四逆取侠溪见伤寒。　大都治手足逆冷见腹满。

有士人患阴证伤寒，手足冷甚，以火温之，亦不暖。予与理中汤服，即得汗而病愈，手足自温矣。若其他手足厥者，当随证灸之。

四厥脉沉绝，灸手间使便通，起死法干呕。　四厥灸乳根转筋。

人病狂痴手足厥，作狂病治不效。《名医录》曰：此惊恐忧思所得，大惊伤心，大恐伤肾，大忧思伤神志。神不足则狂痴，志不足则恐怖，恐怖则肾气留积。足不收，亦因积惊恐气伤肾也。鬼击卒死，菖蒲根捣汁灌立瘥。

尸厥　五尸　飞尸　中恶　鬼注溺死①

百会、玉枕主卒起僵仆，恶见风寒《千》。　通天《明》同、络却主暂起僵仆。　大杼主僵仆，不能久立，烦满里急，身不安席。　隐白、大敦主卒尸厥不知人，脉动如故。　金门主尸厥暴死。　中极、仆参主恍惚尸厥，烦痛。　内庭主四厥，手足闷者，久持之。厥热脑痛，腹胀皮痛者，使人久持之。　列缺主四肢厥，喜笑。　邪客于手足少阴、太阴、足阳明之络，此五络者，皆会于耳中，上络左角。五络俱竭，令人身脉动如故，其形无所知，其状若尸。刺足大指内侧爪甲上，去端如韭叶；后刺足心；后取足中指爪甲上各一痏；后取手大指

① 五尸　飞尸　中恶　鬼注溺死：原脱，据目录补。

之内去爪甲如韭叶；后刺手心主少阴兑骨之端，各一痏立已。不已，以筒吹其两耳中立已。不已，拔其左角发方寸燔治，饮以淳酒一杯，不能饮者，灌之立已。　丰隆主厥逆，足卒青痛如刺，腹若刀切之状，大便难，烦心，狂见鬼，好笑，卒面四肢肿。　旁廷，在腋下四肋间，高下正与乳相当，乳后二寸陷中，俗名注市，举腋取之，刺入五分，灸五十壮。主卒中恶，飞尸遁注，胸胁满。　九曲中府，在旁廷注市下三寸，刺入五分，灸三十壮。主恶风邪气遁尸，内有瘀血。天府主卒中恶风邪气，飞尸恶注，鬼语遁下并《千》。

隐白治卒尸厥不识人《明》同，足寒不能温《铜》。　中极治恍惚尸厥见贲豚，《明下》云：尸厥不知人。　大敦治尸厥状如死。　仆参治尸厥如中恶状，霍乱癫痫，狂言见鬼。　厉兑治尸厥，口噤气绝，状如中恶，心腹胀满，《明》云：尸厥，如死不知人。　金门治癫痫，尸厥暴疝[1]。　委阳治腋肿膨膨，失志[2]，身热，飞尸遁注，痿厥不仁。

魂门疗尸厥走疰，胸背连痛《明下》。　仆参疗癫疾，尸厥，霍乱，马痫。　攒竹见狂、禾髎疗尸厥。

【点评】“魂门疗尸厥走疰，胸背连痛”，穴名“魂门”《太平圣惠方》卷一百原作“魂户”，系“魄户”之形误。王执中已于卷一“魄户”穴下辨之，而此处仍误作“魂门”。高武承其误，而将此条主治症归于“魂门”穴下，明以后针灸书多以讹传讹。

天府治[3]卒中恶，鬼疰，不得安卧，禁灸《铜》。

凡尸厥而死，脉动如故，此阳脉下坠，阴脉上争，气闭故也，针百会，入三分补之。灸、熨斗熨两胁下。又灶突墨弹元大，浆水和饮之。又针足中指头，去甲如韭叶。又刺足大指甲下内侧，去甲三分《千》。

---

① 疝：原作“疲”，据卷三“癞疝”篇改，与《铜人腧穴针灸图经》合。
② 失志：当据《铜人腧穴针灸图经》作“筋急”。
③ 治：原作“疗”，据全书通例改。

水沟治卒中恶《铜》。

凡五尸者，飞尸、遁尸、风尸、沉尸、尸疰也。今皆取一方兼治之，其状腹痛胀急，不得气息，上冲心胸，旁攻两胁，或累块踊起，或挛引腰背。治之法：灸乳后三寸，男左女右，可二七壮。不止者，多其壮，取愈止《千》。又两手大拇指头，各七壮。又心下三寸十壮。又乳下一寸，随病左右，多其壮数。又以细绳量患人两乳头内，即裁断中屈之。又从乳头向外量，使当肋罅于绳头，灸三壮或七壮，男左女右。　卒疰忤攻心胸，灸第七椎随年。又心下一寸，三壮。又手肘纹，随年壮。　一切病食疰，灸手小指头，随年壮，男左女右。　五毒疰，不能饮食，百病，灸心下三寸，胃管十壮。　水疰口中涌水。经云：肺来乘肾，食后吐水。灸肺俞，又灸三阴交，又灸期门，泻肺补肾也，各随年壮。一切疰无新久，先仰卧，灸两乳边斜下三寸第三肋间，随年壮，可至三百壮。又治诸气神良，一名注市。

间使，岐伯云：疗鬼神邪《明下》，《铜》云：可灸鬼邪。

卒死，阴囊下第一横理十四壮。

有贵人内子①产后暴卒，急呼其母为办后事。母至，为灸会阴、三阴交各数壮而苏。母盖名医女也。

凡溺死，一宿尚可救，解死人衣，灸脐中，即活《集效》。

【点评】如果真的溺水而亡，心脏停跳，则“一宿尚可救”太过夸张。

脚膝痛 挛急　不收　不仁

委中治膝不得屈伸，取其经血立愈《铜》，见腰脊。肾俞治脚膝拘急，足寒如水见劳瘵。

---

① 内子：指妻子。

筋骨挛痛凡[1]二十二病，灸绝骨《千》，见上气。

犊鼻疗膝中痛，不仁，难跪起《明》。　髀关疗膝寒不仁，痹痿不屈伸。　梁丘疗胫痛冷痹，膝痛，不能屈伸。　悬钟疗腿膝连膝胫麻痹，屈伸难《下》，又云膝胫连腰痛，筋挛急，足不收履，坐不能起。蠡沟疗足寒胫酸，屈伸难见疝。　巨虚疗脚胫酸痛，屈伸难，不能久立。甄权云：主大气不足，偏风腲腿，脚不相随。　风市疗胫麻膝痛见腰脚。三里疗四肢肿满，腿膝酸痛。　三阴交疗膝内廉痛，小便不利，身重，足痿不能行《下》。　京骨疗腿膝胫痿，脚挛不得伸，癫病，狂走自啮，膝胫寒。　附阳疗腿膝胫酸见腰脚。　承山疗腿酸膝重见腰脚。　阳陵泉疗膝股内外廉痛不仁，屈伸难。

风市主两膝挛痛，引胁拘急觯躄，或青或焦，或枯或黧如腐木。绝骨主膝胫骨摇酸，痹不仁。　髀关主膝寒不仁，痿痹，不得屈伸《明》同。　犊鼻主膝不仁，难跪。　光明主痿躄，坐不能起，《明下》云：膝胫酸痹不仁，手足偏小，坐不能久。　膝关主膝内廉痛引膑，不可屈伸。　曲泉主膝不可屈伸。　曲泉、梁丘、阳关主筋挛，膝不得屈伸，不可行。　解溪、条口、丘墟、太白主膝股肿，胻酸转筋。上廉主风水膝肿《千》。　中封主膝肿见身湿。

解溪治膝股胻肿《铜》，见风。

复溜主脚后廉急，不可前却。　承山、承筋主脚筋急痛。　昆仑主脚如结，踝如别《铜》作裂。　京骨、承山、承筋、商丘主脚挛。

膀胱俞治拘急见足杂病。

膝痛 余见脚膝

三里治膝胻酸痛《铜》。　阳交治喉痹，面肿，寒痹，膝胻不收。

---

[1] 凡：原作“第”，据卷四“咳逆上气”篇改，与《备急千金要方》合。

条口治膝寒胻酸痛，足缓，履不收，湿痹足下热。　阴谷治膝痛如锥，不得屈伸。　膀胱俞治脚膝无力见瘕癖。

合阳主膝股重。

阴交治腰膝拘挛。　髀关治膝寒《明》同不仁痿厥，股内筋络急。阳陵泉治膝伸不得屈，冷[1]脚不仁，偏风半身不遂，脚冷无血色。京骨治膝痛不得屈伸。　梁丘治寒痹，膝不能屈伸。　阳关[2]治膝外痛，不可屈伸，风痹不仁。　犊鼻治膝中痛不仁，难跪起，膝膑肿，不溃可治，溃者不治。　三阴交治膝股内痛见痃癖。　交信治膝胫内廉痛。　曲泉见疝、膝关治膝内痛见风痹。　悬钟治心腹胀满，胃热不嗜食，膝胻痛，筋挛，足不收履，坐不能久。

膝眼疗膝冷痛不已《明》忌灸。　伏兔疗膝冷见风劳。　丰隆疗腿膝酸痹见尸厥。　合阳见脊疗[3]膝股重《千》，《铜》云：注膝胻酸。　侠溪、阳关主膝外廉痛。　膝关主膝内廉痛引髌，不可屈伸，连腹引喉痛。　中封主膝肿，内踝前痛。　太冲主膝内踝前痛。　犊鼻主膝中痛不仁。光明主膝痛胫热不能行，手足偏小。《明下》云：疗膝胫酸痹不仁。

气冲治腰痛不得俯仰见月事。

三里主膝痿痛见唾血。

风市疗膝酸。　承山疗膝重并见腰脚。

舍弟行一二里路，膝必酸不可行，须坐定，以手抚摩久之，而后能行。后因多服附子而愈。予冬月膝亦酸疼，灸犊鼻而愈。以此见药与灸不可偏废也。若灸膝关、三里亦得，但按其穴酸疼，即是受病处，灸之不拘。

---

① 冷：此后应据《铜人腧穴针灸图经》补“痹”字。

② 阳关：此为膝部“阳关”穴。

③ 疗：原作“治”，据全书通例改。

腰脚痛 余见腰膝

凡腰脚重痛，刺委中出血。久固宿疹，亦皆立已。　次髎主腰下至足不仁并《千》。

阴市疗腰脚如冷水《明》，见疝。

承山治腰背痛，脚腨重，战栗不能立，脚气，膝下肿。　申脉治腰痛不能举体，足胻寒，不能久立，坐如在舟车中。　昆仑治腰尻痛《千》作踵，足腨《千》作跟肿，不得履地。

下昆仑疗腰疼，偏风半身不遂，脚重痛不得履地《明》。　膀胱俞疗腰足不仁见脊。　仆参疗腰痛不可举，承山下重，脚痿《下》。　地机疗腰痛不可俯仰，足痹痛，屈伸难。　风市疗冷痹，脚胫麻，腿膝酸痛，腰尻重，起坐难。　承山疗脚腨酸痛，不能久立，腰膝重，起坐难，筋挛急，不可屈伸。　张仲文疗腰重痛，不可转，起坐难，及冷痹脚筋挛不可屈伸，灸曲脉两纹头，左右脚四处各三壮。每灸一脚，二火齐下，烧才到肉，初觉痛，便用二人两边齐吹至火灭。午时著艾，至人定，自行动脏腑一两回，或脏腑转[1]如雷声，立愈，神效。

上廉治腰腿手足不仁见偏风。　阳辅治腰溶溶如坐水中，膝下肤肿筋挛，诸节尽痛无常处，腋肿痿，马刀喉痹，膝胻酸，风痹不仁。阴交治腰膝拘挛见疝。

仁寿宫备身患脚，奉敕针环跳、阳陵泉、巨虚下廉、阳辅，即起行。　大理赵卿患风，腰脚不随，不得跪起，针上髎、环跳、阳陵泉、巨虚下廉各二穴，即得跪起。治冷痹胫膝痛，腰足挛急，足冷气上，不能久立，手足沉重，日觉羸瘦，此名复连病，宜灸悬钟绝骨，一灸即愈见身湿痹，《千金》。

---

① 脏腑转：此下，《太平圣惠方》卷一百有“动”字。

《千金翼》温肾汤主腰脊膝脚浮肿不随茯苓、干姜、泽泻各二两，桂心三两，剉，每服四五钱重。水二盏，煎八分盏服。日三二服。然则腰脚等病，亦当服药，不可专恃灸云。

腰痛 腰强 腰屈

阴包治腰尻引小腹痛《明下》云：腰痛连小腹肿，小便不利，遗溺不禁《铜》。 居髎治腰引小腹痛见手痛。 胞肓治腰痛恶寒，小腹坚急，癃闭重不得小便涩痛，腰背卒痛。 秩边治腰痛不能俯仰，小便赤涩，腰尻重不能举《明》同。 委中治腰重不举体见腰脊。 白环俞治腰髋疼，脚膝不遂。 肩井治因扑伤腰髋疼。 腰俞治腰髋疼，脊强不得转。

命门主腰腹相引痛见瘛疭。

肺俞治腰背强痛。 阴陵泉水肿、大肠俞治腰痛《明》同。 下髎治腰痛不得转侧。 阳辅治腰如坐水见膝痛。

《明下》：阴市疗腰如冷水见疝。 阴市疗腰脚如冷水见疝。

【点评】此二条主治内容相重，但所出不同，故后一条不可视为衍文。

涌泉治腰痛大便难。 京门治腰痛不得俯仰，寒热䐜胀，引背不得息。

肝俞疗腰痛肩疼《明》。 肾俞见劳、气海俞、中膂俞见脊疗腰痛。关元俞、膀胱俞疗风劳腹痛。 胞肓疗恶气腰背卒痛。《下》云：腰痛不可忍，俯仰难，恶寒，小便涩。 昆仑疗腰尻重不欲起，俯仰难，恶闻人音《下》。 风市疗腰尻重，起难见腰脚。 肾俞疗腰痛不可俯仰，转侧难《下》。 腰俞疗腰疼不能久立，腰以下至足不仁，坐起难，腰脊急强不可俯仰，腰重如石，难举动。 张仲文灸腰痛见腰脚，四肢寒热，腰疼不得俯仰，身黄腹满食呕，舌根直，灸第十一椎上及左右各一寸五分，三处各七壮《千》。　腰俞、膀胱俞、长强、气冲、上髎、下髎、居髎主腰痛。　三里、阴市、阳辅、蠡沟主腰痛不可顾。　申脉、太冲、阳跷主腰痛不能举。　委阳、殷门、太白、阴陵泉、行间《铜》同主腰痛不可俯仰。《甲》云：委阳、殷门主腰痛得俯不得仰。　束骨、飞扬、承筋主腰痛如折。　阳辅主腰痛如锤居中，肿痛不可咳，咳则筋缩急，诸节痛，上下无常，寒热。　涌泉主腰痛，大便难《甲》。　京门主腰痛不可久立《甲》。　腰背痛，宜针决膝腰句画中青赤路脉，出血便瘥《千》。　腰痛不得俯仰者，令患人正立，以竹拄地度至脐，断竹，乃以度度背脊，灸竹上头处随年壮，灸讫藏竹，勿令人得知。　腰痛灸脚跟上横纹中白肉际十壮，良。又灸足巨阳七壮，巨阳在外踝下。又灸腰目髎七壮，在尻上约左右是。又灸八髎及外踝上骨约中。　腰卒痛，灸穷骨上一寸七壮，左右一寸，各灸七壮。　腰脊痛，灸小肠俞五十壮见虚损。　腰背痛，灸三焦俞随年见劳。

【点评】“《甲》云：委阳、殷门主腰痛得俯不得仰”，这种腧穴主对形式不见于《针灸甲乙经》，此实据《备急千金要方》卷三十注文改编而来。原书本于上条“殷门”穴下小字注曰“《甲乙》云腰痛得俯不得仰”，意即上五穴中，“殷门”穴的主治症，与《针灸甲乙经》所载主治症不尽同。王执中未见《针灸甲乙经》原书，又未解《备急千金要方》原注之义，而作如上改动，并以直接引文的形式出现，大误。以下所标注“《甲》”之引文也均抄自《备急千金要方》卷三十注文，非直接抄录《针灸甲乙经》。

有妇人久病而腰甚疼，腰眼忌灸，医以针置火中令热，谬刺痛处，初不深入，既而疼止。则知火不负人之说犹信云。

许知可因淮南大水，忽腹中如水吼，调治得愈。自此腰痛不可屈伸，思之，此必肾经感水气而得。乃灸肾俞三七壮，服麋茸元愈。予谓腰痛不可屈伸，灸肾俞自效，不服麋茸元亦可。

舍弟腰疼，出入甚艰。予用火针微微频刺肾俞，则行履如故，初不灸也。屡有人腰背伛偻来觅点灸，予意其是筋病使然，为点阳陵泉令归灸即愈。筋会阳陵泉也。然则腰疼又不可专泥肾俞，不灸其他穴也。

风池治腰伛偻引项筋无力不收《铜》。　肺俞治腰强见胸满。　束骨治腰如折，腨如结，耳聋恶风寒，目眩[1]，项不可顾，目内眦赤烂。白环俞治腰脊挛痛见腰脊痛。

腰脊痛 余见背痛

委中主腰痛夹脊至头几几然《千》。　凡腰脚重痛，于此刺出血。久痼宿疹，亦皆立已。　大钟主腰脊痛。　小肠俞、中膂俞、白环俞主腰脊疝痛。　次髎、胞肓、承筋主腰脊痛，恶寒。　合阳主腰脊痛引腹。　扶承主腰脊尻臀股阴寒痛。　涌泉主腰脊相引如解。　志室、京门主腰痛脊急《明下》同。　脾俞、小肠俞、膀胱俞、腰俞、神道、谷中[2]、长强《明下》同、大杼、膈关、水分主腰脊急强。

腰俞疗腰髋疼，腰脊强不得转《明》。　白环俞疗腰脊挛痛，大小便不利百病，腰髋疼不遂，腰中冷，不识眠睡。《下》云：疗腰脊急强，不能俯仰，起坐难，手足不仁，小便黄，腰尻重不举。　志室、胞肓疗腰脊痛急，食不消，腹坚急。　膀胱俞疗脊急强，腰至足酸重《下》。　神堂行腰脊急强，逆气上攻，时噎。

大钟见淋治腰脊强痛。　志室治腰脊强痛，食饮不消，腹坚急。京骨见足酸、中膂俞治腰脊不得俯仰见消渴。《明下》云：疗腰痛不可俯仰，夹脊膂痛，上下按之应者，从项后至此穴皆灸之，立愈。　复溜治腰脊内引痛《明下》云：腰痛引脊，不得俯仰起坐，目睆睆，善怒多言，

---

① 眩：原作“敢”，据四库本改。
② 谷中：宋校本《备急千金要方》同。未校本作“委中”，是。

舌干涎自出，足痿不收履，胻寒不自温。　京骨治筋挛胻酸，髀枢痛，颈项强，腰脊不可俯仰。　委中治腰夹脊沉沉然，遗溺，腰重不能举体，风痹，髀枢痛。可出血，痼疹皆愈。又云：热病汗不出，足热厥逆满，膝不得屈伸，取其经血立愈。　合阳治腰脊强，引腹痛，阴股热，膝胻酸重，履步难。　扶承治腰脊相引如解《明下》云：疗腰脊尻臀冷痛。　殷门治腰脊不可俯仰，举重[1]恶血注之，股外肿。　章门见肠鸣、次髎治腰脊痛不得转见疝。　悬枢治腰脊强《明》同，不得屈伸。三焦俞治肩背急，腰脊强《明下》同，不得俯仰。　膀胱俞治腰脊痛。白环俞治腰脊挛痛，大小便不利，腰髋疼，脚膝不遂，温疟，腰脊冷疼，不得及卧，劳损风虚。

《史记》太仓公告宋建曰："君有病，往四五日，君腰胁痛不可俯仰，又不得小溲。不亟治，病即入濡肾，及其未舍五脏，急治之。病方今客肾濡，此所谓肾痹也。"宋建曰："建故有腰脊痛，往四五日，弄石不能起，即复置之，暮腰脊痛，不得溺，至今不愈"。建病得之好持重，即为柔汤使服之，十八日而病愈。然则腰脊伤持重得病而入肾，灸肾俞可也。

脊痛　余见腰脊　风痉反张

五处、身柱、委中、委阳、昆仑主脊强反折，瘛疭癫疾《千》。膈关等主脊强见背痛。　昆仑主脊强，背尻骨重。　京门、石关主脊痉反折。　阴谷主脊内廉痛。

至阳疗脊急强《明》。

章门见水肿、膈俞背痛、胃仓腹胀、大肠俞治脊强不得俯仰《铜》。胃俞治脊痛《铜》，见腹胀，《明下》同。

---

① 重：原作"量"，据四库本改。

脾俞、大肠俞主腹中气胀引脊痛，食多身瘦，名曰食晦。先取脾俞，后取季肋《千》。

膀胱俞疗脊急强见腰脊。

赤白泄洞利，腰脊痛，小肠俞五十壮见寒热。

气穴治贲气上下，引腰脊痛见月事

腰俞主月闭，溺赤，脊强互引反折，汗不出。

中膂俞治肾虚消渴，腰脊不得俯仰见消渴。《明下》云：夹脊膂痛，上下按之应者，从项后至此穴皆灸之，立愈见腰脊。

腠理

附分治肩背急，风冷客于腠，颈项强痛，不得顾。　阳白治背腠寒栗，重衣不得温《铜》。　次髎治背腠寒。

肝俞疗腠中痛《明下》。　次髎疗腰下至足不仁，背腠寒，小便赤淋，心下坚胀见疝。

《史记》扁鹊之言曰：疾居腠理，汤熨之所及也；在血脉，针石之所及也；在肠胃，酒醪之所及也；其在骨髓，虽司命无奈之何也。夫疾之在骨髓，盖始于居腠理也，使居腠理而能治，虽非圣人之治于无病，亦贤者治将病也。齐元侯乃以医为好利，欲治不疾以为功，而卒至于不可救。不特齐侯为然，人皆然也。吾故载扁鹊之言于腠理之末以戒人，亦使医者当治人于将病焉耳。

骨疼 骨髓

膈俞见痎、紫宫、玉堂并见心烦疗骨疼《明》。

上关主引骨痛《千》，见瘛疭。　骨痛，灸绝骨五十壮见上气。　商丘主骨痹烦满。　膈俞主皮肉骨痛见伤寒寒热。

太白治骨痛见伤寒头痛。　复溜治骨寒热见寒热。

骨髓冷疼，上廉七十壮《千》。

骨会大杼禁灸，骨病治此；髓会绝骨，髓病治此《难疏》。

病在骨髓，秦越人以为司命无奈之何。则骨髓有病，病亦惙矣。《八十一难经疏》乃云：骨会大杼，骨病治此；髓会绝骨，髓病治此。是尚有针灸法矣，可不针灸乎？但《明堂上经》云“大杼禁灸”，而《铜人经》云“可灸七壮”，《明堂下经》云“可灸五壮”，《素问》亦同。诸经既同，惟《明堂》独异，灸之可也。况《明堂经》固云禁穴许灸三壮乎。艾炷若小，一、二七壮亦可。更灸上廉、绝骨等穴，尤佳。

针灸资生经第六

耳鸣

上关、下关、四白、百会、颅息、翳风、耳门、颔厌、天窗、阳溪、关冲、液门、中渚主耳鸣聋《千》。　天容、听会、听宫、中渚主聋嘈嘈若蝉鸣。　腕骨、阳谷、肩贞、窍阴、侠溪主颔痛引耳，嘈嘈耳鸣无所闻。　前谷、后溪主耳鸣，仍取偏历、大陵。　商阳主耳中风聋鸣，刺一分，留一呼，灸三壮，左取右，右取左，如食顷，《明下》云：疗耳鸣聋。

百会治耳鸣耳聋《铜》。　络却治头旋耳鸣《铜》。　浮白治耳鸣嘈嘈无所闻。　和髎治耳中嘈嘈见牙关急。　上关治耳中如蝉声见偏风。耳门治耳鸣如蝉声见停耳。　听会、听宫治耳蝉声见耳聋。　瘈脉治头风耳鸣。　偏历、阳溪、商阳见热病无汗、络却见头旋、腕骨、前谷治耳鸣。

颔厌见风眩疗耳鸣《明》。

肩贞主耳鸣无闻《甲》，见①伤寒寒热。　颔厌疗耳鸣见偏头痛。

人之耳鸣，医者皆以为肾虚所致，是则然矣。然亦有因气而得者，用心而得者，不可一概论也。若欲无此患，盖亦不使肾至于虚，且不使气，不用心可也。或微微耳鸣，只用葱管置在耳中，令气透，自不鸣矣。

【点评】因耳内外压力不平衡所致的鼓膜内陷引起的耳鸣，采

---

① 见：原作“身”，今检此条全文见“伤寒寒热”篇，则知“身”系“见”之形误，今改正。

用王执中所说的方法处理，耳鸣症状可即刻缓解。之所以能发明如此巧妙的治疗方法，主要在于古人悟到造成这类耳鸣的原因——耳内外气不通透。领悟这一治疗原理，则还可采用“咽鼓管吹张术”——一种简单有效的缓解鼓膜内陷引起的耳鸣辅助法。早在《灵枢》就已经记载这种方法：“以手坚按其两鼻窍而疾偃”，这也是世界咽鼓管吹张术的最早发现和最早应用，比 Antonio Valsalva 1704 年发现咽鼓管吹张法至少早了 1700 年，而且这还不是中国针灸人的唯一发现，一千多年后中国针灸人再次发现另一种咽鼓管吹张法，并同样用于针灸治疗耳聋的辅助法，详见元代杜思敬辑录的《针经摘英集》。

耳痛

上关、下关、四白、百会、颅息、翳风、耳门鸣，《下》同、曲池、颔厌、天窗、阳溪、关冲、液门、中渚主耳痛。　少商主耳前痛。瘈脉、完骨主头风耳后痛见头风头痛。

耳聋

天牖又主耳不聪、四渎主耳暴聋《千》。　外关、会宗主耳浑浑淳淳，聋无所闻。　商阳主耳中风聋鸣见耳鸣。　天牖主耳不聪《明下》云：疗暴聋。　上关等主耳鸣聋见耳鸣。

商阳见热病无汗、阳谷《明》同、百会治耳鸣耳聋《铜》。　束骨见腰偻、翳风、上关、后溪、颅囟治耳聋。　风池治耳塞。　肾俞治耳聋肾虚见劳瘵。　听会治耳聋，耳中如蝉声。　听宫治耳聋如物填塞无所闻，耳中嘈嘈《明》云：憹憹嘈嘈蝉鸣。　外关、天窗《明下》同治耳鸣聋无所闻。 窍阴治卒聋，不闻人语。 三阳络、液门治耳暴聋见疟。 四渎治暴气耳聋。 中渚治头痛耳聋。 会宗治耳聋见风痫。侠溪治颊颔肿，耳聋，胸痛不可转，痛无常处。《明下》云：疗耳鸣聋。

浮白疗耳聋《铜》作鸣，嘈嘈无所闻《明》。 玉枕见目痛疗耳聋。 上关疗耳聋状如蝉声。《下》云：耳鸣聋。 颅息疗小儿耳聋见喘。 耳门、翳风、脑空疗耳鸣聋《下》。 外关、听会疗耳淳淳浑浑聋无闻。

苇筒灸耳病见中风不语。肩贞主耳聋《千》。 耳聋，刺足少阴见心恍惚。

天牖疗暴聋《明》，见瘰疬。

耳聋有因气得者，气快则通；伤寒因衣被拥塞得者，病去渐愈。乡人用劄耳草取汁滴，用新罗白草煮粥食亦验云。

【点评】“耳聋有因气得者，气快则通”，其原理与耳鸣同，详见前“耳鸣”篇点评。“劄耳草”，李时珍《本草纲目》作“扎耳草”，时珍曰：“王执中《针灸资生经》治气聋方中用之。”

停耳① 生疮

下关治聤耳有脓汁出《铜》。 耳门治耳有脓汁出，生疮，膧耳，聤耳，耳鸣《明》有“聋”字如蝉声，重听无所闻。 风池治耳塞。 听宫治耳如物填塞。 停耳脓出，上关日三壮，至二百《千翼》。

有二妇人耳久脓出，予以晋矾火煅，候汁干研细，令挑少许入耳，觉耳渐重而愈。《本事方》红绵散只用白矾煅用。

---

① 停耳：“目录下”同，当作“聤耳”。

目痛 目瞑

阳白主目瞳子痛痒《千》，见不明。 太冲主下眦痛又云治妇人。 太冲、阳谷、昆仑主目急痛，赤肿。 曲泉主目赤肿痛。 阳溪、阳谷主目痛赤。 侠溪主外眦赤痛，逆寒泣出，目痒。 二间主目眦伤①。 风池、脑户《明》同、玉枕、风府、上星主目痛不能视。先取譩譆，后取天牖、风池。 照海主目痛，视如见星。 天柱、陶道、昆仑主目如脱。 头维、大陵主目痛如脱见头痛。 三间《明》同、前谷主目急痛。

阳白治头目痛目眵《铜》。 目窗治头面浮肿，痛引目外眦上赤痛，忽头旋，目𥆨𥆨远视不明。 上星、脑户治目睛痛，不能远视。 玉枕治目痛不能视，《明下》云：目痛如脱。

天柱疗头风，目如脱《明》。 心俞、阴跷疗目痛。 飞扬、阳谷疗头眩眼痛。 玉枕疗目内挛，系急痛，失枕，头重项痛，风眩目痛，头寒多汗，耳聋鼻塞。 小儿三五岁，两眼每至春秋生白翳遮瞳子，痛不可忍，灸九椎节上一壮。 小儿热毒风盛，眼睛痛，灸手中指本节头三壮，名拳尖。

四白主目痛，僻戾，目不明《千》。 龈交主痛不明。 下廉主眼痛。 眼急痛，不可远视，灸当阳随年壮。 前谷主目痛见目泪。风痒赤痛，人中近鼻柱灸二壮。

通理、百会、后顶疗头目痛并见头痛。

昆仑主目如拔《千》，见疟。

陶道治头重目瞑《铜》，与《明》同。 大迎治目不得闭见面肿。 风门治伤寒目瞑见伤寒杂病②。 天柱治目瞑视。

① 伤：原脱，据明抄本《普济方》卷一六二补，与《备急千金要方》合。
② 见伤寒杂病：今检此条见现行本“伤寒”篇。

脑空疗头风目瞑《明》。《铜》云：脑风头痛。　天府疗头眩目瞑，远视䀮䀮。　目窗主目瞑，远视䀮䀮《千》。　承浆主目瞑，身汗出。

目微涩痛，或两旁生小米珠，频去其睫自愈，不必针灸。

【点评】因倒睫所致的目涩痛，拔除倒睫实为最简单最有效的治疗。由此可见，王执中不仅平时善于观察，而且善于从民间收集有效的治病验方，故能于《针灸资生经》中给出一些极巧妙、简单的治法，值得重视。

目上视 目瞤动

申脉主目反上视，若赤痛从内眦始《千》。　阳白、上星、本神、大都、曲泉、侠溪、三间、前谷、攒竹、玉枕主目系急目上插。　丝竹空、前顶主目上插，憎风寒。

神庭见风痫、囟会见惊痫治目上不识人。　肝俞治目上视见咳逆。

筋缩疗目转上及目瞪《明下》，见惊痫。

临泣主儿痫反视《千》，见惊痫。

肝俞疗目上视《明下》，见不明。

筋缩治目转上垂《铜》，见惊痫。

治眼戴睛上插，眼反戴眼并见中风。　承泣《铜》，见目泪主目瞤动，与项口相引。《甲乙》云：目瞤动，与头口参相引，㖞僻口不能言。

【点评】"《甲乙》云目瞤动，与头口参相引，㖞僻口不能言"，此条抄自《备急千金要方》卷三十注文，当排作小字。

颧髎治口㖞，面赤目黄，眼瞤动不止，䪼肿齿痛。　地仓治眼瞤动不止，目不得闭见口㖞。攒竹治眼睑瞤动见目不明。　目不明，泪出目眩瞢，瞳子痒，远视䀮䀮，昏夜无见，目瞤动余同上承泣，刺承泣。

目泪出

液门《明下》云：目涩𥆧𥆧，头痛泣出、前谷、后溪、腕骨、神庭、百会、天柱、风池、心俞、天牖主目泣出。　肝俞等主目泪出多眵䁾见目翳。侠溪主泣出目痒见目痛。　承泣主目泪出。

行间见口㖞、神庭治目泪出《铜》，见鼻涕。　临泣治多泪见翳。　龈交治目泪眵汁，内眦赤痒痛，生白翳。　风池治目泪出，欠气多。睛明治气眼冷泪见眼翳。　承泣治目瞤冷泪见口㖞。　头维治风泪出见目瞤。　腕骨治目冷泪生翳。

行间口㖞、鱼际疗目泣出《明》。　心俞疗目𥆧𥆧泪出《下》。

睛明主目远视不明，恶风目泪出，憎寒头痛，目眩瞢，内眦赤痛，远视𥆧𥆧无见，眦痒痛淫肤白翳《千》。　目泪出，刺承泣见目瞤。前谷主目痛泣出，甚者如脱。

行间治目泪出见口㖞。

予用真熊胆治人目疾赤瞤翳泪皆除，神效。

目眩

通谷治头重目眩，善惊引鼽衄，颈项痛，目𥆧𥆧《铜》。　神庭见鼻涕、上关见瘛疭、涌泉、譩譆见肩背痛、束骨见腰偻、鱼际、大都见腹满治目眩。　本神治目眩，颈项强急痛，胸胁相引，不得转侧。　飞扬见历节风、肺俞治头目眩见胸满。　肝俞治目眩循眉痛见咳逆。　丝竹空治目眩头痛，目赤，视物𥆧𥆧，风痫目戴上不识人，眼睫毛倒，发狂，吐涎沫，发即无时。　天府治目眩远视𥆧𥆧。　支正、三焦俞治目眩头痛见腹胀。　风池治目眩苦见伤寒无汗。　风门治身热目眩见风劳。

临泣治目眩，枕骨合颅痛，恶寒。　风府治头痛颈项急，目眩。　神庭治头风目眩，泪出。　上星治目眩《明下》同睛痛，不能远视。　前顶、五处治头风目眩，目戴上见瘛疭。　临泣治目眩鼻塞，目生白翳。四白治头痛目眩《明》同，眼白翳，微风，目瞤动不息。

前关疗风赤眼，头痛目眩目涩《明》。　四白《铜》同、涌泉、大杼疗头痛目眩。　束骨疗头痛目眩《下》又云：疗风赤胎赤，两目眦烂，身热，肌肉动。　前谷疗目眩淫淫。　攒竹疗头目风眩，眉头痛，鼽衄，目𥆨𥆨无远见《下》。　囟会疗头目眩。　岐伯灸头旋目眩，及偏头痛不可忍，牵眼𥆨𥆨不远视，灸两眼小眦上发际各一壮，立瘥。

率谷主醉酒风热发，两目眩痛《千》。　大都主目眩。　承浆、前顶、天柱、脑空、目窗主目眩瞑。　天柱、陶道《明下》同、昆仑主目眩，目如脱。又云：疟多汗，目如脱，项如拔，昆仑主之。　大敦主目不欲视，太息。　神庭、水沟主头痛，目不可视。　承泣主目眩见目不明。

通理、百会疗头目眩疼《明》。　后顶疗目眩痛《下》，见目不明。

临泣、中渚治目眩《铜》，并见目翳。

颔厌主目眩《千》，见偏头。

目不明　目𥆨𥆨　目暗　目眇

肾俞、偏历、后顶治目𥆨𥆨《铜》。　攒竹治目𥆨𥆨视物不明，眼中赤《明》作热痛，及睑瞤动。又云：三度以细棱针刺之，目大明。　养老、合谷、曲差《明》同治目视不明。　肩中俞治寒热，目视不明。

风池见目痛、五处治目不明。　目窗治忽头旋目𥆨𥆨，远视不明。又云：三度刺目不明①。　复溜见脊、肝俞治起则目𥆨𥆨见咳逆。　头

① 目不明：当据《铜人腧穴针灸图经》作“目大明”。

维治偏痛，目视物不明。 三里治目不明。人年三十以上，不灸三里，令气上冲目。《明下》云：令气上眼暗，所以三里下气也。 水泉治妇人目䀮䀮不能远视。

颔厌疗目无所见《明》，见风眩。 攒竹见头风、肾俞《下》，见劳、昆仑疗目䀮䀮。 后顶疗目不明，恶风寒，头目眩痛《下》。 肝俞疗目生白翳解溪同，气短唾血，目上视，多怒狂衄，目䀮䀮。 胁堂疗目黄，远视䀮䀮。

【点评】“胁堂”穴见《太平圣惠方》卷一百，曰：“胁堂二穴，在腋下二骨间陷者中，举腋取之。灸五壮。主胸胁气满，噫哕喘逆，目黄，远视䀮䀮。”

天牖主目不明《千》。 天柱、陶道、昆仑主目不明，目如脱。承泣主目不明，泪出，目眩瞢，瞳子痒，远视䀮䀮，昏夜无见《甲乙》。阳白主目瞳子痛痒，远视䀮䀮，昏夜无见。 肾俞、胃俞、心俞、百会、内关、复溜、太泉、腕骨、中渚《明下》同、攒竹、睛明、委中、昆仑、天柱、本神、大杼、颔厌、通谷、曲泉、后顶、丝竹空主目䀮䀮不明，恶风寒《千》。 风池等主目痛不能视见目痛。 肝虚目不明，灸肝俞二百壮。小儿斟酌可灸一、二七壮。

小儿奶澼，目不明，灸肩中俞各二十壮《明》。

《千金方》戒人丧明之由云：生食五辛，接热食饮，刺头出血过多，极目远视，夜读注书，久处烟火，博奕不休，日没后读书，饮酒不已，热餐面食，抄写多年，雕镂细作，泣泪过多，房室不节，数向日月轮看，月下读书，夜视星月，极目瞻视山川草木十八件。又有驰骋田猎，冒涉风霜，迎风追兽，日夜不息者，并是伤目之由也。其读书博奕等过度患目者，名肝劳。若欲治之，非三年闭目不视，不可得瘥。徒自泻肝，及作诸治，终是无效。《本事方》云：读书之苦，伤肝损目。诚然。晋范宁尝苦目痛，就张湛求方。湛戏之曰云云：用损读书一，减思虑二，专内视三，简外观四，旦早起五，夜早眠六。凡六物，熬以神火，下以气旋，蕴于胸中。七日，然后纳诸方寸，修之一时，近能数其目睫，远视尺垂之余。长服不已，动见墙壁之外，非但明目，乃亦延年。审如是而行之，非可谓之嘲戏，亦奇方也。以其劝戒人有理，姑备载之，以示后人。

【点评】王执中此条按语所引《备急千金要方》文字与未经宋人校本《孙真人千金方》相合，而本篇正文所引《备急千金要方》据宋校本，例如"承泣主目不明，泪出，目眩瞢，瞳子痒，远视䀮䀮，昏夜无见"条即据宋臣注文改编，说明王氏引用前人医书采用了不同的版本。

眼暗，灸大椎数节第十，当脊中，安灸二百壮，以多为佳，最验《千》。《明堂》[1]云：人年三十以上，若不灸三里，令气上冲目。《明下》云眼暗。

《千金方》云：读书博奕等过度患目者，名肝劳。若欲治之，非三年闭目不视，不可得瘥，徒自泻肝及作诸治，终是无效。则是目者，不可使之劳也。古人盖有养之之法。如彭真人龟年常患目疾，不计昼夜，瞪目注视，以去昏暗，闭之少顷，依法再行，积功而视秋毫。徐真人甲常患目疾，暗室正坐，运睛旋还八十一数，闭目集神，再运不数，而神光自现，状如金轮，永除昏暗。施真人自记歌亦云"运睛除目暗"此见《抱朴子》，皆养之之法也。若用药，则地黄元、羊肝元等，与用当归、芍药、黄连等分为末，以雪水煎浓汁，乘热频洗者，最佳云见《既效方》。

脑空治癫风引目眇见脑痛。

---

① 《明堂》：当据卷一"三里"穴引文作《外台·明堂》。

目翳膜 白翳 睛目 瞧目

至阴主目翳《千》。 丘墟主目翳，瞳子不见。 后溪主眦烂有翳，又主目赤有翳。 前谷、京骨主目中白翳。 京骨主目反白，白翳从内眦始。 肝俞、上星、风池、睛明、龈交、承泣、四白、巨髎、瞳子髎主目泪出多眵矆，内眦赤痛痒，生白肤翳。

承光治目生白膜《铜》。 临泣治目生白膜，多泪，又治目眩，生白翳。 睛明治攀睛翳膜覆瞳子，恶风泪出，目内眦痒痛，小儿雀目疳眼，大人气眼冷泪，瞧目视物不明，大眦努肉侵睛，《明》云：肤翳白膜覆瞳子，眼暗，雀目冷泪。 巨髎治白翳覆瞳子见青盲。 少泽治目上肤翳覆瞳子。 丘墟见腋肿、瞳子髎治目中翳膜见青盲。 中渚治目眩，生翳膜。 临泣、腕骨、龈交并见目泪、肝俞见咳逆、四白见目眩、关冲、前谷治目生白翳。 至阴治目生翳。太渊治目生白翳《明下》同，眼眦赤筋，缺盆中引痛。 阳溪治目风赤烂有翳。 角孙治目生肤翳①。

至阴疗目翳䀮䀮。 合谷疗目不明，生白翳《下》。

张仲文疗风眼，卒生翳膜，两目痛不可忍，灸手中指本节头节间尖上三壮，炷如麦，左灸右，右灸左。

前谷②主目中白翳《千》。解溪主白幕覆珠子无所见。目卒生翳，灸大指节横纹三壮，左灸右，右灸左良。

肝俞、解溪疗目生白翳《明下》，见目不明。

水沟主睛目。 上关见青盲、偏历主瞧目䀮䀮。

予游学会稽，绝早观书，辰牌方食，久之患目涩。倦游而归，同舍遗以盐精，数次揩目而疾除。盐精且尔，则青盐之能治目固也。古

---

① 翳：原作“发”，据明抄本《普济方》卷一六二改，与《铜人腧穴针灸图经》合。
② 谷：此字经后人描改，今据《备急千金要方》卷三十改正。

方盖用青盐揩牙，因掬在手洗目而目明云。盐精乃盐仓地下之精英。

目赤 目黄　目青

悬厘治目兑眦赤痛《铜》。　攒竹治眼赤痛见目不明。　风池治目内眦赤痛，气发耳塞，目不明。　昆仑、太渊、阳溪治目赤见翳。　侠溪治[1]目外眦赤，目眩。　液门治目赤涩。《千》云：主目涩暴变。内关治目赤支满。　目窗见目痛、大陵治目赤见伤寒无汗。

上星、肝俞主内眦赤痛痒《千》。　支沟主女人脊急目赤。　申脉见目痛、太冲等、曲泉、阳溪并见目痛主赤痛肿。

束骨《千》同、京骨治内眦赤烂《铜》。

前关疗风赤眼《明》，见目眩。　小儿二三岁，忽两眼大小眦俱赤，灸手大指次指间后寸半口陷中，各三壮。

目赤痛从目眦始，取阴跷《千》。　睛明见泪、后溪、目窗目痛、瞳子髎见翳主目赤。肝劳邪气眼赤，当阳百壮。　风痒赤，灸人中见目痛。

脑户、胆俞、意舍、阳纲并见腹胀治目黄《铜》。

中管、大陵主目黄振寒《千》。　劳宫《铜》同主黄疸目黄。

青灵治目黄。　期门治目青而呕《千》同。

太泉主目中白睛青《千》。

青盲 雀目　疳眼

商阳、巨髎、上关、承光、瞳子髎、络却主青盲无所见。　期

---

① 治：原脱，据四库本补。

门、太泉主目青见目痛。

络却治青风内障，目无所见《铜》。 巨髎治青盲目无见，远视䀮䀮，白翳覆瞳子。 瞳子髎治青盲目无见，远视䀮䀮，目中翳膜，头痛，目外眦赤痛。 商阳治青盲，右取左，左取右见颌肿。

小儿目涩怕明，状如青盲，灸中渚各一壮《明》。 小儿疳眼，合谷各一壮。

睛明治疳眼《铜》。 睛明治小儿雀目疳眼。《明》云：疗眼暗，雀目冷泪。

肝俞主热病瘥后食五辛多，患眼暗如雀目《千》。 小儿雀目，夜不见物，灸手大指甲后一寸内廉横纹头白肉际，各一壮。《单方》云：雀脑血点效。

口眼㖞 余见中风　偏风不语

承泣、四白、巨髎、上关、大迎《铜》同、颧骨①、强间、风池、迎香、水沟主口㖞僻不能言《千》。 颊车、颧髎主口僻痛，恶风寒，不可嚼。 水沟、龈交主口不能禁水浆，㖞僻。 风头耳后痛，烦心，足不收，失履，口㖞僻，完骨主之《甲》。

上关、下关治偏风口目㖞并见偏风。 承光治口㖞，鼻多清涕，风眩头痛《铜》。 通天治口㖞，鼻多清涕，衄血，头重。 列缺、完骨治口面㖞并见偏风。 翳风治口眼《明下》作吻㖞斜，失欠脱颔，口噤不开，吃不能言，颊肿牙车痛。 承浆治偏风口㖞《明下》同。 巨髎治瘛疭口㖞。 颧髎治口㖞眼瞤动见眼瞤。 承泣治口眼㖞斜，目瞤面叶叶动牵口眼，目视䀮䀮，冷泪，眼眦赤痛《明》同。 地仓治偏风口㖞，目不得闭，失音不语，饮食不收，水浆漏落，眼瞤动不止，病左治

① 颧骨：宋校本《备急千金要方》卷三十同，未校本作“颧髎”，是。

右，右治左。艾如粗钗脚大，若大口转㖞，却灸承浆七七壮，愈。行间治口㖞，四肢逆冷，嗌干烦渴，瞋不欲视，目泪出，太息。　通谷治失欠口㖞，食饮善呕，暴哑不能言《明下》同。　太渊治口僻见心痛。温溜、偏历、二间《明下》云口眼斜、内庭治口㖞。　冲阳治偏风，口眼㖞，肘肿，齿龋痛，发寒热。

和髎见鼻涕疗口僻《明》。　列缺《下》同、地仓见偏风疗口㖞。　巨髎疗面风寒，鼻准上肿、痈痛，招摇视瞻，瘛疭，口僻。　地仓疗偏风口㖞，失音不言，不得饮水，食漏落，脉瞤动。

灸风中脉，口眼㖞斜，其状㖞向右者，谓左边脉中风而缓，宜灸左，㖞左灸右，炷如麦粒，各二七壮，频灸取尽风气。听会、颊车、地仓各二穴。

【点评】面瘫属于“风中脉”，其病机为脉虚中风，则治以补虚为本，常用小炷少壮灸法，切忌妄泻，故王执中于此一是用“㖞左灸右”，一是强调“炷如麦粒”。其实在王执中之前，古人通过大量临床实验而有深刻的认识，不可忽视。如：

若口㖞僻者。衔奏灸口吻口横纹间，觉火热便去艾，即愈。勿尽艾，尽艾则太过。(《肘后方》卷三)

凡阴阳濡风口㖞僻者，不过三十壮，三日一报，报如前。微者三报，重者九报，此风气濡微细入，故宜缓火温气，推排渐抽以除耳。若卒暴催迫，则流行细入成痼疾，不可愈也。故宜缓火。(《备急千金要方》卷二十九)

承浆一穴，在颐前下唇之下宛宛中是也。足阳明、任脉之会。主疗偏风口㖞，面肿，消渴，面风口不开，口中生疮……日灸七壮，过七七讫，停四五日后灸七七。若一向灸恐足阳明脉断，令风不瘥，停息复灸，令血脉通宣，其风应时立愈。其艾炷不用大，一一依小竹箸头作之，不假大作，其病脉粗细大小，壮如细线，何用大作艾炷而破肉耶？但令当脉灸之，雀粪大艾炷亦

能愈疾。(《太平圣惠方》卷九十九)

口喑哑 舌不能言　余见中风失音

合谷、水沟主喑《千》，见口噤。　承泣等见口㖞、地仓《明》同、大迎、鱼际、通理见风痓主不能言。　脑户等主喑不能言见瘾疭。

孔最、喑门疗失音《明》，见下。　风府《下》同、承浆《下》疗喑不能言。　翳风、通理疗暴喑不能言《下》。

听宫《明》同治失声《铜》。　颊车治失音见口噤。　阴郄治失音不能言。

间使见狂、合谷主喑不能言《千》，见口噤。

天鼎治暴喑气哽。《明下》云暴喑咽肿，食不下，喉鸣《铜》。　灵道见心痛、天突《明下》、天窗《明下》同治暴喑不能言，口噤见颊肿。　支沟见口噤、通谷见口㖞、三阳络治暴哑《明下》同。　颊车治牙关不开，口噤不语《明下》同，失音，牙关痛，颔颊肿《明》同。　日月治言语不正见悲。

小儿五六岁不语者，心气不足，舌本无力，发转难，心俞三壮。或足两踝各三壮《千》。

【点评】“小儿五六岁不语者，心气不足，舌本无力，发转难，心俞三壮”，此条引自《太平圣惠方·明堂》卷一百，条末当标注“明”或“下”，否则读者会误读为出自《备急千金要方》。

廉泉《明》同、然谷《甲乙》作通谷、阴谷主舌下肿，难言，舌疭涎出《千》。　风府主舌缓，喑《明下》同不能言，舌急语难。　支沟、天窗、扶突、曲鬓、灵道主暴喑不能言。　复溜主舌卷不能言。　通理主不能言。　鱼际主痓上气，失喑不能言。

哑门治颈项强，舌缓不能言《铜》。《明》云：失音不能言，舌急。

哑门一名舌横，一名舌厌。督脉阳维之会，入系舌本。则是穴

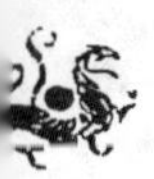

也，其舌本所系欤？凡舌缓不能言者，宜治此。

廉泉治舌下肿，难言，舌纵涎出，咳嗽上气，喘息，呕沫，口噤，舌根急缩，下食难《铜》。

廉泉，一名舌本，盖舌之根本也。故能治舌下肿，难言，舌纵涎出，舌根急缩诸病。与《千金方》所疗略同。凡有此等疾者，宜针灸此。

大迎治舌强不能言。

翳风主不能言《千》，见瘖痖。

舌强 吐舌 重舌

中冲治舌强《铜》，见心痛。 阴谷治舌纵涎下，烦逆，溺难，小腹急引阴痛，股内廉痛。 天突治舌下急见唾血。 然谷治舌纵《千》作疭。

解溪主口痛啮舌《千》。 天突主夹舌缝脉青。 鱼际主舌上黄，身热。 鱼际治舌上黄《铜》，见寒热。 窍阴治舌强见喉痹。 廉泉治舌根急缩见不能言。

阳谷疗吐舌戾颈《明》，见狂言，小儿吐舌并见风痫。治小儿舌强，哕奶不得《下》，见口噤。

治小儿重舌，灸行间随年壮，又灸两足外踝上三壮。

滑肉门见狂、少海癫痫、温溜疗吐舌见狂。

大迎治舌强《铜》，见哑。 筑宾见狂言、太一治吐舌见癫狂。

关冲[①]主舌卷《千》，见心烦。 阳溪等见癫狂、二间等见惊、飞扬等、温溜等并见癫狂主吐舌。 哑门主舌强。 风府主舌急。 阴谷主舌疭。

廉泉治舌纵，舌根急缩并见口哑。

---

① 关冲：原倒，据“心烦闷”篇乙正，与《备急千金要方》卷三十合。

口缓 欠伸 失欠

地仓、大迎主口缓不收，不能言《千》。 合谷、水沟主唇吻不收见口噤，失欠，颊车蹉，灸背第五椎，一日二七壮。满三日未瘥，灸气冲二百壮。胸前喉下甲骨中是，亦名气堂。又灸三阴交百壮，三报之。 通理主数欠频伸见心痛。 下关、大迎、翳风主口失欠，下牙齿痛。 内庭主喜频伸数欠，恶闻人音《铜》同。 漏谷主强欠见肠鸣。

太渊治数欠不得息见风痓。 经渠治数欠见咳逆。 风池治目泪出，欠气多。 脾俞治黄疸喜欠，不嗜食《千》同。

冲阳主伤寒病振寒而欠。

翳风见口㖞，《下》同、通谷治失欠见口㖞。

风府主舌缓《千》，见口哑。

哑门治舌缓见口哑。

昆仑主口闭。 翳风主不能言《千》，并见瘛疭。

小儿喜欠风痫，上关见上关门。

有妇人脏燥悲泣数欠，《金匮》有大枣汤，谩合服愈方见《本事》。

齿龋

角孙疗齿牙不嚼物，龋痛肿《明》。 耳门疗齿龋。

三间、阳谷、冲阳见口㖞、内庭、厉兑、四渎、液门、阳谷、上关《下》同治齿龋痛《铜》。 少海治齿龋痛，又治齿寒，脑风头痛。合谷、偏历、三阳络《明下》云疗齿痛、耳门治齿龋。 三间、大迎、正营治齿龋痛。 完骨治齿龋见癫疾。

兑端、目窗、正营、耳门主[1]唇吻强，上齿龋痛《千》。 厉兑、三间、冲阳、偏历、小海、合谷、内庭、复溜主龋齿。 曲鬓主齿龋。 下关、大迎、翳风、完骨主牙齿龋痛。

《传》曰：唇亡齿寒，谓前齿非牙也。《说文》云：龋，齿蠹也，谓齿蠹而痛也。其不因龋蠹而痛者，盖风寒入脑髓尔。《素问》谓：大寒至骨髓，故头痛齿亦痛。当以此治之。

口舌干苦 热臭

胆俞、商阳、小肠俞主口舌干，食饮不下。 劳宫、少泽、三间、太冲主口热，口干，口烂。 太溪、少泽主咽干，口热，唾如胶。 曲泽、章门主口干。 少阴主舌卷口干。 阳陵泉主口苦，嗌中介介然。 关冲又见心烦等主舌卷口干见喉痹。 曲泽治身热烦渴口干《铜》。 三间见疟、肺俞见劳瘵、不容见痃癖、章门见肠鸣、商阳见疟、窍阴见喉痹、兑端治口干《铜》。 胆俞治口苦舌干见腹胀。《明下》云：口舌干，食不下。 复溜见脊、大钟见淋、尺泽治舌干见喉痹。 下廉治唇干，涎出不觉见飧泄。 少冲见伤寒、大钟见淋治口中热。

肝俞、曲泽见唾血、少泽疗口干《明》。 曲泽疗口干见伤寒。

劳宫治大小人口中腥臭，胸胁支满《铜》，《千》云：主老小口中肿腥臭，《明下》云：疗小儿龈烂臭见口疳。 少冲治口热咽酸见伤寒。

口齿疳疮 牙[2]龈肿 牙关急

承浆治口齿疳蚀生疮《铜》。

---

① 主：原脱，据《备急千金要方》卷三十补。

② 牙：原刻此后有“齿”字，据目录删。

承浆疗口中生疮《明》。 小儿口有疮蚀，龈烂臭秽冲人，灸劳宫各一[1]壮《下》。 天冲治牙龈肿《铜》。角孙治齿龈肿，小儿疳湿疮见下疮。

《史记》：齐大夫病龋齿，太仓公灸其左太阳明脉，即为苦参汤，日嗽三升，出入五六日，病已。得之风，及卧开口，食而不嗽。余见"齿龋"。

完骨主牙车急中风

翳风治牙车痛见口㖞。 下关治牙车脱见偏风。 水沟见癫疾、上关见牙疼、颊车见口噤治牙关不开《铜》。 和髎治牙车引急，头重痛，耳中嘈嘈，颔颊肿。 听会治牙车脱臼，相离三寸。《明》云：牙车急痛，不得嚼食余见中风、偏风。

齿噤 口噤 余见中风

天容、廉泉、魄户、气舍、譩譆、扶突主咳逆上气，喘息，呕沫，齿噤《千》。

然谷治初生儿脐风口噤，痿厥洞泄《铜》。 曲鬓《明下》见头项[2]治口噤不能言见颊颔。 天窗见颊肿、翳风治口噤见口㖞。廉泉治口噤，舌根缩见舌肿。 合谷见唇颊、列缺见偏风、颊车见口哑、禾髎治口噤不开。大迎治风痉口噤见风痉。 支沟治口噤不开，暴哑不能言。

外关、内庭、三里、商丘、太泉主僻噤《甲》云：口僻刺太泉，引而下之。龈交、上关、大迎、翳风主口噤不开，引鼻中。 合谷、水沟《明下》同主唇吻不收，喑不能言，口噤。 商丘、曲鬓主口噤并《千》。

承浆疗面风口不开，口生疮。《明下》云：疗口噤。 廉泉疗龈噤见少气。 兑端疗口噤鼓颔《下》。翳风疗口噤不开。 禾髎疗口不可

---

① 一：原刻为空格，据四库本补，与《太平圣惠方》卷一百合。

② 见头项：今检此条文见于"颈项强"篇。

开，及尸厥。　小儿生二七日内著噤，不吮奶多啼者，是客风中于脐，循流至心脾二脏之经，使舌强唇痉，嚼奶不得。此疾新施方药，不望十全。大抵以去客风无过，灸承浆七壮，次灸颊车各二壮。

牙疼

大迎、颧髎、听会、曲池主齿痛恶寒《千》。　浮白主牙齿痛，不能言。　阳谷、正营主上牙齿痛。阳谷、掖门、商阳、二间、四渎主下牙齿痛。　角孙、颊车主牙齿不能嚼《明》同。　风齿疼痛，灸外踝上高骨前交脉二壮。又以线量手中指至掌后横纹，折为四分，量横纹后当臂中。灸二壮，愈，随左右。

有老妇人旧患牙疼，人教将两手掌交叉，以中指头尽处为穴。灸七壮，永不疼。恐是外关穴也。穴在手少阳去腕后二寸陷中。泉司梢子妻旧亦苦牙疼，人为灸手外踝穴近前些子，遂永不疼。但不知《千金》所谓外踝上者，指足外踝耶？手外踝耶？识者当辨之。

【点评】老妇人灸牙疼穴，王执中以为外关穴，非也。实则此乃后世治牙疼的奇穴“龙渊”穴之所出也。“龙渊”见于《窦太师针经》，又写作“龙困，一名龙玄”。“龙”，古代文献也写作“竜”，与“童”字相近，故明代徐春甫误作“童玄”，而同时期的太医吴嘉言又写作“龙虎”。又此穴与手太阴列缺穴部位相近，取穴法也相似，且《窦太师针经》载列缺穴也主牙疼，故后世又以此穴为列缺穴的别名，文献记载有：

1. 列缺二穴，一名童玄，在手太阴肺经与阳明经相连，叉手取穴，中手尽处，看其浮脉丫叉之间，灸七壮，痛立止，永不再发。(《古今医统》卷六十四)

2. 龙渊二穴，在手侧腕交叉紫脉上。灸七壮。治牙齿疼，

泻。又名龙玄穴。(《窦太师针经》)

3. 龙图二穴，又名龙玄，在手侧腕上，交叉紫脉上是穴。灸七壮。治牙齿疼痛，泻。(《针方六集》卷一)

4. 龙虎二穴，在手腕侧腕上交叉紫脉中。灸七壮。治满口牙疼。(吴嘉言《医经会元·针灸原枢》卷九)

可见"龙渊"或"列缺"主治牙疼的经验源出于王执中所传老妇人的经验。今考王氏所记取穴法实为列缺穴取法。又，"指足外踝耶？手外踝耶？识者当辨之"，今检《备急千金要方》所谓"外踝上"是指足外踝，原方出《肘后方》。

翳风治牙车痛《铜》，见口㖞。　大迎治牙疼，颊颔肿见风痉。　曲鬓治颊颔肿，引牙车不得开详见颊颔。　正营治牙齿痛，唇吻急强，齿龋痛。　阳溪、悬颅、手三里治齿痛见头。　商阳治齿痛恶寒见颔肿。兑端治齿龈痛。　小海治寒热齿龈肿，风眩，颈项痛。

上关《铜》同疗风牙疼，牙车不开，口噤，嚼物鸣《明》。　厥阴俞疗牙痛见咳逆。

《良方》灸牙疼法：随左右所患肩尖，微近后骨缝中，小举臂取之，当骨解陷中。灸五壮。予亲灸数人皆愈。灸毕项大痛，良久乃定，永不发。予亲病齿痛，百方治不验，用此法瘥。

辛帅旧患伤寒，方愈，食青梅，既而牙疼甚。有道人为之灸，屈手大指本节后陷中，灸三壮。初灸觉病牙痒，再灸觉牙有声，三壮疼止。今二十年矣。恐阳溪穴也。《铜》云：治齿痛，手阳明脉入齿缝中。左痛灸右，右痛灸左。

【点评】"手大指本节后陷中"，其内侧为鱼际穴，外侧近于合谷穴，而距阳溪穴较远。今检《千金翼方·小儿》卷十一载针牙疼方曰："随左右边疼手大指次指掌间入一寸，得气绝补三十九息。"近于合谷穴。

鼻塞不利 不闻香臭

曲差、上星、迎香、素髎、水沟、龈交、通天、禾髎、风府主鼻窒，喘息不利，鼻㖞僻多涕，鼽衄有疮。 承灵等主鼻窒，喘息不通见鼻衄。 厉兑、京骨、前谷主鼻不利，涕黄。 龈交主息肉不利见息肉。 天柱主不知香臭。 中管主鼻间焦臭。

眉冲疗头痛鼻塞《明》。 玉枕见目痛、百会见风痫、明堂见鼻涕、当阳、临泣见风眩疗鼻塞。 迎香疗鼻息不闻香臭。 风府疗鼻不得息。天牖疗鼻塞不闻香臭《下》。

至阴见头重治鼻塞。 上星《明下》同、百会、囟会《明》同、承光治鼻塞不闻香臭。若是鼻塞，灸囟会，日七壮，至四日渐退，五日顿愈《铜》。 临泣见风眩，《明》同、通天治鼻塞闷。 步郎治鼻塞不通《明》同。临泣治目眩鼻塞。 前谷、龈交治鼻塞不利。 承灵治鼽衄息不利。素髎治鼻塞息肉不消，多涕生疮《千》。

按《铜人》云：素髎穴诸方阙治疗法，《千金》治鼻塞息肉不消，多涕生疮。而今之《千金》只云主鼻㖞僻多涕，鼽衄有疮；又云主鼻窒喘息不利。与此文稍异，岂古今本不同耶？

【点评】王惟一引古书常有意引之例，且常将古文翻译成当时通用的语言，故所引之文字与原书常不一一对应。

厉兑治恶风鼻不利。

水沟等主不知香臭《千》，见鼻涕。

鼻有息肉 生疮

龈交主鼻中息肉不利，鼻头额頞中痛，鼻中有蚀疮《千》。 曲差等主鼽衄有疮见鼻塞。　脑空主疠鼻见鼻痛。　鼻中息肉，灸上星二百壮，又灸夹上星两旁相去三寸，各百壮。

迎香治鼻有息肉不闻香臭，衄血《铜》。　龈交治鼻中息肉蚀疮。素髎治息肉不消，多涕生疮。

禾髎见鼻涕疗鼽衄有疮《明》。　巨髎疗鼻准上肿痈痛见口㖞。《单方歌》云：狗头灰方寸，丁香半钱匕，细研吹鼻中，息肉化为水。

鼻涕出 鼻干　鼻嚏

小儿多涕，是脑门被冷风拍着及肺寒也，灸囟会三壮《明》。《明堂》疗头风多鼻涕，鼻塞。　禾髎疗鼻窒口僻，鼻多清涕出不可止，鼽衄有疮《下》同。　昆仑疗鼻衄多涕。　风门疗鼻衄不止，鼻垂清涕《下》。

禾髎治鼻洞涕，生疮《铜》。

风门治鼻鼽出清涕见伤寒杂病。　通天、承光治口㖞，鼻多清涕并见口㖞。　前顶治小儿鼻多清涕见痫。　神庭治头风目眩，鼻出清涕不止，目泪出。

神庭、攒竹、迎香、风门、合谷、至阴、通谷主鼻鼽清涕出《千》。曲差等主鼻㖞僻多涕见鼻塞。复溜主涎出鼻痛。　水沟、天牖主鼻不收涕，不知香臭。　厉兑、京骨、前谷主涕黄《千》，见鼻塞。

禾髎治多涕《千》，见鼻塞。　鼻中干，鼻衄等凡二十二病，皆灸绝骨五十壮见上气。

执中母氏久病鼻干，有冷气。问诸医者，医者亦不晓，但云病去自愈。既而病去亦不愈也，后因灸绝骨而渐愈。执中亦尝患此，偶绝骨微痛而着艾，鼻干亦失去。初不知是灸绝骨之力，后阅《千金方》有此证，始知鼻干之去因绝骨也。若鼻涕多，宜灸囟会、前顶。大人、小儿之病初无以异焉耳。

【点评】鼻干燥症虽没有很大的痛苦，但长年不愈也给患者生活带来颇多不便，因此病就诊针灸治疗者不多，故针灸医生这方面的诊疗经验很少，目前对此病的机制了解不多。王执中的治验值得重视。

风门、五处主时时嚏不已《千》。
颔厌疗好嚏《明》。
风门治多嚏《铜》，见伤寒。
《本事方》许知可自停饮，食已必嚏，服枣膏元愈时暂嚏添衣项上愈。

鼻痛 余见鼻疮

脑空、窍阴主鼻管疽发为厉鼻《千》。 复溜主涎出，鼻中痛。
巨髎治面风寒，鼻頔上肿，壅痛《铜》。
肝俞主鼻中酸《千》。 龈交主额頞中痛见息肉。
巨髎疗鼻准上肿痈痛[1]见口㖞。
鬼击鼻出血灸人中并水分、阴交[2]见鬼击。

鼻衄

神庭等主鼻鼽《千》，见鼻涕。 曲差等主鼽衄有疮见鼻塞。 承灵《铜》同、风池、风门、譩譆、后溪主鼻衄窒，喘息不通。 中管、三间、偏历、厉兑、承筋《铜》同、京骨、昆仑、承山、飞扬、隐白主头热鼽衄。 京骨《铜》同、申脉主衄不止，淫泺。 郄门主衄血呕血。

---

① 巨髎疗鼻准上肿痈痛：此条前原重出“巨髎疗鼻准上肿痈痛”句，据四库本删。
② 灸人中并水分、阴交：原作小字，据文义改为大字。

隐白、委中主衄血剧不止。　涌泉主衄不止。　水沟、天牖主鼻鼽不得息，及衄不止《甲乙》。

【点评】“水沟、天牖主鼻鼽不得息，及衄不止”，《备急千金要方》卷三十原文作“水沟、天牖主鼻不收涕，不知香臭。《甲乙》云主鼻鼽不得息，及衄不止”，王执中据此改编。

天府治衄血不止，针四分《铜》。上髎、后溪、风府治鼻衄。　哑门治诸阳热气盛，衄血不止。　通天治衄血头重。　禾髎、兑端、劳宫治衄血不止。曲泉、隐白、譩譆见肩背痛、阴郄、迎香治衄血见息肉。偏历、合谷、二[1]间《明下》同、昆仑、通谷见目眩治鼽衄。　曲泉治衄血喘呼，小腹痛攻咽喉。

太溪见唾血、隐白见腹胀、风门见涕出、兑端、脑空疗衄血不止。禾髎见鼻涕疗鼽衄有疮《明》。　攒竹疗鼽衄下见头风。　巨髎疗鼻准上肿痈痛见口喎。

治口鼻出血不止，名脑衄，灸上星五十壮《集效》。

徐德占教衄者急灸项后发际两筋间宛宛中三壮，立定。盖血自此入脑注鼻中。常人以绵勒颈后尚可止衄，此灸决效无疑《良》。

【点评】徐德占灸衄方之穴乃风府穴，《备急千金要方》载有灸风府治鼻衄方，《铜人腧穴针灸图经》风府穴主治明言治“鼻衄”。

脑衄，灸上星五十壮《千》，见唾血。

执中母氏忽患鼻衄，急取药服，凡平昔与人服有效者皆不效。因阅《集效方》本出《千金》云：口鼻出血不止，名脑衄，灸上星五十壮。尚疑头上不宜多灸，只灸七壮而止。次日复作，再多十四壮而愈。有人鼻常出脓血，予教灸囟会亦愈。则知囟会、上星皆治鼻衄云。

鼻衄等，灸绝骨《千》，见上气。

---

① 二：原作“上”，据明抄本《普济方》卷一六二改，与《铜人腧穴针灸图经》合。

前谷治衄血《铜》，见咳。 譩譆治温疟，肩背痛，目眩鼻衄，喘逆腹胀，肩髆内廉痛，不得俯仰。 风门治鼻鼽见伤寒。

衄时痒痒，便灸足大指节横理三毛中十壮，剧者百壮。衄不止灸之，并治阴卵肿《千》。又灸风府一穴四壮，不止又灸。或灸涌泉各百壮。

咽喉肿痛 生疮

风府治咽喉痛《铜》。 胆俞治咽痛，食不下见腹胀。

风府《明》同、天窗、劳宫主喉嗌痛《千》。 中渚、支沟、内庭《千》云：咽中引痛主嗌痛。 涌泉、大钟主咽中痛，不可纳食。 间使《甲》作行间主嗌中如扼《铜》云如哽。

膝关治喉咽痛《铜》，见风痹。 天窗《明下》同治喉痛。

水突主喉咽肿。 前谷、照海、中封主嗌偏肿，不可咽《千》。中封等主喉肿见阴痿缩。 然谷、太溪主嗌内肿，气走咽喉，不能言。喉肿，胸胁支满，灸尺泽百壮。

人迎治咽喉痈肿见咳逆上气。 太溪见唾血、中渚治咽肿。 璇玑治喉痹咽肿，水浆不下。 液门治咽外肿，寒厥，臂痛不能上下。 然谷治咽内肿。 水突、气舍治咽肿上气。 天突治喉中生疮，不得下食《铜》，《明》云：疗喉中热疮。

璇玑疗喉痹咽痛，水浆不下。

喉咽鸣 杂病

扶突、天突、太溪主喉鸣，暴忤气哽《千》。 少商、太冲、经渠主喉中鸣。 鱼际主喉中焦干，咽冷声破，灸天瞿五十壮见上气。

天突、扶突治喉中如水鸡声《铜》。天溪[1]治喉中作声见胸痛。

大钟见淋、大包主喉鸣见膈痛。

天突治喉内如水鸡声《明》，见嗽。《下》云：喉中鸣翕翕见颈肿。阳陵泉、天池见上气、膻中疗喉鸣《明下》，见膈痛。　小儿喉中鸣，咽乳不利，灸璇玑三壮。

掖门、四渎主呼吸短气，咽中如息肉状。　少府、蠡沟主嗌中有气，如息肉状《铜》同。　然谷、太溪主嗌内肿，气走咽喉。　风池主喉咽偻，引项挛不收。

咽喉干

极泉、太渊见心痛、偏历见喉痹、太冲见疝、天突治咽干《铜》，见唾血。鱼际治喉干燥，寒栗鼓颔，咳引尻痛溺出，呕血。　行间治咽干烦渴见口㖞。　神门治咽干不嗜食见烦心。　照海治嗌干《明》同，四肢惰，善悲不乐。　少冲治咽酸见伤寒，《千》同。

鱼际疗喉焦干《明》，见肘痛。

太溪、少泽主咽干《千》，见口干。　复溜、照海、太冲、中封主嗌干。

喉痹

凡喉痹，胁中暴逆，先取冲脉，后取三里、云门，各泻之，又刺手小指端出血，立已《千》。　三里、温溜《明下》同、曲池、中渚、丰隆《铜》同主喉痹不能言。　神门、合谷、风池主喉痹。　完骨、天牖、

---

① 天溪：原作“天喉”，今据“咳逆上气”篇改，与《铜人腧穴针灸图经》合。

前谷主喉痹，颈项肿，不可俯仰，颊肿引耳后。　璇玑、鸠尾主喉痹咽肿，水浆不下。　天鼎、气舍、膈俞主喉痹哽噎，咽肿不得消，食饮不下。　涌泉《明》同、然谷主喉痹，哽咽寒热。　中府、阳交主喉痹，胸满塞，寒热。　天容、缺盆《明》同、大杼、膈俞[①]、云门、尺泽、二间、厉兑、涌泉、然谷主喉痹哽咽，寒热[②]。　三间《明》同，《铜》同、阳溪主喉痹，咽如哽。　天突主喉痹，咽干急[③]。　大陵、偏历主喉痹嗌干。　关冲《铜》同、窍阴、少泽主喉痹。舌卷口干，喉痹，气逆咳嗽，口中涎唾，灸肺俞七壮，亦可随年壮，至百壮[④]。

阳辅、阳交并见膝痛、厉兑、下廉、然谷、经渠、完[⑤]骨、膈俞、缺盆、气舍见咳逆、云门见胸满、阳溪、合谷、温溜[⑥]、中府、浮白治喉痹《铜》。　大杼治喉痹烦满。　天容治喉痹寒热，咽中如鲠。　天鼎治喉痹咽肿，不得食饮，食不下，喉鸣。　前谷治颔肿喉痹。　二间治喉痹，颔肿，肩背痛，振寒。曲池治喉痹不能言。　窍阴治喉痹，舌强，口干，肘不举。　少泽治喉痹，舌强口干，心烦。　大陵治喉痹，口干，身热头痛，短气，胸胁痛。

浮白疗寒热喉痹《明》。　膈俞、经渠疗喉痹。　二间疗喉痹，咽如有物伤，忽振寒，《下》云：喉痹咽肿，多卧善睡。　小儿急喉痹，灸天突一壮《下》。有医者说药不下喉，当以曲竹管灌药，效。

唇颊肿痛 颐颔肿

合谷主唇吻不收《千》，见口缓。　紧唇，灸虎口，男左女右。又灸

---

① 膈俞：原刻残缺，据四库本补。
② 咽，寒热：原刻残缺，据四库本补。
③ 咽干急：原刻残缺，据四库本补。
④ 壮，至百壮：原作小字，据文义改为大字。
⑤ 渠、完：原刻残缺，据四库本补。
⑥ 温溜：原刻残缺，据四库本补。

承浆三壮。

三间疗唇口干《明》，见疟。

下廉治唇干涎出《铜》，见飧泄。

光明《铜》同、足临泣《明下》同主喜啮颊。　巨髎、天窗主颊肿痛《明》同。　京骨、阳谷主自啮唇。　腕骨等主颔痛见耳鸣。

迎香治唇肿痛《铜》，见偏风。　正营治牙痛，唇吻急强。　上关《明下》同、兑端治唇吻强。　大迎治唇吻瞤动见面肿。　膺窗、太冲治唇肿。　侠溪见耳聋、和髎见牙关、颊车治颔颊肿见口噤。　曲鬓治颊颔肿，引牙车不得开，急痛，口噤不能言。　完骨治颊肿。　大迎治颊颔肿见风痉。　翳风治脱颔颊肿见口㖞。　腕骨、阳谷治颈项肿，寒热。支正治颔肿。　手三里治颊颔肿，瘰疬。　少商治腮颔肿。成君绰忽腮颔肿大[1]如升，甄权针此立愈。　商阳治颐颔肿，齿痛，恶寒，肩背急相引缺盆痛，目青盲。灸三壮，右取左，左取右，食顷立已。

完骨等主颊肿《千》，见喉痹。　攒竹等主颊痛见面痛。　角孙主颈颔柱满。　兑端等主唇吻强见齿龋。

足临泣疗胸膈满闷，腋下肿，善啮颊《明下》。　水沟疗面肿唇动叶叶，肺风，状如虫行《明》。

李袭[2]兴称：武德中出镇潞州，甄权以新撰《明堂》示予，时有刺史成君绰忽颈肿如数升，喉中闭塞，水粒不下三日矣。余屈权救之，针其右手次指之端，如食顷，气息即通，明日，饮啖如故《千金翼》。按《铜人》云：少商穴在手大指端内侧去爪甲角如韭叶。成君绰腮颔肿大如升云云同上，甄权针之立愈。病状少异，功效实同。但李云次指端，《铜人》云大指端，未知其孰是。果针少商，当在大指端也。姑两存之，以俟识者。

【点评】唐以前文献中对于喉痹症的针刺治疗，其针灸部位有

① 颔肿大：原刻残缺，据四库本补。

② 李袭：原刻残缺，据四库本补。

手大指、食指、无名指、小指端，《千金翼方》卷二十六所载甄权的治验，所取乃食指端，与商阳穴相当。

颈项强 急肿

腕骨、阳谷治颈项肿，寒热《铜》。 丘墟治颈肿见腋肿。 大迎治寒热颈痛，瘰疬。 消泺见风痹、窍阴治项痛见痈疽。 风门治伤寒颈项强见伤寒杂病。 京骨见足麻、大杼治颈项强，不可俯仰见疟，《明》同。魄户见劳瘵、肩井治颈项不得顾见肩痛。 天牖、后溪治项强不得顾。完骨见偏风、颔厌治颈项痛。 本神治颈项强痛见目眩。 风池治痎疟，颈项痛，不得顾。 通天治颈项转侧难。 颊车、大椎、气舍见咳逆、脑空治颈项强，不得顾。 天柱治颈项筋急不得顾。 人迎治项气闷肿，食不下。 后顶、外丘治颈项痛，恶风寒。 龈交、风府治颈项急不得顾见目眩。 臂臑见瘰疬、强间治颈项强见头痛。

少泽《明》同、前谷、后溪、阳谷、完骨、昆仑、小海、攒竹主项强急痛，不可顾《千》。 消泺、本神、通天、强间、风府、喑门、天柱、风池、龈交、天冲、陶道、外丘、通谷、玉枕主项如拔，不可左右顾，《明》云：天柱见目眩、强间见头痛疗项如拔，《下》云：天柱疗项如拔①见脑痛。 天容、前谷、角孙、腕骨、支正主颈肿项痛②不可顾。天容主颈项痈，不能言。 飞扬、涌泉、颔厌、后顶主颈项③疼，历节汗出。 角孙主颈项柱满。

浮白疗颈项痈肿《铜》同，不能言及瘿，肩不举《明》。 曲差疗心烦满，汗不出，头项痛，身热，目视不明。 通天疗项痛重，暂起僵仆。 喑门疗项强不得顾。 玉枕见目痛、完骨见风眩疗项痛。 风府

① 拔：原刻残缺，据四库本补。
② 痛：原作“疗”，据明抄本《普济方》卷一六二改，与《备急千金要方》卷三十合。
③ 主颈项：原刻残缺，据四库本补。

疗头《明》有痛项急，不可倾侧。　阳谷疗胁痛项肿，寒热。　天突疗身寒热，颈肿，喉中鸣翕翕，胸中气鲠鲠《下》。　天井疗颈项及肩背痛见肘痛①。

曲鬓疗颈项强，不得顾，引牙齿痛，口噤不能言。

头风 头眩　又见头旋

五处疗头眩风闷《明》。　百会见痫、脑空见目眩、天柱见脑痛疗头风。神聪疗头风目眩，狂乱风痫。左主如花，右主如果。　前顶疗头风热痛，头肿风痫。　后顶疗风眩目晾晾，额颅上痛。　上星疗头风目眩《下》。

前顶治头风目眩，面赤《明下》作皮肿《铜》。　下廉、五处见目眩、神庭见鼻涕治头风。

神庭主风头眩，善呕烦满《千》。　天牖、风门《明下》同、昆仑、关元、关冲主风眩头痛。　前顶、后顶、颔厌主风眩偏头痛。　上星主风头眩颜清。　囟会主风头眩，头痛颜清。　完骨主风头耳后痛瘈脉同，烦心《铜》同。　付阳主痿厥风头重痛。　侠溪主胸中寒如风状，头眩两颊痛。　肾俞、攒竹、承光、丝竹空、瘈脉、和髎主风头痛。上星主风头引颔痛。　合谷、五处主风头热。

天牖疗头风面肿《下》作目眩，项强不得转《明》。

囟会治头风生白屑，多睡《明》同。针佳，以油盐揩发根，头风永除《铜》。

头风肿痒，针眉冲许。

通理、百会疗头目眩痛《明》。　阳谷疗头眩见狂。

《素问》论头痛，本于大寒内至骨髓，则头风者亦本于风寒入脑

---

① 肘痛：原作“千肘”，全书无此篇名，今检此条原文实见于“肘痛”篇，据改。

髓耶?《本事方》论妇人患头风者十居其半，或者妇人无巾以御风寒焉耳？男子间有患之者，非头上少发，必其囟会前顶之发秃也。欲灸头风，宜先囟会、百会、前顶等穴。其头连目痛者，当灸上星、神聪、后顶等穴。予尝自灸，验，教人灸亦验云。

《本事》云：下虚者，肾虚也，肾厥则头痛。宜玉真圆。上虚者，肝虚也，肝厥则头晕，宜钩藤散。

头痛 偏头痛　余见伤寒头痛

解溪见中风、承光《明》同治风眩头痛，呕吐心烦《铜》。　胆俞治头痛振寒，汗不止。　大杼治头痛振寒见疟。　哑门治头痛风汗不出。合谷、天池见膈、丝竹空见目眩、鱼际见寒热、四白见目眩、天冲、三焦俞见腹胀、风池见伤寒无汗治头痛。　神道治寒《明下》作身热头痛，进退痎疟，恍惚悲愁《明》同，健忘惊悸。　阳溪治厥逆头痛，胸满不得息。丰隆治厥头痛，面浮肿，风逆，四肢肿，身湿。　至阴治鼻塞头重，风寒从足小指起，脉痹上下，带胸胁痛无常，转筋，寒热汗不出，烦心。　青灵治头痛振寒，目黄胁痛。　强间治脑旋目运，头痛不可忍，烦心，呕吐涎沫，发无时，项强不可顾。　昆仑治头痛，肩背急。　风府治头痛，颈项急不得顾，目眩。　曲差治头项痛。

颅息，疗身热头痛，不可反侧《明》。　鱼际疗头痛甚，汗不出。脑户见面肿疗头痛。　百会、通理疗头目眩痛《下》。　中冲见伤寒、命门《上》同疗身热如火，头痛如破《明下》。　温溜疗寒热头痛，善哕，衄，肩不举。　率谷疗醉后酒风发，头重，皮肤肿，两角眩痛。小儿食时头痛《千》同，及五心热，灸譩譆各一壮。

天柱、陶道、大杼一作本神、孔最、后溪主头痛《千》。　脑户、脑空、通天主头重痛。　头维、大陵主头痛如破，目痛如脱《甲》云：喘逆烦痛呕吐汗流。　窍阴、强间《明》同主头痛如椎刺，不可动。　目窗、中渚、完骨、命门、丰隆、太白、外丘、通谷、京骨、临泣、小海、承筋、阳陵泉主头痛寒热，汗出不恶寒。　神庭、水沟主寒热头痛，喘渴，目不可视。　消泺主寒热痹，头痛。　五处等主头痛见瘛疭。昆仑、解溪、曲泉、飞扬、前谷、少泽、通理主头眩痛。

若头痛，筋挛骨重，少气，哕噫，满，时惊，不嗜卧，咳嗽烦冤，其脉举之则弦，按之石坚，由肾气不足而内著，其气逆而上行，谓之肾厥。宜灸关元百壮，服玉真元《指》。若头痛连齿，时发时止，连年不已，此由风寒留于骨髓，髓以脑为主，脑逆故头痛，齿亦痛。宜白附子散，灸曲鬓七壮，左痛灸左，右痛灸右。

少海见齿龋、完骨治头痛《铜》，见心烦。《千》云：主风头耳后痛。

脑空等、天冲主癫疾头痛《千》，见癫。

《素问》尝论有数岁头痛不已者，大寒内至骨髓，髓以脑为主，脑逆故头痛齿亦痛，名曰厥逆头痛。亦有肾厥、肝厥头痛者，如《本事方》所谓下虚者，肾虚也，肾厥则头痛；上虚者，肝虚也，肝厥则头晕是也，皆可随证治之。若真头疼，则朝发夕死，夕发朝死矣详见《难经疏》。人而患此，亦未如之何。要之，亦有所自，其在根本不固耶？若欲着艾，须先百会、囟会等穴，而丹田、气海等穴尤所当灸，以补养之，毋使至于此极可也。

前顶等主风眩偏头痛《千》，见头风。　悬厘治偏头痛见伤寒寒热。

悬厘主偏头痛，引目外眦见伤寒头痛。

颔厌疗风《铜》云头风眩目无见，偏头痛引目外眦急，耳鸣好嚏，颈痛《明》。　岐伯灸偏头痛见目眩。

后顶治头偏痛《铜》。

玉枕主头半寒痛《千》。《甲》云：头眩目痛，头半寒。

【点评】“《甲》云：头眩目痛，头半寒”，此系《备急千金要方》注文，当排作小字。

正营治头项偏痛。　悬颅治热病烦满，汗不出，头偏痛，引目外眦赤，身热齿痛《明》同。　悬厘治头偏痛，烦心不欲食并《铜》。

脑痛 脑风

强间治脑旋《铜》，见头痛。　天柱治头旋脑痛，《明下》云：疗头风脑重，目如脱，项如拔，项强痛不顾。　玉枕治脑风，疼不可忍。承灵治脑风，头痛恶风寒。　脑空治脑风头痛不可忍，目瞑，心悸，发即为癫，风引目眇。　上廉治脑风头痛。　率谷治脑两角强痛见痰。

喑门疗头风脑疼。　风池见面肿疗脑痛。　小儿囟开不合，灸脐上下各五分二穴各三壮，灸疮未合，囟先合矣《下》。

少海治脑风《铜》，见齿龋。

凡口鼻出血不止，名脑衄，上星五十壮《千》。

有士人患脑热疼，甚则自床投下，以脑柱地，或得冷水粗得[1]，而疼终不已，服诸药不效，人教灸囟会而愈。热疼且可灸，况冷疼乎？凡脑痛、脑旋、脑泻，先宜灸囟会，而强间等穴，盖其次也。

头旋 头重

目窗治忽头旋《铜》，见目痛。　络却治头旋耳鸣。　天柱治头旋见脑痛。

岐伯灸头旋见目眩。

申脉治坐如在舟车中《铜》，见腰脚。

母氏随执中赴任，为江风所吹，自觉头动摇如在舟车上，如是半

---

① 得：原刻残缺，据四库本补。

年，乃大吐痰，遍服痰药，并灸头风诸穴，方愈。

治头风摇动，灸脑后玉枕中间七壮《千翼》。

玉枕疗失枕头重《明》，见目痛。《下》云：疗头重如石。　百会疗头重见风痫。　百会疗脑重鼻塞，头目眩疼《下》。　陶道疗头重目眩。率谷见头痛疗头重。

付阳见头风、脑户等主头重痛《千》，见头痛。

至阴治头重《铜》，见头痛。

天柱疗脑重《明下》，见脑。

哑门见痛、通天见鼻衄、付阳见风痹治头重《铜》。　肾俞治头重见劳。

头重风劳，脑户五壮。头重不能胜，灸脑户下寸半《千翼》。

头肿

脑户治头肿《铜》。

前顶疗头风热痛，头肿，大肿极，即以三棱针刺之，绕寸以下①，其头痛肿立瘥《明》。　上星疗头风头肿，皮肿面虚，鼻塞头痛。囟会疗头皮肿，生白屑。

完骨治头面肿《铜》，见痛。　脑户治头肿。

公孙主头面肿。　完骨等主头面气肿并见水肿。

顶肿痛

曲差治顶痛《铜》。　前顶治小儿惊痫，顶肿见惊痫。

鄱阳有士人之子惊风后顶肿，医以半夏、南星为细末，新水调敷

① 绕寸以下：《太平圣惠方》卷九十九作“绕四方一寸以下”。

而愈。若灸则宜灸前顶等穴云。

面肿 余见水肿

巨髎主面恶风寒，颊肿痛《千》。

上星、天牖治头风面虚肿《铜》。　囟会治目眩面肿《明下》云：面赤暴肿。　前顶治面赤肿。　目窗治头面浮肿，痛引目外眦上赤痛。　完骨治头面浮肿。　水沟治面肿唇动，状如虫行。又云：风水面肿，针此穴出水尽，顿愈。　迎香治面痒肿见偏风。　大迎治风壅面浮肿，目不得闭，唇吻瞤动不止，针之顿愈。　合谷治面肿，唇吻不收，喑不能言，口噤不开。　温溜治面虚肿。　丰隆见头痛、承浆、阳交见膝痛治面肿。　厉兑治寒疟，面肿，足胻寒。　陷谷见水肿治面目浮肿。

百会疗[1]饮酒面赤《明》，见风痫。

解溪治头风面赤。

脑户疗面赤肿，头痛《明》。　厉兑疗面浮肿。　水沟见肺风、天牖疗面肿。　陷谷疗头面虚肿。　风池疗肺风面赤，目视𥊑𥊑，项强不得顾，面肿皮软，脑疼。

上星、囟会、前顶、脑户、风池主面赤肿《千》。

陷谷、上星、囟会、前顶并见水肿、公孙治卒面肿《铜》，见狂言。

陷谷等、阳陵泉等、天枢等、中府等、解溪主面肿并见水肿。

有人因入水得水肿，四肢皆肿，面亦肿，人为灸水分并气海，翌朝，视其面如削矣。恐面肿亦可灸水分云。

---

① 疗：原作“治”，据全书通例改。

面痛 面赤 面黑

攒竹、龈交、玉枕主面赤，颊中痛《千》。

中渚主颞颥痛，颔颅热痛，面赤。 悬厘主面皮赤痛。 肾俞、内关主面赤热。 天窗、天突主面皮热。

脑户治面赤目黄《铜》。 悬颅治面肤赤痛。

行间主面苍黑《千》。 太冲主面尘黑。 支沟见咳、间使见狂、掖门见惊主面赤。 解溪主面赤见风。

气海疗冷病面黑《明下》。 肾俞疗面黄黑并见劳。

关冲主面黑见风。

针灸资生经第七

伤寒 热病 阴证 阳证

凡热病，刺陷谷，足先寒，寒上至膝乃出针。身痹洗淅振寒，季胁支满痛。　热病先腰胫酸，喜渴数饮，身清，清则项痛而寒且酸，足热不欲言，头痛颠颠然，先取涌泉，及太阳井荥。热中少气厥寒，灸之热去，灸涌泉三壮。烦心不嗜食，灸涌泉热去。四逆喘气，偏风，身汗出而清，皆取侠溪。　凡温病身热五日以上，汗不出，刺太泉，留针一时取针。若未满五日者，禁针。　凡好太息，不嗜食，多寒热汗出，病至则喜呕，呕已乃衰。即取公孙及井俞。实则肠中切痛，厥，头面肿起，烦心，狂，多饮，不嗜卧。虚则鼓胀，腹中气大满热痛，不嗜食，霍乱，公孙主之。　凡热病烦心，足寒清多汗，先取然谷，后取太溪、大指间动脉，皆先补之。

凡温病可针刺五十九穴。又身之穴六百五十有五，其三十六穴灸之有害，七十九穴刺之为灾。

江南诸师秘仲景要方不传。　颞颥穴，针灸治温病见黄疸。　《指迷方》灸阴毒伤寒法：其状不躁不渴，唇青腰背重，咽喉及目睛痛，心腹烦疼，舌缩面青，吃噫气喘，呕逆冷汗，向暗不语。以生葱约十余茎去根、粗皮，颠倒纸卷，径阔二寸，勿令紧，欲通气；以快刀切，每一饼子高半寸，安在脐心，用熨斗火熨，葱软易之，不过十余次，患人即苏，后服正气药。

灸结胸伤寒法：其状胸满短气，按之即痛，或吐逆满闷，或大便不通，诸药不能救者，巴豆七粒和皮，肥黄连七寸去须，同捣烂作一圆，安在脐心上，以手按下稍实紧，捻艾皂子大，于药上灸，甚者不过三五壮立愈。续用补药一二日，若病半月微有气，皆疗。 治气虚阳脱，体冷无脉，气息欲绝，不省人事，及伤寒阴厥，百药不效，葱熨法：葱以索缠如盏许大，切去根及叶，惟存白长二寸许，如大饼馁，先以火胁一面令通热，艾勿令灼人；及以热处搭病人脐连脐下，其上以熨斗满贮火熨之，令葱饼中热气熨入肌肉中。须预作三四饼，一饼坏不可熨，又易一饼，良久，病人当渐醒，手足温，有汗则瘥，更服四逆汤辈温其内，万万无忧。予伯兄病伤寒，冥冥不知人八日，四体坚冷如石，药不复可入，用此遂瘥。集贤校理胡全夫用此拯人之危，不可胜数《良》。

初得病，或先头痛身寒热，或涩涩欲守火，或腰背强直，面目如饮酒状，此伤寒初得一二日。但列火灸心下三处：第一处，去心下一寸，名巨阙；第二处，去心下二寸，名上管；第三处，去心下三寸，名胃管，各灸五十壮，大人可五十壮，小儿可三壮，亦随其年灸之，大小以意斟量《千》。若病者三四日以上，宜先灸胸上[1]二十壮，以绳度鼻正上尽发际，中屈绳断去半，便从发际入发中灸绳头，名曰天聪[2]。又灸两颞颥，又灸两风池，又灸肝俞百壮，余处各二十壮。又灸太冲三十壮。神验。

凡治伤寒，惟阴证可灸，余皆当针。故《千金方》惟云刺取，而《素问》亦云病甚者为五十九刺，所以泻诸阳、胸中、胃中、四肢、五脏之热也见《热论篇》。若温病身热五日以上，汗不出，可刺太泉；未满五日，禁针尔《千金》。而《千金》于头痛，身寒热病，乃灸巨阙、上、中管三处，岂亦是阴证耶？其状盖云或涩涩欲守火是也。医者当辨之。

通里治热病，卒心中懊侬，数欠频伸，悲恐，目眩头痛，面赤而热，心悸，肘臂臑痛，实则肢肿，虚则不能言，若呕，喉痹少气，遗

---

① 胸上：《备急千金要方》卷九同，当据《千金翼方》卷二十六作“囟上”，即囟会穴。
② 天聪：《千金翼方》卷二十六作“天窗”，是。

溺《铜》。期门治妇人伤寒，过经不解，当针期门，使经不传。

中管疗天行伤寒《明》。　曲泽疗伤寒病温湿，身热口干。

膈俞主伤寒嗜卧，怠惰不欲动摇，身常湿不能食《千》。　少冲治热病烦满，上气心痛，痰冷少气，悲恐善《明》作喜惊，掌热胸痛，口热咽酸，乍寒乍热，手挛不伸，引腋[1]痛《铜》。　曲池治伤寒余疾，皮肤干燥。

通理主热病，先不乐数日《千》。　鱼际、阳谷主热病，振栗鼓颔，腹满阴痿，色不变。　尺泽主气隔喜呕，鼓颔，不得汗。　肾俞主头身热赤振栗，腰中、四肢淫泺，欲呕。　三间主气热，身热喘《甲》云：寒热口干，身热喘息，目急痛，善惊。

鱼际治热病，寒栗鼓颔，腹满阴痿，色不变。

中冲、少冲、关冲、劳宫、大陵、阳溪、天髎主热病烦心，心闷汗不出，掌中热，心痛身热如火，舌本痛。　间使主热病烦心，喜哕，胸中澹澹，喜动而热。　巨阙主烦心喜呕。　曲泽主伤寒温病，身热烦心，口干。　支正、少海主热病先腰胫酸，喜渴数饮食，身热项强痛。　天井主振寒，颈项痛。　委中主热病夹脊痛。

风门治伤寒颈项强，目瞑《明》有"鼻塞"字，多嚏鼻鼽，出清涕《铜》。

阴毒沉困，药饵难为工。但灸脐中三百壮，艾如半枣。手足不暖，不可治也见《本事方》。或心迷耳聋叫不应，因食冷得疾者，予以理中汤救数人矣。若复渴则煎五苓散与服，或煎人参汤服，皆效。《千金》云：伤寒多从风寒得之，始表中风寒，入里则不消矣。未有温覆而不消也。

黄疸

脾俞、胃管、太溪主黄疸《千》。　然谷主黄疸，一足寒一足热，

---

① 腋：原作"眼"，据《铜人腧穴针灸图经》改。

喜渴。　太冲主黄疸热中，喜渴。　中封、五里主身黄，时有微热《甲乙》云：不嗜食，少气，身体重。　脊中主黄疸，腹满不能食。　脾俞主黄疸喜欠，不下食，胁下满欲吐，身重不欲动。　劳宫主黄疸目黄。中管、大陵主目黄振寒。

脾俞治黄疸《铜》，见腹胀。

脾俞疗腰身黄胀满，腹肚泄痢，身重，四肢不收，黄疸邪气积聚，腹痛寒热《明》。　章门疗身黄羸瘦《明下》，见鼓胀。

寅门穴治马黄黄疸。　上龈里穴针三锃，治马黄黄疸。　上腭穴针三锃，治马黄黄疸，四时等病。舌下穴夹舌两边，针治黄疸。　唇里穴针三锃，治马黄黄疸，寒暑温疫。　颞颥穴，针灸治四时寒暑所苦，疸气温病。　夹人中穴，火针治马黄黄疸疫，通身并黄，语音已不转者。　夹承浆穴治马黄急疫。　巨阙七壮，治马黄黄疸，急疫等病。　上管灸七壮，治马黄黄疸。　男阴缝穴拨阴反向上，灸治马黄黄疸。　风府针之，治头中百病，马黄黄疸。　热府针灸，治马黄黄疸。　肺俞灸，主黄疸，通治百毒。　心俞、肝俞、脾俞、肾俞、脚后跟针灸，治马黄黄疸，寒暑诸毒。　耳中穴灸，治马黄黄疸，寒暑疫毒。　颊里穴针，主治马黄黄疸，寒暑温疫，颊两边同法。　手太阳灸随年壮，治黄疸。臂石子头穴，灸七壮，治马黄黄疸。　钱孔穴灸百壮，治黄疸。　太冲穴针灸，治马黄温疫《千》。

五苓散治疸病发渴立效。瘀热在里，身黄肿，煎茵陈下服此不效，方可针灸。

伤寒头痛 余见头痛

温溜主伤寒寒热，头痛哕衄，肩不举《千》。　悬颅主热病头痛身热。　悬厘、鸠尾主热病，偏头痛，引目外眦。　少泽主振寒，小指不用，头痛。　神道、关元主身热头痛，进退往来。　三焦俞主头痛，食不下。　太白主热病，先头重颜痛，烦闷心身热，热争则腰痛不可仰。又热病满闷不得卧，身重骨痛不相知。

温溜治伤寒身热，头痛哕逆，肩不得举《铜》。风池治头痛。

鱼际、掖门、中渚、通理主头痛《千》。

天池疗头痛此见寒热。

支正等主头眩痛见伤寒寒热，头痛颠颠然，先取涌泉云云见伤寒。

鱼际疗头痛汗不出见寒热。

治伤寒头痛药多矣，惟浓煎五苓散服，必效，不必针灸。予屡施与人，皆效故也。

伤寒寒热 余见自汗　伤寒无汗

支正、少海主热病，先腰胫酸，喜渴，身热项强，振寒寒热。《甲》云：主振寒寒热，颈项肿，实则肘挛头眩痛，虚则生疣痂[①]《千》。曲泽主伤寒温病，身热烦心，口干。《甲》云：主心澹善惊，身热烦心，口干手清，逆气呕唾，肘瘛，善摇头，颜清，汗出不过眉。　三间主气热身热喘。《甲》云：寒热口干，身热喘息，口急痛，善惊。肩贞主寒热项适历[②]。《甲》云：耳鸣无闻，引缺盆、肩中热痛，麻小不举。　温溜主伤寒寒热头痛。　商丘主寒热好呕。　大椎主伤寒热盛烦呕。　膈俞、中府主寒热，皮肉骨痛，少气不得卧，支满。　肩井、关冲主寒热凄索，气上不得卧。　列缺主寒热，掌中热。　曲池主伤寒余热不尽。　天井主伤寒振寒，颈项痛。　冲阳主振寒而欠。后溪主身热恶寒。

【点评】此篇四条“甲云”文字均抄自《备急千金要方》卷三十

① 痂：此下《备急千金要方》卷三十有“疥”字，当据补。

② 适历：即瘰疬。

注文，当排作小字。

寒热 又见伤寒寒热　中风寒热

复溜治骨寒热汗注不止《铜》。　至阳治寒热解散，淫泺胫酸，四肢重痛，少气难言《明》同。　光明治身解寒，淫泺胻酸，不能久立。哑门治寒热风痉，脊强反折《铜》。　陶道、神堂见肩痛、风池治洒淅寒热。　阴郄治洒淅畏寒，厥逆。　鱼际治洒淅恶风寒，虚热，舌黄身热，头痛咳嗽，汗不出，痹走胸背痛，不得息。　浮白治发寒热。肾俞治头重身热见劳瘵。　颅息治身热头重，胁痛不得转侧。　太白、阳纲治身热并见腹胀。　曲差治身体烦热。　脑空治劳疾羸瘦，体热。肺俞治寒热喘满见劳瘵。　天池治寒热胸膈满见膈满。　少冲治乍寒乍热见伤寒。　神道见头痛、少海治寒热。　胆俞治振寒见头痛。　临泣治洒淅振寒见腋肿。

鱼际疗虚热，洒洒毛竖，恶风寒，舌上黄，身热咳嗽喘，痹走胸背不得息，头痛甚，汗不出，热烦心，少气不足《明》。　膈俞疗寒热骨痛见痎。　天突见颈肿疗身寒热《下》。　脑空疗身寒热，引项强急。

飞扬、光明主寒热《千》，见伤寒无汗。　脏腑积聚，心腹满，腰背痛，饮食不消，吐逆，寒热往来，小便不利，羸瘦少气，三焦俞随年又见劳，又胃管百壮至千壮佳。　小肠俞主三焦热如灸肾法，随年，又膀胱、三焦津液下，大小肠寒热，赤泄洞痢，腰脊痛。又小便不利，妇人带下，五十壮。　四肢寒热，腰疼不得俯仰，身黄腹满，食呕，舌根直，灸脾俞并椎三穴，各七壮。　盗汗，寒热恶寒，肺俞随年壮，针五分，又阴都百壮。　多汗寒热，玉枕五十《千翼》。　涌泉主身体腰脊如解见虚损。

腹寒热气 冷气　又见劳

行间主腹痛而热《千》。　中极主腹中热并见腹痛。　五脏热，及身体热，脉弦急，着灸第十四椎，与脐相当，五十壮。老小增损之。若虚寒更百壮，横三间寸灸之。　气冲主身热腹痛。　凡腹中热，喜渴涎出，是蛔也。手持之，勿令得移，以针刺中管亦不可容易针。　气冲主腹中大热不安见腹胀。　关元主寒气入腹。　久冷，灸天枢百壮见癥瘕。

【点评】关于“横三间寸灸法”，《备急千金要方·灸例第六》曰：“凡经云‘横三间寸’者，则是三灸两间。一寸有三灸，灸有三分，三壮之处即为一寸。”意即：灸某穴（主要指背俞穴），当脊中央椎骨下置一艾炷，两旁再各置一艾炷，每个艾炷底宽三分，三炷之间为一寸。具体到本条灸法，即于十四椎下及两旁各置一艾炷，每炷宽三分，三炷间为一寸。

阴陵泉见水肿、三阴交见痃癖治腹寒。

隐白疗腹中寒热《明》，见腹胀。　下廉疗热风冷痹。

上关等主寒热《千》，见瘛疭癫。　飞扬等治寒热《铜》，各见癫疾。　哑门等治寒热见瘛疭。　少冲治乍寒乍热见伤寒。

岐伯云：但是积冷虚乏病，皆宜灸关元《明下》。　三里疗脏腑久积冷气，心腹胀满。　天枢疗久积冷气，绕脐切痛，时上冲心《铜》同。中极疗冷气见积聚。

漏谷见痃癖、会阳治冷气《铜》，见泄泻。　下管治六腑气寒，不嗜食。　气海治冷气上冲心。

隐白主腹中寒，冷气胀满《千》。　太冲主上气冷发，腹中雷鸣见上气。　结气寒冷，灸太仓百壮见结气。　凡脐下绞痛，流入阴中，发作无时，此冷气，灸关元百壮。 商丘主心下寒见腹满。 鸠尾、少冲、商丘主心寒。 冷气上，灸龙颔百壮并心痛。 阳交主寒厥惊狂。

冲门治腹寒气满《铜》，见积聚。

《千金翼》云：五劳六极，复生七伤，变生七气，积聚坚牢如杯，留在腹内，心痛烦冤，不能饮食。时来时去，发作无常。寒气为病则吐逆心满，热气为病则恍惚闷乱，长如眩冒，又复失精云云。宜服局方七气汤。若冷气忽作，药灸不及，只用火针微刺诸穴与疼处，须臾即定，神效。

身寒痹 湿痹不仁　又见手足痹不仁

膈俞《明》同治身常湿《铜》，见痃癖。

丰隆主身湿《千》。 曲池、列缺主身湿摇，时时寒。 中封主痿厥，身体不仁，少气湿重。 合阳主膝股重。 漏谷主久湿痹不能行。《铜》云：不能久立。 悬钟主湿痹不肿①，髀筋急瘛胫痛。绝骨主髀枢痛，膝胫骨摇，酸痹不仁，筋缩，诸节酸折。 临泣主身痹，洗淅振寒。 商丘主骨痹烦满。凡身体不仁，先取京骨，后取中封、绝骨，皆泻之。 中封主痿厥，身体不仁，少气湿重，膝肿。 风市主缓纵痿痹，腨肠疼冷不仁。 中渎主寒气在分肉间痛，苦痹不仁。 阳关②主膝外廉痛，不可屈伸，胫痹不仁。绝骨主酸痹不仁，又主身重见《上》。

环跳治风湿痹《铜》，见腰痛。 条口见膝痛治湿痹。 下髎治寒湿内伤见月事。

委中疗风湿痹《明》，见脚弱。 下廉疗偏风热风，冷痹不遂，风湿

---

① 不肿：《备急千金要方》卷三十作“流肿”。
② 阳关：《备急千金要方》载“阳关”均指膝部穴。

痹。灸疮瘥，冷痹即已。 鱼际疗痹走胸背《明》，见寒热，《铜》同。

治冷痹胫膝疼，腰脚挛急，足冷气上，不能久立，有时厌厌嗜卧，手足沉重，日觉羸瘦，此名复连病。令人极无情地，常愁不乐，健忘嗔喜。有如此候，即当灸悬钟、绝骨随年，一灸即愈，不得再灸也。若年月久更发，依法更灸。若意便欲多者，七日外更七壮。《千翼·虚损论》曰：疾之所起，生自五劳，五劳既用，二脏先损，心肾受邪，即生六极。一曰气极，气极令人内虚。五脏不足，外受邪气，多寒湿痹云云。又曰：五劳六极七伤，七气积聚，变为病者。甚则令人得大风缓急，湿痹不仁，偏枯筋缩，四肢拘挛，令人无子云云。

【点评】《备急千金要方》卷三十“绝骨”均指阳辅穴，而不是悬钟穴，故王执中按语“悬钟”与“绝骨”并举。

自汗 伤寒自汗 盗汗

玉枕见目痛疗多汗《明》。 膈俞见痃疗汗出。 阴跷疗女人汗出见月事。

阴跷等见腹痛主汗出《千》。 飞扬、涌泉、颔厌、后顶主颈项疼，历节汗出。 昆仑主疟多汗《千》。然谷主温疟汗出。

复溜治骨寒热，汗注不止《铜》。 大敦治心痛汗出见卒疝。 缺盆治汗出见瘰疬。 中府治风汗出见肺气。 少商治汗出而寒见喜噫。

冲阳主汗出见疟。灸，手足心热盗汗见劳。

牡蛎散治卧即盗汗，风虚头痛。牡蛎熬黄，白术、防风各三两，酒服方寸匕，日二。止汗之验，无出此方。一切泄汗服之，三日皆愈。此《千金方》所载也。《本事方》云：如恶风加防风一倍，气虚加术，面肿加牡蛎，盖增益之也。亦有牡蛎治虚劳盗汗不止，牡蛎煅、麻黄根、黄芪等分为末。每二钱、水一盏煎七分，温服。予皆用之验，故附此《本事》又有二方。

列缺、曲池主热病烦心心闷，先手臂身热瘛疭，唇口聚，鼻张，目下汗出如珠《千》。　五处、攒竹、正营、上管、缺盆、中府主汗出寒热。　承浆主汗出衄血不止。　百会主汗出而呕，痓。　大都主热病汗出，且厥，足清。《外台》乃云：汗不出，厥，手足清。　复溜主寒热无所安，汗出不止，风逆四肢肿。　凡热病烦心，足寒清，多汗，先取然谷，后取太溪、大指间动脉，皆先补之。　列缺水肿、肺俞、心俞主汗出中风。

伤寒自汗，盖阴证也，惟理中汤最佳。予屡教人服验。若只额上有微汗，与夫上一节有汗者，最宜煎五苓散服之见《既效方》。《单方歌》云：疫病汗如水，《论》中号湿温，烧故竹扇灰，汤调效莫论。其论颇有理，药必可用也。多汗亦有用心得者，宜灸心俞，服镇心丹皆效。

多汗痁病，谚语五十，多汗四肢不举，少力，横纹五十，长平五十，多汗盗汗并见寒热。

汗不出

凡胸满短气不得汗，皆针补手太阴以出汗《千》。　少泽、复溜、昆仑主疟寒汗不出。　偏历主风疟汗不出。

少泽治疟寒热汗不出《铜》。　上星治痎疟振寒，热汗不出①。哑门治头痛风汗不出。　心俞见狂，《明》同、曲差治心中烦满，汗不出《明》同。　陶道治洒淅寒热，脊强汗不出《明》同。　胆俞治振寒汗不出见头痛。　命门治头痛如破，身热如火，汗不出。　上脘治身热汗不出见霍乱。　至阴见头痛、鱼际见寒热、曲泉见疝、侠溪见胸胁满、中膂俞

① 热汗不出：《铜人腧穴针灸图经》作“热病汗不出”。

治汗不出见消渴。　偏历治风汗不出。　窍阴治手足烦热，汗不出[1]转筋。

命门见头痛、肺俞见汗疗汗不出《明》。　曲泽疗汗出不过肩见唾血。

曲泽主汗出不过眉《甲》，见伤寒寒热。

鱼际疗汗不出见寒热。

伤寒无汗

大都疗热病汗不出，手足逆冷，腹满善呕，目眩烦心，四肢肿《明下》。凡温病身热五日以上，汗不出，刺太泉留针一时取针。若未满五日，禁刺。　劳宫主热病三日以往，不得汗，怵惕。《甲乙》亦云：主热病烦满欲呕哕，三日以往不得汗，怵惕，胸胁不可反侧，咳满，溺赤，小便血，衄不止，呕吐，血气逆噫不止，嗌中痛，食不下，善渴，口中烂，掌中热，欲呕《千》。　孔最主臂厥热痛，汗不出《明》云：热病汗不出，皆灸刺之，此穴可出汗。　经渠、阳池、阳谷、合谷《明下》同、前谷、内庭、后溪、腕骨、支沟《明下》同、厉兑、冲阳、解溪主热病汗不出。　中冲等主热病汗不出见伤寒诸病。　命门、膀胱俞、上管、曲差、上星、陶道、天柱、上髎、悬厘、风池主烦满汗不出。　飞扬主下部寒热，汗不出，体重。　玉枕、大杼、肝俞、心俞、膈俞、陶道主汗不出，凄厥恶寒。　光明主腹足清，寒热汗不出。　曲泉主身热头痛，汗不出。　鱼际主头痛不甚汗出。　尺泽主气隔喜呕，鼓颔，不得汗，烦心身痛。　掖门、中渚、通理主热病先不乐，头痛面热无汗。　伤寒温病，善摇头，颜清，汗出不过眉，曲泽主之《甲》。

【点评】“《甲乙》亦云”，《备急千金要方》中此下文字为注文，

---

① 出：原脱，据明抄本《普济方》卷一六一补，与《铜人腧穴针灸图经》合。

当排作小字。“伤寒温病……曲泽主之《甲》”，此条系由《备急千金要方》卷三十曲泽穴主治条正文及注文改编而成，条末引文出处作“甲”者，非也。

委中治热病汗不出云云，取其经血立愈《铜》。　孔最治热病汗不出，此穴可灸三壮，即汗出《明下》同。　陷谷、厉兑、膈俞、中渚、大都见腹满、支沟、阳谷《明》同、腕骨、前谷治热病汗不出。　悬颅治热病烦满，汗不出《明》同。　悬厘治热病汗不出，头偏痛，烦心不欲食。譩譆治热病汗不出。　大杼治伤寒汗不出，脊强。　经渠治热病汗不出。　商阳治热病汗不出《明下》同。　中冲治热病汗不出，掌热，身如火，心痛烦满，舌强。　太溪治热病汗不出，默默嗜卧，溺黄，消瘅，大便难。　风池治温病汗不出，目眩，苦头痛。　大陵治热病汗不出，臂挛腋肿，善笑不休，心悬若饥，喜悲泣，惊恐，目赤，小便如血，呕逆，狂言不乐。　劳宫治热病三日汗不出，怵惕，胸胁痛不可转，大小便血，衄血不止，气逆呕哕，烦渴，食饮不下。　光明治热病汗不出，卒狂，虚则痿痹坐不能起，实则足胻热膝痛，身体不仁，善啮颊。　中冲治热病烦闷，汗不出，掌热，身如火，心痛舌强。《明下》云：身热如火，头痛如破。

天池疗热病汗不出，胸满颈痛，四肢不举，腋下肿，上气胸中有声，喉喝《明下》。相识患阴证伤寒，四肢厥冷不省，予与理中汤服。至第二服，汗出如雨矣，神哉。

发背　痈疽　疡瘘　余见痔漏

频刺风门，泄诸阳热气，背永不发痈疽《铜》。

灸发背法：或不见疮头，以湿纸傅，先干者是。以大蒜去皮生切钱子，先安一蒜钱在上，次艾灸三壮。换蒜复三灸，如此易无数。痛灸至不痛，不痛灸至痛，方住。若第一日急灸减九分，二日灸减八分，至第七日尚可。自此以往，灸已后时。灸讫，以石上生者龙鳞薜荔洗研，取汁汤温呷，即泻出恶物去根。凡丁疮、头疮、鱼脐等疮，一切无名者悉治《集效》。

凡发肿至坚有根者，名曰石痈。治法当上灸之百壮，石子当碎出。如不出，益壮乃佳《千》。　论曰：凡发背皆因服五石寒食更生散所致，亦有单服钟乳而发者，又有生平不服而自发背者。其候率多于背两胛间起，初如粟米大，或痛或痒，仍作赤色。人皆初不以为事，日渐长大，不过十日，遂至于死。临困之时，以阔三寸、高一寸疮有数十孔，以手按之，诸孔中皆脓出，寻时失音，所以养生者，小觉背上痒痛有异，即火急取净土水和为泥，捻作饼子，厚二分，阔一寸半，以粗艾大作炷灸泥上，帖着疮上灸之。一炷一易饼子，若粟米大时，可灸七饼子，即瘥。如榆荚大，灸七七饼炷即瘥。如钱大，可日夜灸，不限炷数。仍服五香连翘汤及铁浆诸药攻之，乃愈。　凡肿起背胛中，头白如黍粟，四边相连肿赤黑，令人闷乱，即名发背。禁房室、酒、肉、蒜、面。若不灸治，即入内杀人。若灸当疮上七八百壮。有人不识，多作杂肿治者，皆死。

郭户为予言，乡里有善治发背痈疽者，皆于疮上灸之，多至三二百壮，无有不愈。但艾炷小作之，炷小则人不畏灸，灸多则作效矣。盖得此法也，然亦不必泥此。近有一医以治外科得名，有人发背疮大如碗，有数孔，医亦无药可治，只以艾遍敷在疮上，灸之久而方疼。则以疮上皆死肉，故初不觉疼也。旋以药调治之愈。盖出于意表也。

王蘧疽发于背，张生以艾火加疮上，自旦及暮，凡一百五十壮，知痛乃已。明日镊去黑痂，脓血尽溃，肤理皆红，亦不复痛。始别以药附之，日一易焉。易时旋剪去黑烂恶肉，月许，疮乃平。是岁秋夏间，京师士大夫病疽者七人，余独生。此虽司命事，然固有料理，不知其方，遂至不幸者。见王蘧《发背方》①序

① 王蘧《发背方》：原书佚，序见《普济本事方》。

阳辅治腋肿疽马刀见腰脚痛。　犊鼻治膝髌痈肿见膝痛。

窍阴主营《明》作骨疽发厉，项痛引头《明》同目痛《铜》云：治痈疽头痛心烦。

凡疽卒著五指，筋急不得屈伸者，灸踝骨中央数十壮，或至百壮。　附骨疽，灸间使后一寸，随年壮，立瘥。

天突疗肺痈，唾脓血，气壅不通《明》。　膻中疗肺痈，咳嗽上气，唾脓，不下食，胸中气满如塞。

小海治疡肿振寒。　太冲、临泣见腋肿治马刀疡瘘。

《单方歌》：恶患是石痈，不针可药取，当上灸百壮，石子出如雨。

余尝为刘和叔序痈疽方云：必以毒药攻于内，伐其根也。又以火艾灼其外，宣其毒也。法尽于此矣。痈疽始作，灼艾，服大黄等药，无不愈者大黄宜随人虚实服。　王子高病背疽，京师外医以为不可治。得一徐人教以灼艾如枣大，近千壮。鲁直数患背疮，亦灼艾而愈。灸为第一法也《必》。

【点评】灸治痈疽发背之法，宋代《备急灸法》载录颇详，可参看。

瘿瘤 肉瘤

天府《甲乙》作天窗、臑会、气舍主瘤瘿气咽肿。　通天主瘿，灸五十壮。胸堂、羊矢灸百壮。　脑户、通天、消泺、天突主颈有大气。

臑会治项瘿气瘤，《明下》云：疗瘿及臂气肿。　气舍治瘤瘿见咳逆上气。

浮白疗瘿，肩不举《铜》云：治瘿气。　肺俞疗瘿气。

瘿上气短气，灸肺俞百壮。　瘿上气胸满，云门五十壮。　瘿恶气，天府五十壮《千金翼》云：又胸堂百壮。　瘿，劳气，冲阳随年壮。瘿，灸天瞿三百，横三间寸灸之。　瘿气面肿，通天五十壮。　瘿，灸中封随年壮。　诸瘿，灸肩髃左右相对宛宛处，男左十八壮，右十七壮，女右十八壮，左十七壮。或再三取，瘥止。又风池百壮。又两耳后发际百壮。又头冲一作颈冲灸之各随年壮《千金翼》云：一名臂臑。　瘿，恶气，大椎横三间寸灸之。风池、耳上发际、大椎各百壮；大椎两边各寸半小垂下各三十；又臂臑随年壮，凡五处，共九穴。又垂两手两腋上纹头各三百壮，针亦良《千翼》。

大智禅师云：皮肤头面生瘤，大如拳，小如粟，或软或硬，不痛，不可辄针灸。天南星生干皆得，滴少醋研膏；先将小针刺病处令气透，以药膏摊纸上贴，三五易瘥。此亦一说也，故并存之。

治脑瘘、诸节、诸痈肿牢坚治之方：削附子令如棋子厚，正着肿上，以少唾湿附子，艾灸附子令热彻；附子欲干，辄更唾湿之，常令附子热彻。附子欲干，辄更气入肿中，无不愈。此法绝妙不传《千翼》。凡肉瘤勿治，治则杀人。《肘后方》云：不得针灸。

瘰疬

大迎、五里、臂臑主寒热，颈瘰疬《千》。

大迎治寒热，颈痛瘰疬《铜》。　缺盆治寒热瘰疬，缺盆中肿，外溃则生，胸中热满，腹大，水气，缺盆中痛，汗出《明》同。　五里治寒热瘰疬，咳嗽。　臂臑治寒热，颈项急，瘰疬，肩背痛不得举。

少海疗腋下瘰疬，臂疼屈伸不得，风痹疼，疰病《明》。　天牖疗瘰疬寒热，颈有积气，暴聋肩痛《下》。

灸一切瘰疬在项上，及触处但有肉结凝，似作瘘及痈节者，以独头蒜截两头留心，大作艾炷如蒜大小，贴疬子上灸之。勿令上破肉，但取热而已，七壮一易蒜，日日灸之，取消止。一切瘰疬，灸两胯里患疬处宛宛中，日一壮止，神验。 又五里、人迎各三十壮。 又患人背两边腋下后纹上随年壮。 又耳后发际直脉七壮。

有同舍项上患疬，人教用忍冬草研细，酒与水煎服，以滓傅而愈详见《良方》。次年复生，用前药不效，以艾灸之而除根。有小儿耳后生疬，用药傅不效，亦灸之而愈云。

瘰疬初生如梅李，切忌以毒药点蚀，及针刀镰割。劳疬为甚，既经蚀取之，后无有不死者。盖外医既少慈悲，又利于积日，特宜戒之《必》。

疬疡著颈及胸前，灸乳间见白驳①。 腋下瘰疬漏，臂疼屈伸不得，风痹漏瘘，针少海三分，留七呼，泻五吸②。 针瘰疬，先拄针皮上三十六息，推针入纳之，追核大小，勿出核，三上三下乃出针。颈漏，天池百壮。又心鸠尾下宛宛中七十。又章门、临泣、支沟、阳辅百壮，又肩井随年，又以艾炷绕四畔周匝七壮即止。诸恶漏中冷息肉出，灸足内踝上各三壮三年者六壮，《千翼》。

风疹 瘾疹

曲泽治风疹，臂肘腕善动摇《铜》。 肩髃治热风瘾疹《明》云刺风风虚。 曲池治刺风瘾疹。 涌泉《明》同、环跳见膝治风疹。

下昆仑疗刺风，疹风，热风，冷痹《明》。 曲池疗刺风疹疼痛见偏风。 伏兔见风劳疗瘾疹。 合谷、曲池疗大小人遍身风疹《下》。

《千金方》云：人有风疹多必眼暗，先攻其风，其暗自瘥。然则人之目暗，亦有因风疹得者。风疹可不先治乎？

《千金翼》灸风热赤疹痒，搔之逐手作疮法：以一条艾蒿长者，以两手极意寻之著壁立，两手并蒿竿拓着壁，伸十指，当中指头以大

---

① 白驳：现存本无此篇名，此条原文见于今本“癣疥疮”篇。

② 留七呼泻五吸：原作小字，今据《千金翼方》卷二十八改作大字。

艾灸蒿竿上，令蒿竿断即止，灸十十瘥。瘥后重发，更依法灸永瘥。瘾疹，曲池灸随年壮。　头痛瘾疹，天窗七壮。

历节风

飞扬、涌泉、颔厌、后顶主历节汗出《千》，见头项。

飞扬治历节风，足指不得屈伸，头目眩逆气《铜》。

麝香元尤治白虎历节，诸风疼痛，游走无定，状如虫行，昼静夜剧。许叔微在歙川，有一贵家妇人遍身走注[1]疼痛，至夜则发，如虫啮其肌，多作鬼邪治。予曰：此正历节病也。三服愈见《本事方》。

举体痛痒如虫啮，搔之皮便脱作疮，灸曲池见疮。

《良方》：服治癞药半月，两膝眼灸二七壮。丞相长安公医人无数。

麻风恶疾，《千金》诸方药甚多，或效或不效。惟兼丝叶细末，地暴米糊圆梧子大，日二三服，每服四五十元，茶汤下。调药末服，效尤速，只难服尔。病去后，亦宜服，屡施与人，神效。若更灸曲池、合谷、三里、绝骨等穴，尤佳。予与人按此等穴，皆酸疼故也。

丁疮 疡瘘　鱼脐疮　窝疮　疳疮

丁肿，灸掌后横纹后五指，男左女右，七壮即瘥，已用得效。丁肿灸法虽多，然此法甚验，出于意表《千》。刮竹箭上取节作炷，灸丁肿上二七壮，即消。

丁疮灸法，《千金》以为神验。亦有先以针刺鱼脐疮上四畔作孔，

---

① 注：原作“炷”，据明抄本《普济方》卷一六一改，与《普济本事方》卷三合。

捣白苣汁滴疮孔者；有刺疮头及四畔令汁出，捣生粟黄傅以面围之，勿令黄出。从旦至午，根拔出者；有用苍耳根茎苗，但取一色烧灰，醋泔淀和如泥涂，干即易之，不过十度，拔根出者丁肿方有千首，皆不及此；有用皂荚子取仁作末傅，五日内瘥者；有用水獭屎傅，大良者，可考而知也。有道人傅瓦盘覆蜣螂，安浓米泔小盏，以火逼之，虫热吃泔，及困死，取脑中白肉乃米泔也新瓦上暵干为末，热酒调二钱服，仍以少傅疮即愈。胡签母患此，疼如铁丁丁然。依此治之，效。

小海治疡肿振寒。　太冲、临泣见腋肿治马刀疡瘘《铜》。

一切窝疮，灸足大指奇间二七壮，灸大指头亦佳《千》。

予年少生一疮，在足内外踝之中，深而疼，阴证疮也。偶阅古阴阳书，有用青桑浆治袴口疮者，用之即愈。后在武林，内踝上生一疮，逾月又生一疮，令仆往江下取得少黄桑浆，仅可一抹，翌朝愈矣。自是常教人用，皆验。舍侄腿生疮不可行，舍弟取桑根捣成膏傅，亦愈。

举体痛痒如虫[1]啮，痒而搔之，皮便脱落作疮，灸曲池二穴随年壮。发即灸之，神良《千》。　凡丁肿，头疮，鱼脐等疮，一切无名者皆治见发背。　凡疮毒不合者，灸合谷各七壮，至七七壮，极验仍服内托散。　小儿疳湿疮，灸第十五椎夹脊两旁七壮，未瘥，加七壮《千》。

丁肿在左灸左臂曲肘纹前，取病人三指外于臂上处中，灸之两筋间，从不痛至痛，肿在右从右灸，不过三日即瘥[2]《千翼》。

癣疥疮 白癜风　疣目

日中时灸病处影上三壮。咒曰：癣中虫，毛戎戎，若欲治，待日中《千》。又法：八月八日日出时，令病人正当东向户长跪，平举两手，

---

① 虫：原作“蛊”，据四库本改，与《备急千金要方》卷二十二合。

② 灸左臂曲肘……不过三日即瘥：原刻为小字，据文义改为大字正文。

持户两边，取肩头小垂际骨解宛宛中灸，两火俱下，各三壮，若七壮，十日愈。

《千金翼》曰：窝疮疥癣，皆有诸虫，三年不瘥，便为恶疾云云。

治久癣不瘥方：细研水银霜如粉，和腊月猪膏。先以泔清洗疮，拭干一涂即瘥，再涂永瘥。　大陵、支沟、阳谷、后溪主痂疥《千》。

阳溪治痂疥《铜》。

合谷、曲池疗皮肤痂疥《明下》。

予少患疥，凡十五年，遇冬则为疮，人教用羊蹄菜根蛇床子根片切如钱。米泔浸三二宿，漉出，入生姜、矾，同研细，裹以生布，遇浴擦洗良久，以水洗，三四次用即除根。后数年再生，用前法愈，神效如此，何以灸为也。

白癜风，灸左右手中指节去延外宛中三壮，未瘥，报之。

《至道单方》治紫癜风：用舶上硫黄细研，绵帛裹，生姜自然汁半盏浸和绵子，涂所患处，稍干再易。此患多从夏发，但请验之。予虽未试，想必奇方也。

《千金翼》灸白癜、白驳等，重午日午时，灸膝外屈脚当纹头随年壮，一时下火，不得动。又白癜、白驳、浸淫疬疡著头颈胸前，灸两乳间随年壮，立瘥。

疣目，着艾炷疣目上灸之，三壮即除。　支正治生疣目《铜》。

疣目虽可灸，《千金方》亦有用杏仁烧令黑，研膏涂上者；有用松柏脂合和涂之，一宿失去者；有用牛口中涎数涂自落者；有用苦酒渍石灰六七日，滴取汁点疣上，小作疣即落者；有以猪脂揩痒处，令少许血出即瘥，神验无以加者，不必专拘灸也。

蛊毒

巨阙治蛊毒《铜》，见心痛。

俗亦有灸法：初中蛊，于心下捺便大炷灸百壮。并主猫鬼，亦灸得愈。又当足下小指尖上灸三壮。当有物出。酒上得者有酒出，饭上得者有饭出，肉菜上得者有肉菜出，即愈，神验，皆于灸疮上出《千》。

梅师治卒中蛊，下血如鸡肝，脏腑败坏。桔梗捣汁服七分合佳。《录验方》亦云：卒中蛊，血如鸡肝，昼夜出血，桔梗捣屑，酒服方寸匕，日三。药不下，校开口灌。又有用马蔺根末，水服方寸匕，随吐则出，极神者。《肘后方》云：凡中蛊令人心腹切痛，如有物咬，或吐下血，不即治，蚀人五脏尽即死。草麻一枚去皮，朴硝一钱同研，新水作一服，连进二三服效，此虽未试，亦奇方也。

犬伤 蛇伤

外丘治猘犬所伤，毒不出，发寒热，速以三壮艾可灸啮处，立愈《铜》。

春末夏初，狂犬咬人，即令人狂，过百日乃得免。当终身禁食犬肉、蚕蛹，食此则发，不可救也。先去却恶血，灸疮中十壮，明日以后，日灸一壮，百日乃止。忌酒，每七日捣韭汁饮一二盏。　睡着[1]蛇入七窍，以艾灸蛇尾即出。又法：刀破蛇尾些子，入椒七粒，蛇自出。出后急以雄黄、朱砂细研，煎人参汤调灌，取蛇毒《单》。

山居人或被蛇伤，即以溺溺之，拭干，以艾灸之效。

《朝野佥载》：记艾炷当毒蛇啮处灸，引出毒气瘥。薄切独头蒜贴蛇咬处灸，热彻即止。灸蛇毒上三七壮，无艾，以火头称疮孔大小热之。《千翼》。狂犬咬人，令人吮去恶血，尽，灸百壮后日日灸，百日止。若血不出，一生禁酒、猪。《千翼》。

---

① 着：底本此处被后人描改为“肿”，据《普济方》卷四二三改。

乳痈

膺窗治乳痈寒热，卧不安《铜》。　临泣治乳痈见月事。　神封治乳痈洒淅恶寒《明》同。　乳根治乳痈凄惨寒《千》有热字痛，不可按

三里主乳痈《铜》同有热《千》。　下廉主乳痈，惊，痹，胫重《铜》作喉痹胻肿，足跗不收，跟痛。　神封、膺窗主乳痈寒热短气，卧不安。天溪、侠溪主乳肿痈溃。　论曰：产后宜勤挤乳，不宜令汁蓄积。蓄积不去，便结不复出，恶汁于内引热，温壮结坚，牵掣痛，大渴引饮，乳急痛，手不得近，成妒乳，非痈也。急灸两手鱼际二七壮，断痈脉也。不复恶手近，乳汁亦自出，便可手助迮捋之，则乳汁大出，皆如脓状。内服连翘汤，外以小豆薄涂之，便瘥；又以绳横度口，以度从乳上行，灸度头二七壮《千翼》。

《千金》论曰：女人患乳痈，四十以下，治之多瘥，四十以上，治之多死，不治自终天年。予有亲年七十，生乳痈，不信此论，令外科用刀伎开，时暂虽快，未几而殂，方知《千金》独信也。有捣地汁①傅，有捣蔓菁叶或根傅，热即易之。有用白芷末温汤调傅，效。

【点评】“四十以下，治之多瘥，四十以上，治之多死，不治自终天年”，《备急千金要方》记载的这条经验当出于古人长期的观察。验之于今，四十以上妇女乳肿，患乳腺癌的可能性更大，针灸对此疗效不好。故《灵枢·逆顺》曰：“刺之大约者，必明知病之可刺，与其未可刺，与其已不可刺也。”作为针灸人须谨记。

① 地汁：四库本作“地榆汁”，《普济方》卷四二四作“地黄汁”。

乳肿痛 乳少 吐奶

乳根疗乳痛《明》。

肓门《明》同治妇人乳有余疾《铜》。《千》云：中极主乳余疾。 气冲治难乳，子上抢心见月事。 府舍，厥气两乳见脾疼。

太泉主妒乳膺胸痛《千》。

天溪治乳肿贲膺见胸痛。 梁丘见惊、地五会治乳肿。

天牖主乳肿，缺盆中肿《千》。 足临泣主乳肿见月事。 膻中治乳汁少《铜》。《明下》云：奶脉滞无汁，下火立愈。 小儿吐奶，灸中庭一壮《明下》。 小儿喉中鸣，乳不利，璇玑三壮。

妇人无子

阴廉治妇人绝产，若未经产者，灸三壮即有子《铜》。 中髎治绝子无带下，月事不调。 次髎、涌泉、商丘治绝子。 中极治妇人断绪见月事，《明》同。《明下》云：疗失精绝子。 石关治绝子，脏有恶血上冲，腹疞痛不可忍《明下》云：腹厥痛绞刺。

曲泉主女子疝瘕，按之如以汤沃两股中，小腹肿，阴挺出痛，经水来下，阴肿或痒，漉青汁如葵羹，血闭无子，不嗜食《千》。 水原[①]、阳跷主女不字，阴暴出，淋漏，月水不来，多闷心痛。 然谷主不字《铜》作不孕，阴暴出，经漏《千》。 上髎主绝子，疟寒热，阴挺出，不禁白沥，痓，脊反折。 阴交主拘挛，腹满疝，月水不下，乳余疾，绝子，阴痒，贲豚上䐜，腹坚痛，下引阴中，不得小便。石门

① 水原：即“水泉”穴。

主腹满疝积，乳余疾，绝子，阴痒。贲豚上膜，小腹坚痛，下引阴中，不得小便，忌灸，绝孕。　关元主绝子，血在内不下，胞转不得尿，小腹满，石水痛，又主引胁下胀，头痛身背热，贲豚，寒，小便数，泄不止。　中极主子门不端，小腹若寒，阴痒及痛，贲豚抢心，饥不能食，腹胀，经闭不通，小便不利，乳余疾，绝子。又主拘挛腹疝，阴痒。　筑宾主大疝绝子。　涌泉主女子无子，咳而短气。　气冲主无子，小腹痛。　阴廉主绝产，若未曾产。　妇人绝子，灸然谷一十壮。　妇人绝嗣不生，胞门闭塞，关元三十壮，报之。　妇人妊子不成，若堕落腹痛，漏见赤，胞门五十壮，在关元左边二寸是。妇人绝嗣不生，灸气门，在关元旁三寸，百壮。　妇人子脏闭塞，不受精，疼，胞门五十壮。　妇人绝嗣不生，漏赤白，泉门十壮，三报。　月水不利，贲豚上下，并无子，四满三十壮。　妇人胞落颓，脐中三百壮。又身交五十壮，三报，在脐下横纹中。又背脊当脐五十壮。又玉泉五十壮，三报。　妇人胞下垂注，阴下脱，灸夹玉泉三寸随年壮，三报。　妇人阴冷肿痛，归来三十壮，三报。

中极，妇人断绪最要穴带下。　关元断绪产道冷，针八分，留三呼，泻五吸，灸亦佳，灸不及针，日灸百壮止。　妊不成，数堕落，玉泉即中极五十三报，又龙门二十壮。　妇人无子，针关元《千翼》、甄权。

【点评】《太平圣惠方·针经》卷九十九载关元穴曰："并妇人断绪产道冷。针入八分，留三呼，泻五吸。若怀胎必不针，若针而落胎，胎多不出，而针外昆仑立出。灸亦良，然不及针，日灸三十壮，至三百止。"

涌泉治妇人无子见虚损。

妇人欲断产，灸右踝上一寸三壮，即断《千》。　石门忌灸，绝孕。《铜》云：针之绝子。《明》云：怀胎必不针关元，若针而落胎，胎多不出，针外昆仑立出。　阴交灸多，绝孕《千翼》。又云：石门、关元相去一寸，针关元治妇人无子，针石门则终身绝嗣。其道幽隐，岂可轻侮哉。

妇人血气痛

四满又主胞中有血、石门主子脏有恶血内逆，满痛《千》。

四满治妇人血脏积冷。

阳跷疗妇人血气《明》。

阴交治产后恶露不止，绕脐冷痛见血崩。　涌泉治心痛，不嗜食，妇人无子，女子如妊娠，五指端尽痛见虚损。

妇女本脏气血癖走刺痛灸法见肾虚。

阴[1]交治血块腹痛余见月事。

血块 瘀血

石门治妇人因产恶露不止，遂结成块，崩中《明》同漏下《铜》。　天枢、中极治血结成块并见月事。

中极疗因产恶露不止，遂成疝瘕，或因月事不调，血结成块《明》。

漏谷、曲泉治血瘕《铜》，见痃癖。

曲骨主血癃《千》。　复溜主血淋。　血淋灸丹田等并见淋。

三里治胸中瘀血《铜》。

九曲中府主内有瘀血见尸厥。

---

① 阴：原作“除”，据四库本改。

血崩 崩中漏下　恶露不止

大敦治血崩不止《铜》。　合阳治崩中。　气海见月事、石门治崩中漏下见血块。　中都治崩中，因产恶露不绝。　交信、阴谷、太冲、三阴交治女漏血不止。　石门治崩中漏下见血块。　血海治漏下恶血，月事不调，逆气腹胀。

血海主漏下，若血闭不通，逆气胀《千》。　阴谷主漏血，小腹胀，体寒热，腹偏肿。　太冲见疝、然谷主经漏见无子。　阴跷主阴挺下血，阴肿或痒，漉清汁若葵汁。　白崩，灸小腹横纹当脐孔直下百壮。又内踝上三寸，左右各百壮。

阴交、石门疗崩中《明》。　天枢疗漏下赤白交仪、复溜并同，及腹大坚，食不化，面色苍苍《下》。

若经候过多，其色瘀黑，甚者崩下，吸吸少气，脐腹冷极，则汗出如雨，尺脉微小，由冲任虚衰。为风冷客乘胞中，气不能固，可灸关元百壮，宜鹿茸丸《指》。

有皮匠妻患血崩两月，饮食不进，与镇灵丹服，少减而未断，因检得《耆域方》如圣散：用乌梅、干姜各一两，并烧存五分性为末，每服二钱，食前乌梅汤调下患甚者不过三服，合一齐与服而疾平。又有巡捕之妻，年逾五十，因伤寒而血崩，与加胶艾四物汤，一服渐愈。后因劳复大作，与镇灵丹十五丸而止。或无此丹，烧鹿角存性为末，酒调服亦佳。以其屡验，故附于此。

阴交治女子月事不绝，带下，产后恶露不止，绕脐冷痛《铜》，《明》同。

气海见月事、中都治恶露不止见血崩。

关元治恶露不止见赤白带。　中极《明》，见血块、石门《下》，与《铜》同疗因产恶露不止。　胞漏下血不禁，灸关元旁三寸百壮。　产难月水不禁，横生胎动，针三阴交。胎动，崩中下痢，贲气上逆，针石门寸四分。漏胞见赤，胞门五十，又气门五十。崩中带下，针灸中极带下。

产后余疾 产前

期门治产后余疾《铜》，见心痛。《千》云：主产余疾，食不下，贲豚上下，伤食[1]腹满。

伏兔疗妇人八部诸疾《明》。

妇人产后浑身疼，针百劳穴。遇痛处即针，避节骨及禁穴许。《明下》云：产后未满百日，不宜灸。

产后血晕，寒热往来，或血抢心，恶疾也。予阅《食料本草》[2]，见有用鹿角烧为末，酒调服，日夜数服验者。偶家有妇人患此，令服此，神效。因教他人妇服皆验。但以产后未可饮酒，以童子小便调服尔。最忌服利药。

《明下》云：凡怀孕，不论月数，不宜灸。

《铜》云：昔宋太子善医术，出苑逢一妊妇，太子诊曰女。令徐文伯诊，曰一男一女。针之，泻三阴交，补合谷，应针而落，果如文伯言。故妊娠不可刺。

难产 胞衣不出　子抢心　落胎

冲门治难产，子上冲心，不得息《铜》。

张仲文疗横产先出手，诸符药不捷，灸右脚小指尖头三壮，炷如小麦，下火立产。

---

① 食：原为墨钉，据《普济方》卷四二四补，与《备急千金要方》卷三十合。
② 《食料本草》：当作《食疗本草》。

中封主小腹大，字难，嗌干嗜饮，夹脐疝《千》。　上昆仑主字难，若胞衣不出，泄风从头至足。　气冲主胞不出见月事。气冲治子上抢心《铜》，见月事。《千》同。

冲门主乳难，子上冲心，阴疝《千》，《海上方》治难产及□□胞衣、死胎不下：萆麻七粒去皮研如泥，涂足心。才下急洗去。《本事方》云极验。

昔胡阳公主每产累不能，终南山道士进枳壳散神效枳壳麸炒去穰四两，甘草炙三两为细末，每服一大钱匕，空腹沸汤点服，五六月后便可服日一服，八月日三服，始产瘦小，数月后平服。若横生、逆生难产，宜服黑散百草霜金下黑煤是，香白芷等分研匀，每服二钱匕。醋、童子小便各一茶脚调匀，更入，少沸，汤温热服，良久便正生。未知再作，顷刻活二人命。予教人服屡验，故附此。

妇人堕胎后手足厥逆，针肩井立愈，灸更胜针，可七壮《铜》。

月事

气冲治月水不利，身热腹痛，㿗疝阴肿，难乳，子上抢心，痛不得息，气冲腰痛不得俯仰《铜》。　会阴治妇子经不通《千》同。　关元治月脉断绝见带下。　足临泣治月事不利，季胁支满，乳痛心痛，周痹痛无常处，逆气，喘不能行。　中极治妇人断绪，又因恶露不止，月事不调，血结成块。天枢治月事不时，血结成块，肠鸣腹痛，不嗜食。　水泉治月事不来，来即多，心下闷痛，目䀮䀮不能远视，阴挺出，小便淋沥，腹痛。

阴跷疗不月水，惊悲不乐，如堕坠，汗出《千》作不出，面黑，病饥不欲食，妇人淋沥，阴挺出，四肢淫泺，心闷《明》。《下》云：疗月水不调，嗜卧怠惰，善悲不乐，手足偏枯，不能行。　太冲疗月水不通《下》。　阴包、交仪疗月水不调。

阴跷主经逆，四肢淫泺，阴暴跳，小腹偏痛。又主女子淋，阴挺出，月水不来。　行间主月事不利，见赤白而有身反败，阴寒。　足临泣主月水不利，见血而有身则败，乳肿。 腰俞主月闭溺赤，脊强互引反折，汗不出。 中极主经闭不通见无子。 治女人从小至大，月经未尝来，服黄芩牡丹汤两剂[①]后，灸乳下一寸黑员际各五十壮。气穴主月水不通，奔泄气上下，引腰脊痛。 天枢主胞中痛，恶血，月水不以时休止，腹胀肠鸣，气上冲胸。 气冲主月水不利，或暴闭塞，腹胀满，癃，淫泺，身热乳难，子上抢心，若胞不出，众气尽乱，腹[②]中绞痛，不得反息，正仰卧，屈一膝伸一膝。 月经不断，灸内踝下白肉际青脉上随年壮。 带脉、侠溪主小腹坚痛，月水不通。 水道主小腹胀满，痛引阴中，月水至则腰背痛，胞中瘕，子门寒，大小便不通。

下髎治女子下苍汁不禁，中痛引小腹疼，大便不利，寒湿内伤《铜》。 隐白治月事过时不止，刺[③]立愈。 阴交治月事不绝。气海治月事不调，带下崩中，因产恶露不止，绕脐疞[④]痛。气穴治月事不调，泄利不止，贲气上下，引腰脊痛。 血海见漏下、带脉治月脉不调见小腹痛。 阴交见血崩治月事不绝《千》云不下。

月水不利，灸四满并见无子。 月水不调，血结成块，针间使见癥瘕。

产后月水不禁，横生胎动，皆针三阴交《千翼》。 月水不利，贲血上下[⑤]，无子，四满三十壮。

赤白带

关元治带下瘕聚因产恶露不止，月脉断绝，下经冷《铜》，与《明》同。

---

① 剂：原作“脐”，据《备急千金要方》卷四改。
② 腹：原脱，据《普济方》卷四二四补，与《备急千金要方》卷三十合。
③ 刺：原为墨钉，据《普济方》卷四二四补，与《铜人腧穴针灸图经》合。
④ 疞：原作“病”，据《铜人腧穴针灸图经》改。
⑤ 贲血上下：《千金翼方》卷二十六同。《备急千金要方》卷四作“奔豚上下”，是。

气海见月事、小肠俞治带《千》《明》并同。　中髎治带下，月事不调见绝子。带脉治带下赤白见小腹痛。《明下》又云：胁下气转连背，痛不可忍。

阴交见恶露疗带下《明》。　曲骨疗带下赤白，恶合阴阳《铜》同，小便闭涩不通，但是虚乏冷极[①]，皆宜灸。

上髎主白沥《千》，见绝子。　次髎主赤白沥，心积胀腰痛。　中髎主赤淫时白，气癃，月事少。　腰尻交[②]主下苍汁不禁，赤沥，阴痒痛引小腹控眇不可俯仰。　曲骨主赤白沃，阴中干痛，恶合阴阳，小腹䐜坚，小便闭。　大赫主赤沃。

有来觅赤白带药者，予并以镇灵丹与之，镇灵丹能活血温中故也。以其神效，故书于此，但有孕不可服尔。若灸带脉穴，尤奇于此丹也。有妇人患赤白带，林亲得予《针灸经》，初为灸气海穴未效。次日，为灸带脉穴，有鬼附患身云"昨日灸亦好，只灸我未着，今灸着我，我今去矣，可为酒食祭我"。其家如其言祭之，其病如失，此实事也。予初怪其事，因思晋景公膏肓之病，盖有二鬼焉，以其虚劳甚矣，鬼得乘虚而居之。今此妇人之疾，亦有鬼者，岂其用心而虚损，故有此疾，鬼亦乘虚而居之。灸既著穴，其鬼不得不去，虽不祭之可也。自此有来觅灸者，每为之按此穴，莫不应手酸疼，予知是正穴也。令归灸之，无有不愈。其穴在两胁季肋之下一寸八分，有此疾者，速宜[③]灸之。妇人患此疾而丧生者甚多，切不可忽。若更灸百会尤佳，此疾多因用心使然故也。

带下，灸间使三十壮见疝瘕。　绝嗣不生，漏下赤白，泉门十壮三报。　下血，泄痢赤白，漏血，足太阴五十壮，在内踝上三寸。腹中五寒百壮[④]。　漏下赤白，月水不利，灸交仪。　下血漏赤白，营池

---

① 极：原为墨钉，据《普济方》卷四二四补，与《太平圣惠方》卷一百合。

② 腰尻交：即下髎穴。

③ 速宜：底本残缺，后人补"即速"二字，今据四库本、《普济方》卷四二四补。

④ 腹中五寒百壮：《备急千金要方》卷四原方作"女人阴中痛引下及小腹绞痛，腹中五寒，灸关仪百壮。穴在膝外边上一寸宛宛中"。

四穴二十壮。在内踝前后两边池上脉，一名阴阳。　漏下赤白，四肢酸削，漏阴三十壮，在内踝下五分微动脉上。　赤白漏泄注，灸阴阳穴随年壮，三报之，在足拇指下屈里表头白肉际。

崩中带下，因产恶露不止，妇人断绪最要穴，针中极四度即有子[1]，若未有，更针，入八分，留十呼，得气即泻。灸亦佳，不及针。日灸三十，至三百止。　带下，小肠俞五十见寒热，《千翼》。

【点评】卷三至卷七详述腧穴主治。这部分内容虽然包含了一些《备急千金要方》《千金翼方》中的针灸方，但其基本内容系直接录自腧穴专书，或腧穴专篇中的腧穴主治内容。只是编辑形式上采用的是“以病统穴”，而不是“以穴统病”，即《备急千金要方》卷三十“孔穴主对法”的体例。但《针灸资生经》与《孔穴主对法》在具体的记述方法上有一重要区别，即：《针灸资生经》所述多穴主对病症条文，腧穴下的病症均为所列各穴的主治原文(除直接引录《孔穴主对法》原文之外)；而《孔穴主对法》所载多穴主对病症条文，其腧穴下所列病症往往是数穴中第一穴的主治原文。显然，在这一点上，王执中的处理方法较孙思邈合理。正因为卷三至卷七记述腧穴主治，故卷一腧穴部分独不录主治内容。以往人们多将卷三至卷七部分视作针灸方，是不正确的。

---

① 子：原作“工”，四库本作“功”，今据《千金翼方》卷二十六改。